JN322940

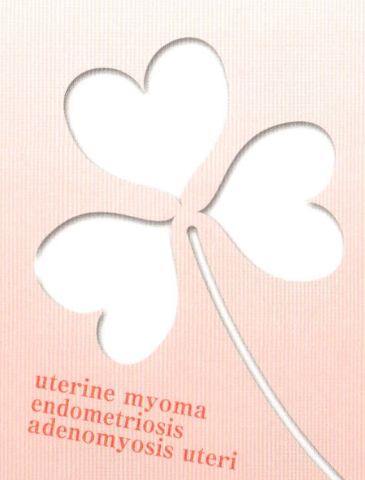

子宮筋腫
子宮内膜症
子宮腺筋症
診療マニュアル
女性3大良性疾患を診る

編集 **百枝幹雄**
聖路加国際病院女性総合診療部

uterine myoma
endometriosis
adenomyosis uteri

診断と治療社

子宮筋腫・子宮内膜症・子宮腺筋症 診療マニュアル ● **口絵カラー**

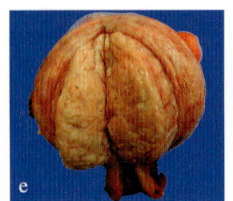

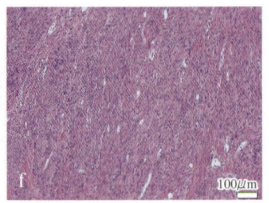

口絵 1 51歳 2経産婦 平滑筋腫（p.41）

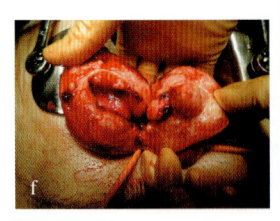

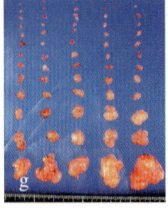

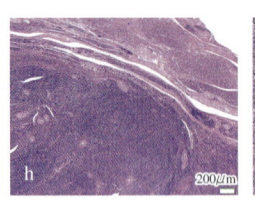

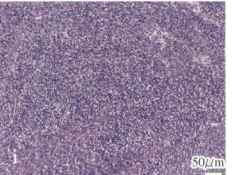

口絵 2 36歳 未産婦 びまん性平滑筋腫症（p.41）

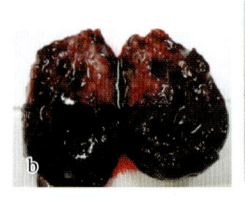

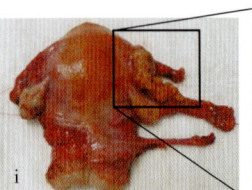

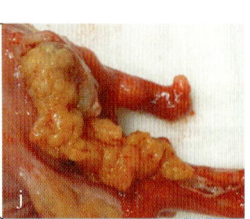

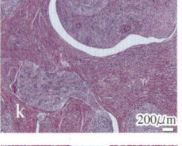

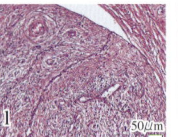

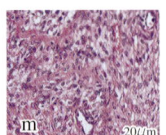

口絵 3 44歳 2経産婦 静脈内平滑筋腫症，転移性平滑筋腫症（p.42）

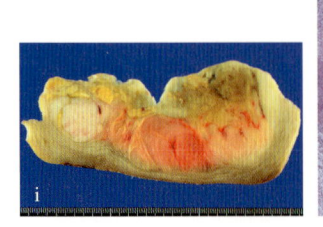

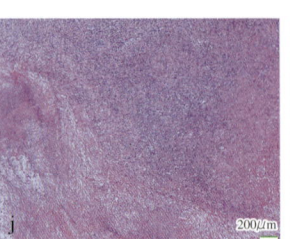

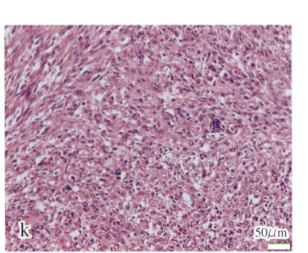

口絵 4 66歳 2経産婦 平滑筋肉腫（p.43）

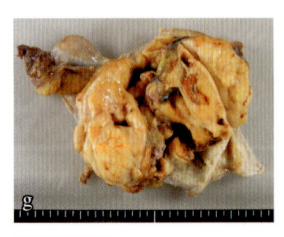

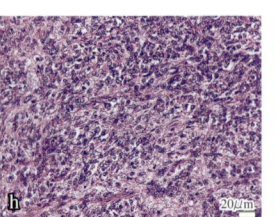

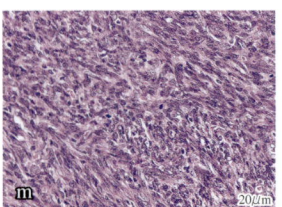

口絵 5 57歳 1経産婦 STUMP（p.44）

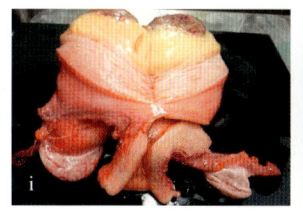

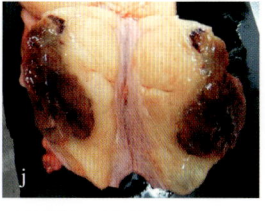

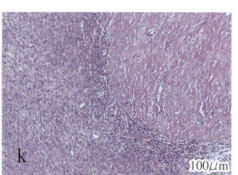

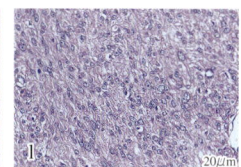

口絵 6 38歳　未婚女性　解離性平滑筋腫（p.45）

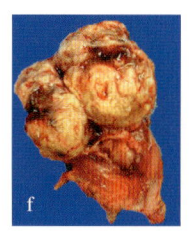

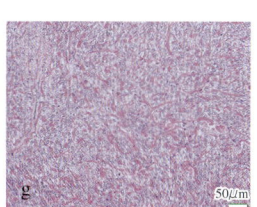

口絵 7 30歳　未婚女性　平滑筋腫（p.46）

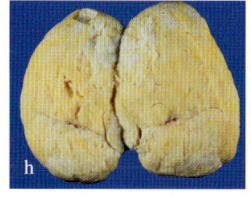

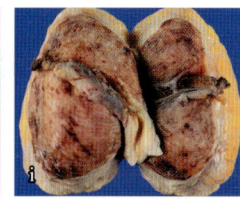

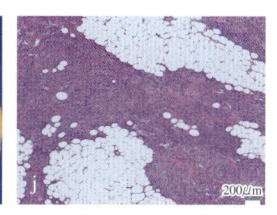

口絵 8 38歳　未婚女性　脂肪平滑筋腫（p.46）

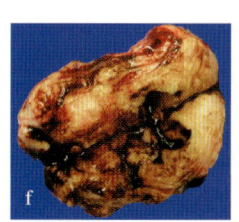

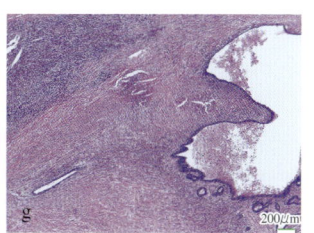

口絵 9 37歳　未産婦　adenomyotic cyst（嚢胞性子宮腺筋症）（p.47）

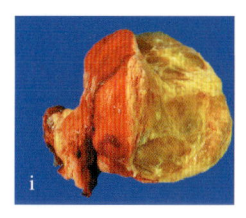

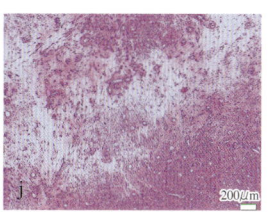

口絵 10 49歳　2経産婦　粘液腫様変性を伴う平滑筋腫（p.47）

iii

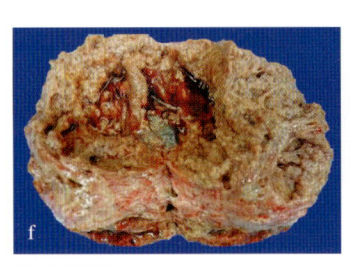

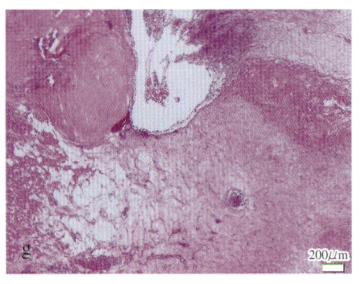

口絵11　37歳　未産婦　変性筋腫（p.48）

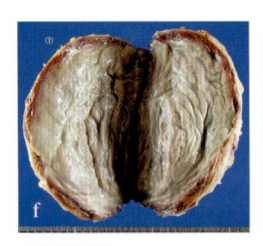

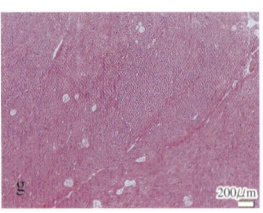

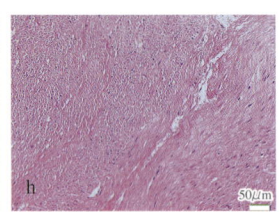

口絵12　40歳　未経産婦　赤色変性（p.48）

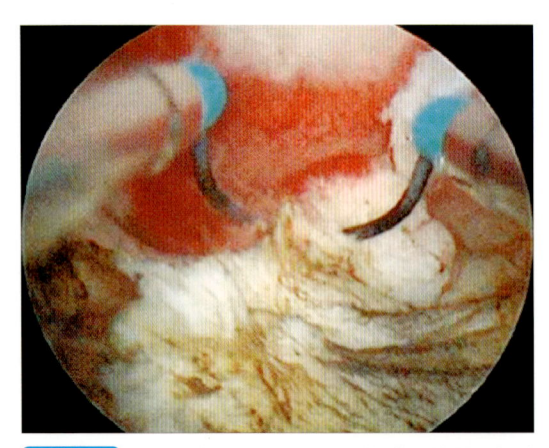

口絵13　ループ電極による子宮粘膜下筋腫の切除（p.55）

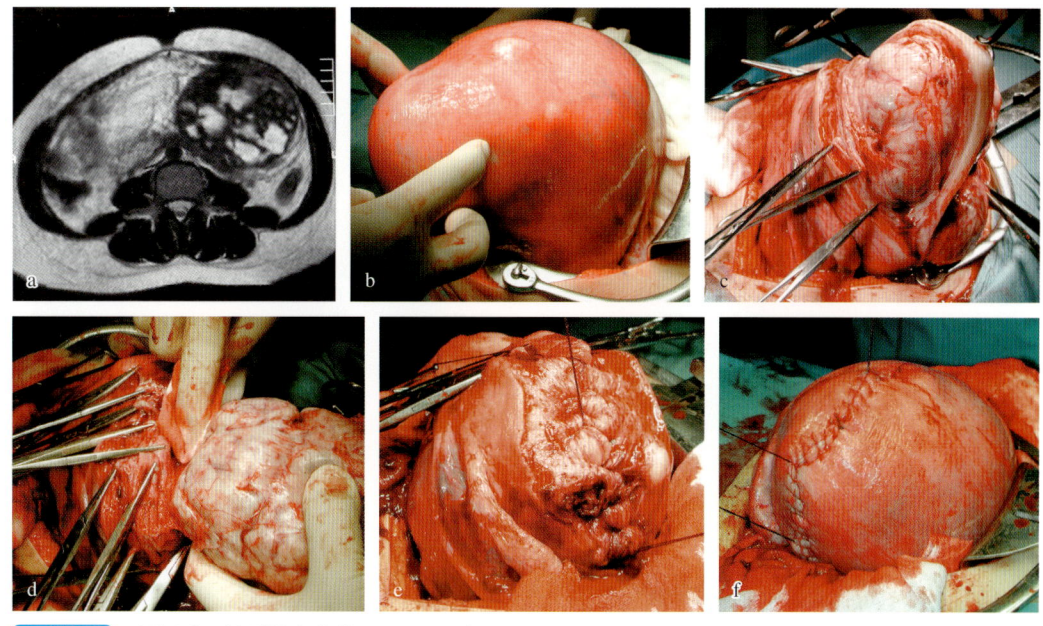

口絵 14 妊娠時の筋腫核出（妊娠 15 週 4 日）(p.81)

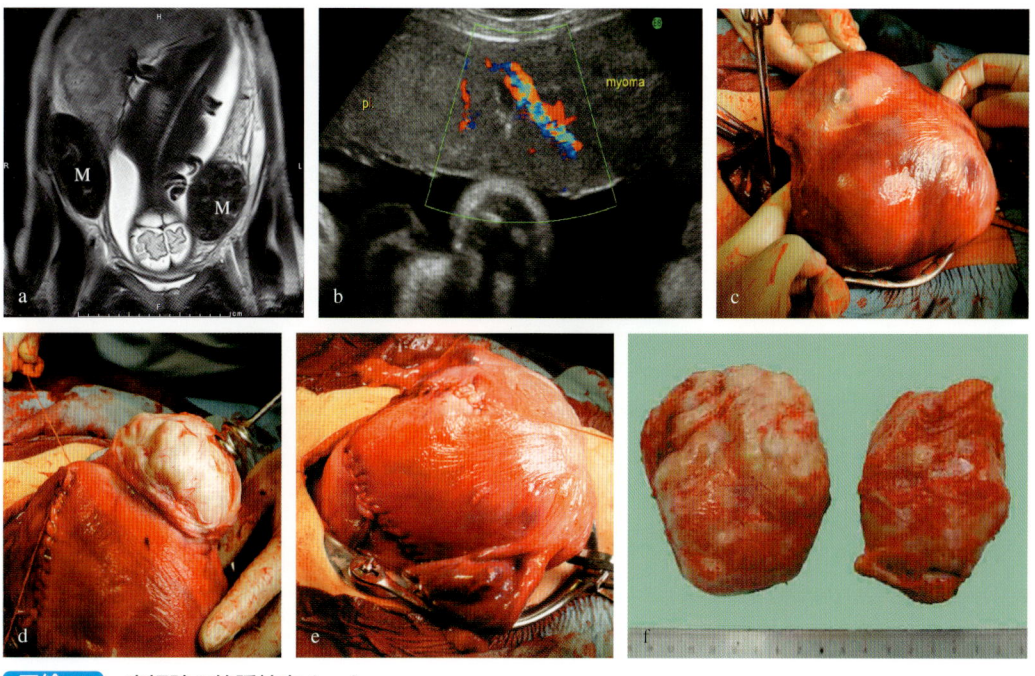

口絵 15 帝切時の筋腫核出 (p.82)

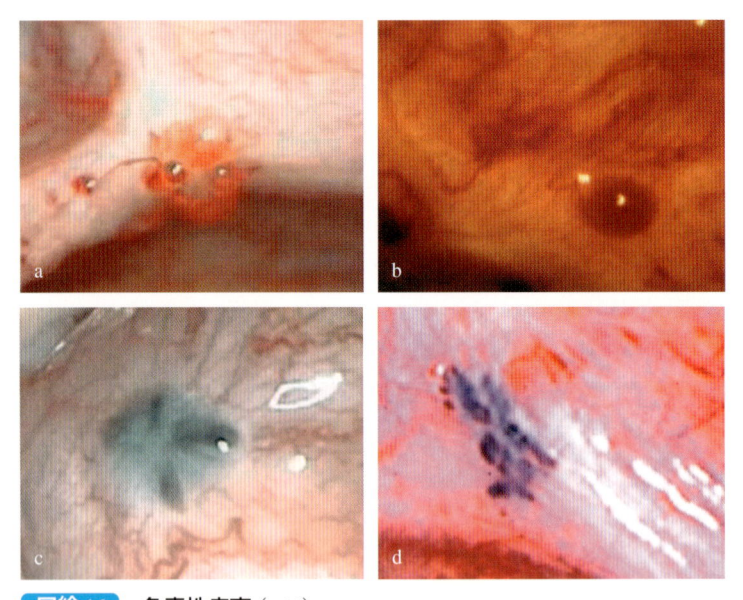

口絵16 色素性病変 (p.99)
〔日本産科婦人科学会(編):子宮内膜症取扱い規約 第2部 治療編・診療編 第2版. 2010 より抜粋して引用〕

PET-CT所見

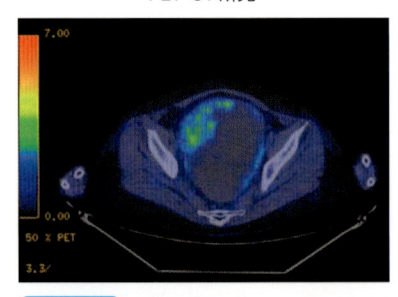

口絵17 卵巣癌症例:63歳 卵巣癌Ⅰ期(明細胞腺癌) (p.102)

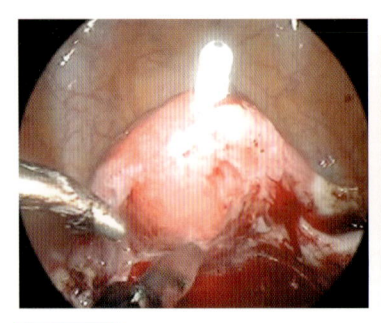

口絵18 子宮マニピュレーターの穿孔 (p.108)

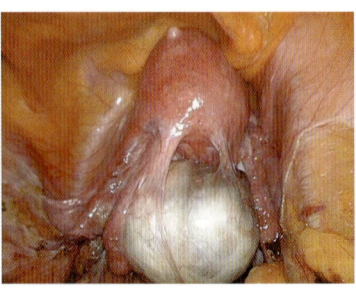

口絵19 卵巣チョコレート嚢胞を伴うダグラス窩閉塞症例 (p.109)

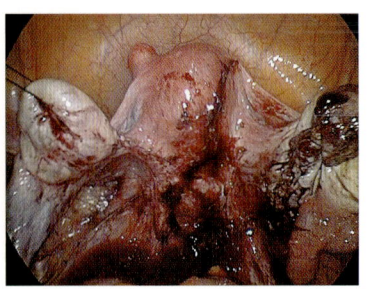

口絵20 左右卵巣の腹壁への吊り上げ (p.110)

口絵 21	仙骨子宮靱帯切除後 (p.111)
口絵 22	ダグラス窩開放 (p.112)
口絵 23	広く開放されたダグラス窩 (p.112)
口絵 24	直腸腟中隔切除前 (p.112)
口絵 25	直腸腟中隔切除後 (p.113)
口絵 26	卵巣チョコレート嚢胞アルコール固定 (p.113)
口絵 27	円靱帯の縫縮 (p.113)
口絵 28	円靱帯短縮 (p.114)
口絵 29	癒着防止 (p.114)
口絵 30	ダグラス窩開放後の広範囲な腹膜欠損 (p.114)
口絵 31	術後の腹膜再生 (p.114)
口絵 32	骨盤神経叢の位置 (p.115)

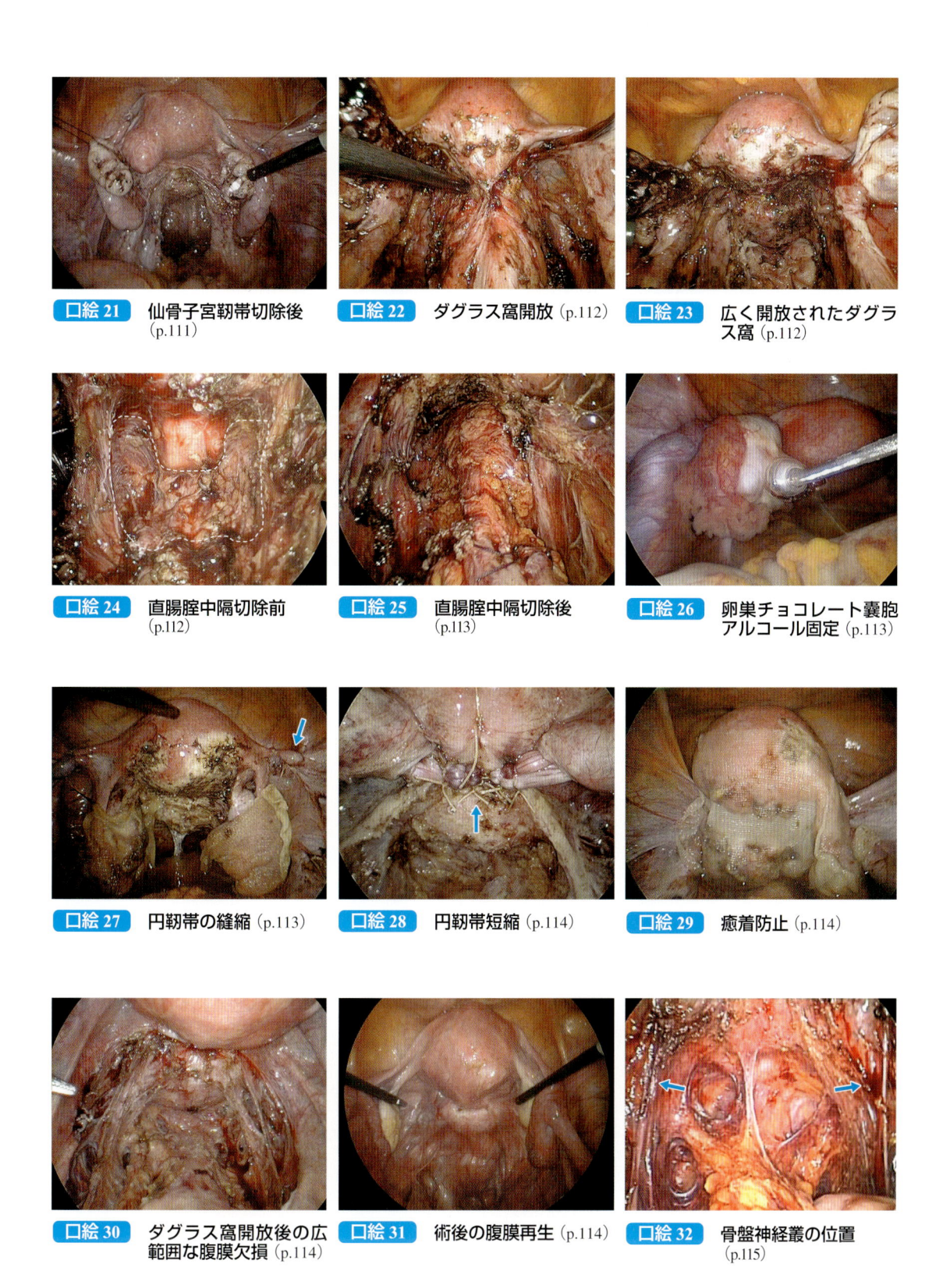

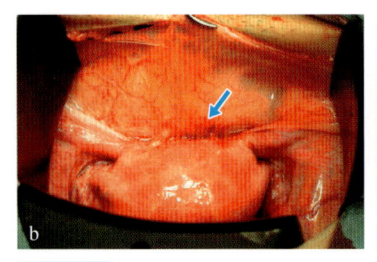

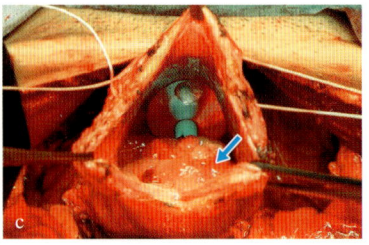

口絵 33　膀胱子宮内膜症と子宮腺筋症の合併症例（p.133）

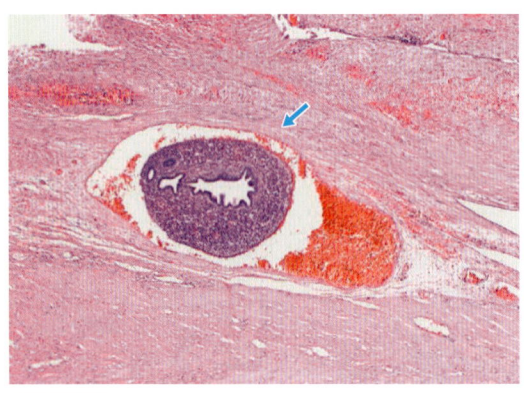

口絵 34　血管内に観察される子宮内膜組織（p.133）

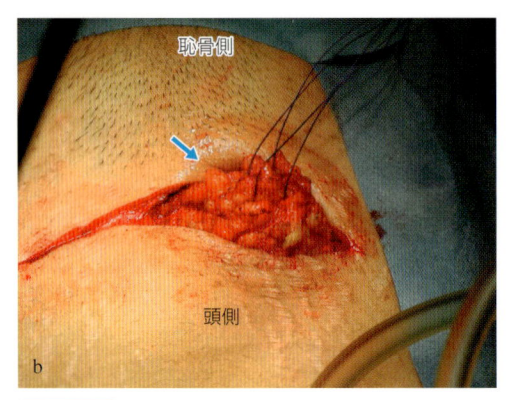

口絵 35　腹壁瘢痕部子宮内膜症（p.134）

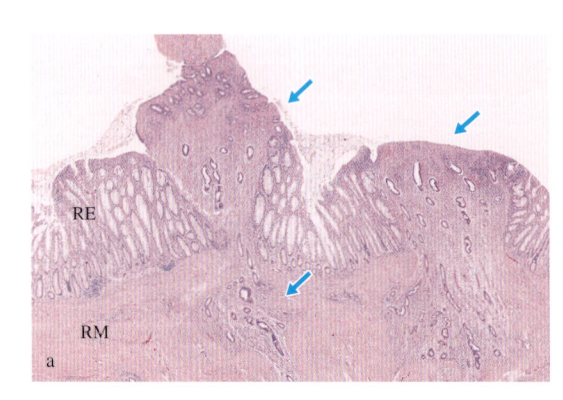

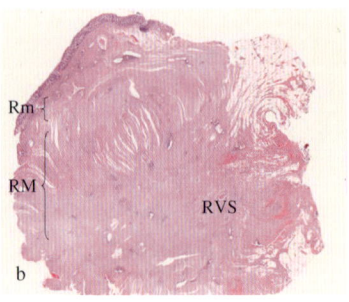

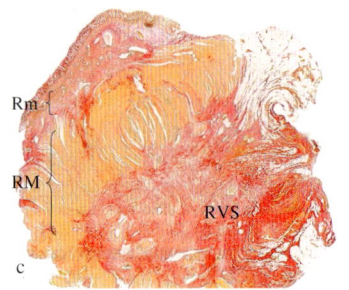

口絵 36　直腸子宮内膜症の組織学的所見（p.136）

口絵 33～36〔本原研一，他：特異部位子宮内膜症の臓器特異性と組織発生―オーバービュー．産と婦 2010；77：1393-1401 より引用〕

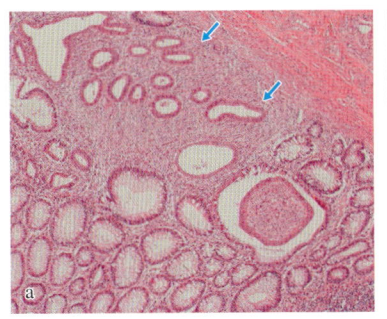

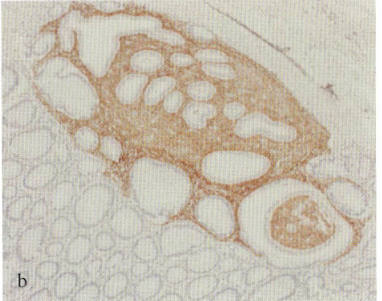

口絵 37　S状結腸子宮内膜症の組織学的所見（p.136）

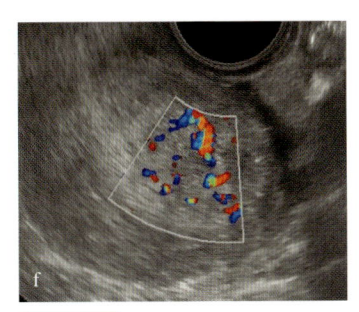

口絵 38　子宮腺筋症の超音波所見（p.151）

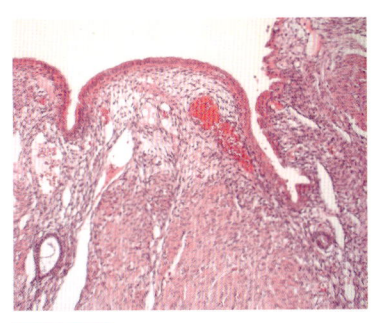

口絵 39　LNG-IUS 挿入による子宮内膜の変化（p.177）

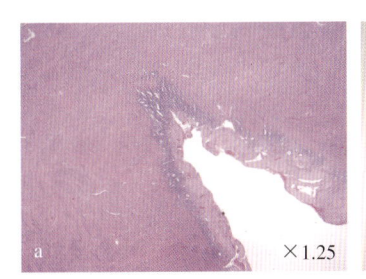

口絵 40　LNG-IUS 抜去後の子宮内膜の変化（p.177）

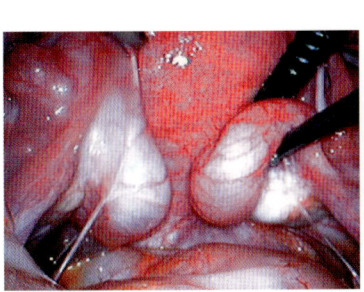

口絵 41　両側卵管水腫（p.181）

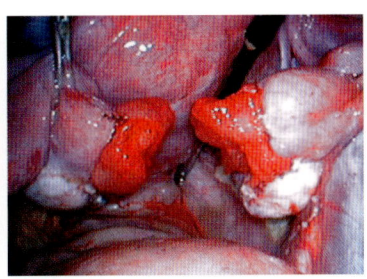

口絵 42　卵管開口術後の所見（p.182）

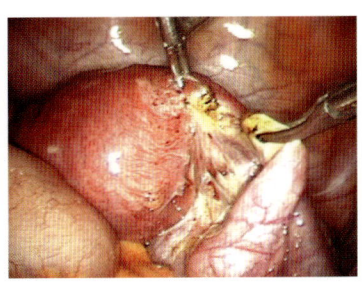

口絵 43　卵管起始部の凝固切断（p.182）

序

　本書では「女性に特有の」,「ホルモン依存性」,「良性腫瘍・類腫瘍」として，子宮筋腫，子宮内膜症，子宮腺筋症の3つを「女性3大良性疾患」と呼ばせていただきました．「世界3大○○」や「日本3大○○」には場所や立場によっていくつもの異説があるのが世の常ですが，同様に女性3大良性疾患といえば，また別の疾患をあげる方もおられるでしょう．ただ，あえて「女性3大良性疾患」としてこの3疾患をまとめた教科書を作ったのは次のような理由からです．

　第1に，これらは，①生殖年齢女性に高頻度に発症する，②子宮あるいは骨盤内臓器の，③ホルモン依存性の良性腫瘍・類腫瘍で，⑤月経困難症や過多月経をきたし，⑥妊孕性を低下させることで，⑦女性のQOLを著しく低下させる，という点で共通した特徴を有していること．

　第2に，これらの3疾患の有病率が非常に高いこと．報告によりばらつきはありますが，子宮筋腫は約3割，子宮内膜症は約1割，子宮腺筋症は約2割の女性に認められます．さらに，相互の合併率が高いこともあり，おそらく全女性の4割程度はいずれかの疾患を有し，日常生活で何らかの影響を受けているのではないかと思います．

　第3に，これら3疾患の診療において，共通した技術，薬剤が使用されること．これらの疾患に罹患した女性が月経随伴症状や不妊を主訴に産婦人科を受診した際，診断には超音波断層検査やMRIを用い，治療には薬物療法としてホルモン製剤，手術療法として内視鏡下手術を用いることが多い，ということも類似しています．

　以上のように臨床的には共通点や合併が多いこの3疾患については，これまで各々についての詳細な教科書がありましたが，これらをまとめた教科書はありませんでした．本書は子宮筋腫，子宮内膜症，子宮腺筋症の3疾患の取り扱いを包括的に解説する「本邦初」あるいは「世界初」の試みですので，この3疾患を独断で「女性3大良性疾患」としたことは大目に見ていただければ幸いです．

　本書の構成は，総論で3疾患の概念，疫学，共通して用いられるホルモン製剤についてまとめてあります．各論で発生機序，分類と診断，各疾患に固有の手術療法を解説しました．本書は産婦人科専門医だけでなく，研修医，専攻医，さらには女性を診るすべての医療者にとって，臨床の現場で役立つ実践的な教科書をめざしています．そこで，各疾患の治療目的（過多月経，疼痛，不妊など）に応じた取り扱いの解説には特に力を傾注し，フローチャートなどを用いてわかりやすく解説しています．

　大胆にも強引に3つをまとめたことにより，日常臨床にとどまらず，新しい治療法や治療指針を考えるのにも役立つ情報を提供できるのではないかと期待しています．紙面の制約から不十分な点もありますが，病態解明，診断，治療のすべてが日進月歩の領域ですので，今後多くの臨床医，研究者からご意見をいただき，本書が充実したものにアップデートされていくことを願っています．

2013年12月

聖路加国際病院女性総合診療部

百枝 幹雄

◆ 執筆者一覧 ◆

◆ 編集

百枝幹雄	聖路加国際病院副院長　女性総合診療部部長

◆ 執筆者（執筆順）

百枝幹雄	聖路加国際病院女性総合診療部
原田　省	鳥取大学医学部生殖機能医学分野
北脇　城	京都府立医科大学産婦人科
阿部若菜	大分大学医学部産科婦人科
奈須家栄	大分大学医学部産科婦人科
楢原久司	大分大学医学部産科婦人科
鈴木彩子	近畿大学医学部産婦人科
万代昌紀	近畿大学医学部産婦人科
近藤英治	京都大学大学院医学研究科婦人科学産科学分野
小西郁生	京都大学大学院医学研究科婦人科学産科学分野
明樂重夫	日本医科大学産婦人科
岩下光利	杏林大学医学部産科婦人科
石田友彦	板橋中央総合病院産婦人科
金岡　靖	医誠会病院レディスセンター
綾部琢哉	帝京大学医学部産婦人科
平松祐司	岡山大学大学院医歯薬学総合研究科産科・婦人科学
生水真紀夫	千葉大学大学院医学研究院生殖医学
柿沼敏行	千葉大学大学院医学研究院生殖医学
前田長正	高知大学産科婦人科
工藤正尊	北海道大学大学院医学研究科生殖内分泌・腫瘍学分野
小畑孝四郎	近畿大学医学部奈良病院産婦人科
沖　利通	鹿児島大学病院女性診療センター
伊藤史子	熊本大学大学院生命科学研究部産科婦人科学
片渕秀隆	熊本大学大学院生命科学研究部産科婦人科学
小林　浩	奈良県立医科大学産婦人科
カーン カレク	長崎大学医学部産婦人科
北島道夫	長崎大学医学部産婦人科
藤下　晃	済生会長崎病院婦人科
増﨑英明	長崎大学医学部産婦人科
木村文則	滋賀医科大学産科学婦人科学
村上　節	滋賀医科大学産科学婦人科学
杉並　洋	高の原中央病院産婦人科
原田美由紀	東京大学医学部産科婦人科
大須賀穰	東京大学医学部産科婦人科
太田郁子	倉敷平成病院婦人科
長田尚夫	Shinjuku ART クリニック

目　次

I　総　論

1. 女性のライフステージからみた子宮筋腫・子宮内膜症・子宮腺筋症 …………… 百枝幹雄　2
2. 子宮筋腫・子宮内膜症・子宮腺筋症の疾患概念 ……………………………………… 原田　省　7
3. 子宮筋腫・子宮内膜症・子宮腺筋症の疫学 …………………………………………… 北脇　城　11
4. 子宮筋腫・子宮内膜症・子宮腺筋症の治療に用いる薬剤 ………………………… 阿部若菜・他　18

II　各　論

第1章　子宮筋腫

1. 発生機序 …………………………………………………………………………………… 鈴木彩子・他　30
2. 分類と診断 ………………………………………………………………………………… 近藤英治・他　38
3. 手術療法 …………………………………………………………………………………… 明樂重夫　50
4. 子宮動脈塞栓術（UAE） ………………………………………………………………… 岩下光利　57
5. MRIガイド下集束超音波療法 …………………………………………………………… 石田友彦　61
6. 子宮筋腫による過多月経の取り扱い …………………………………………………… 金岡　靖　67
7. 子宮筋腫合併不妊の取り扱い …………………………………………………………… 綾部琢哉　73
8. 子宮筋腫合併妊娠の取り扱い …………………………………………………………… 平松祐司　77

第2章　子宮内膜症

1. 発生機序 …………………………………………………………………………………… 生水真紀夫・他　84
2. 分類と診断 ………………………………………………………………………………… 前田長正　97
3. 手術療法 …………………………………………………………………………………… 工藤正尊　106
4. 子宮内膜症による疼痛の取り扱い ……………………………………………………… 小畑孝四郎　117
5. 子宮内膜症合併不妊の取り扱い ………………………………………………………… 沖　利通　123
6. 稀少部位子宮内膜症の取り扱い ………………………………………………………… 伊藤史子・他　131
7. チョコレート嚢胞からの卵巣癌発生 …………………………………………………… 小林　浩　139

第3章　子宮腺筋症

1. 発生機序 …………………………………………………………………………………… ノーン カレク・他　144
2. 分類と診断 ………………………………………………………………………………… 木村文則・他　149
3. 手術療法 …………………………………………………………………………………… 杉並　洋　157
4. 子宮腺筋症による疼痛の取り扱い ……………………………………………………… 原田美由紀・他　167
5. 子宮腺筋症による過多月経の取り扱い ………………………………………………… 太田郁子　172
6. 子宮腺筋症合併不妊の取り扱い ………………………………………………………… 長田尚夫　179

薬剤一覧表 …………………………………………………………………………………………… 186
索引 ………………………………………………………………………………………………… 187

I 総　論

総論

1 女性のライフステージからみた子宮筋腫・子宮内膜症・子宮腺筋症

百枝幹雄
聖路加国際病院

> **Point**
> - 子宮筋腫・子宮内膜症・子宮腺筋症は，女性のライフステージにおいて性成熟期に大きな影響を及ぼす．
> - 子宮筋腫・子宮内膜症・子宮腺筋症の臨床症状のプロフィールの違いを考慮して診療にあたる．
> - 特に疼痛と妊孕性低下が女性のQOLを低下させる．
> - ライフステージ全体を見据えて，それぞれのステージに応じた治療を行うことが重要である．

女性のライフステージと子宮筋腫・子宮内膜症・子宮腺筋症

　子宮筋腫・子宮内膜症・子宮腺筋症は，エストロゲン依存性疾患として共通しているだけでなく，リプロダクションと社会生活の両面で，女性の人生に大きな影響を及ぼす疾患としても共通している．本稿では，女性のライフステージにおいて，この3疾患がどのような問題を投げかけ，それをどのように解決すべきであるかを考えてみたい．

　社会的観点からライフステージをみると，おおむね，学生までのキャリア準備期，20〜30歳代のキャリア形成期，40〜50歳代のキャリア維持期，60歳代以後のセカンドステージに分けられる．また，女性は男性に比べ，ホルモンによるライフステージへの影響が大きく，卵巣から分泌される女性ホルモンの観点からは，小児期，思春期，性成熟期，更年期，老年期に分けられる．特に，性成熟期をリプロダクションという観点から見ると，現在挙児希望ないが将来的には挙児希望しているステージ，挙児を希望してから妊娠するまでのステージ，妊娠・出産のステージ，出産を終えてから閉経までのステージに分けられる（表1）．

　現代の日本は，特に1986年の男女雇用機会均等法の施行以後，女性の社会的躍進がめざましく，それは喜ばしい流れである．しかし，その

表1 女性のライフステージ

年齢	10歳代まで	20歳代	30歳代	40歳代	50歳代	60歳代以後
社会的	キャリア準備期	キャリア形成期		キャリア維持期		セカンドステージ
身体的	小児期 思春期	性成熟期			更年期	老年期
リプロダクション		将来的挙児希望	挙児希望	妊娠出産	出産後	

ために必要なキャリア形成期と妊娠・出産のステージが重なっているために，少子化，晩産化が進行して社会的な問題となっている．図1に1970〜2010年までの女性の年齢別出生率を示す[1]．年齢別出生率の分布曲線の高さが徐々に低下すると同時に，ピークが高齢化している傾向が明らかである．第1子出生時の母の平均年齢の年次推移をみると年々上昇し，2011年に30.1歳とついに30歳を超えた．

このようなライフスタイルをもつ女性のライフステージにおいて，子宮筋腫，子宮内膜症，子宮腺筋症はどのようにかかわっているだろうか．年齢的には，子宮内膜症は20歳代半ばから発症し，30歳前後が好発年齢である．子宮筋腫と子宮腺筋症の好発年齢は，それよりも数年遅く，30歳代後半から臨床症状が問題となることが多い．これをタイムラインとして示すと図2のようになる．このタイムラインに示されているように，子宮筋腫・子宮内膜症・子宮腺筋症は，女性のライフステージにおいて性成熟期に大きな影響を及ぼす．

子宮筋腫・子宮内膜症・子宮腺筋症の臨床症状の比較

女性のQOLに影響する子宮筋腫・子宮内膜症・子宮腺筋症のおもな臨床症状には，月経困難症，慢性骨盤痛，過多月経，圧迫症状，不妊，流早産，悪性化などがある．表2には各疾患ごとにこれらの症状を比較し，その程度を相対的に示した．

まず，月経困難症や慢性骨盤痛などの疼痛症状は，子宮内膜症と子宮腺筋症では非常に強いことが多いが，子宮筋腫では比較的軽度で，痛みが強い場合には合併する子宮内膜症や子宮腺筋症が原因であることが多い．一方，過多月経は子宮筋腫，特に内腔の変形を伴う筋層内筋腫や粘膜下筋腫で強く，子宮腺筋症でも内腔の変形を伴えば月経量が増えるが，子宮内膜症だけでは月経量への影響はほとんどない．また，子宮筋腫は腫瘤による圧迫で，膀胱（頻尿，排尿障害，尿閉），尿管（水尿管症，水腎症），直腸（便

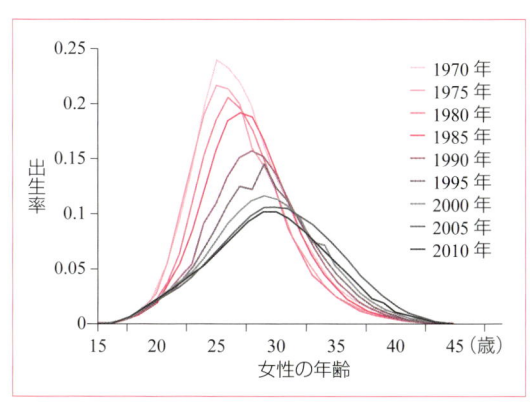

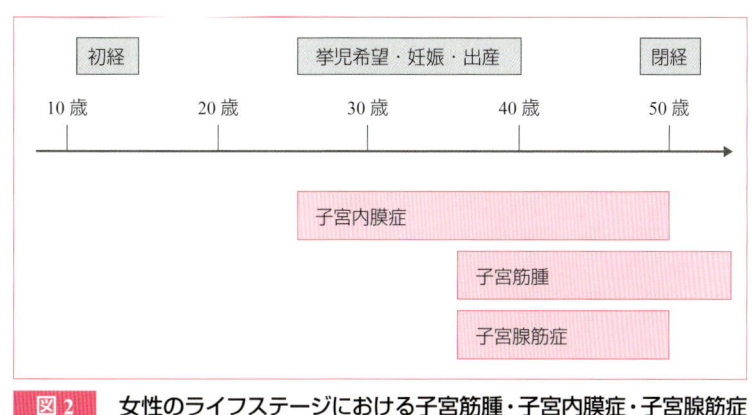

図1 女性の年齢別出生率の年次推移
〔国立社会保障・人口問題研究所：人口統計資料集 2013年版より引用・作成〕

図2 女性のライフステージにおける子宮筋腫・子宮内膜症・子宮腺筋症

表2 子宮筋腫・子宮内膜症・子宮腺筋症の臨床症状の比較

	子宮筋腫	子宮内膜症	子宮腺筋症
月経困難症	＋	＋＋＋	＋＋＋
慢性骨盤痛	＋	＋＋＋	＋＋＋
過多月経	＋＋＋		＋＋
圧迫症状	＋＋		＋
不妊	＋	＋＋＋	＋＋
流早産	＋		＋
悪性化	＋	＋＋＋	＋＋

秘),骨盤内血管(下肢浮腫,静脈瘤)などをきたし,大きな子宮腺筋症ではときに同様の圧迫症状を示すが,子宮内膜症では圧迫症状はほとんどない.

妊孕性に対する影響としては,子宮内膜症では30～50％が不妊といわれ,不妊因子としての関与が明らかである.また,子宮筋腫や子宮腺筋症も子宮内腔や卵管への影響の程度によってそれぞれ不妊因子となりうる.しかし,いったん妊娠が成立すると子宮内膜症では流産率は特に高くはないが,子宮筋腫や子宮腺筋症は流早産の原因となりうる.

悪性化については,子宮内膜症を母地とする卵巣癌,腹膜癌の発生は比較的多く,また,それよりはまれであるが,子宮腺筋症から発生したと思われる子宮内膜癌も報告されている.しかし,子宮筋腫から子宮肉腫の発生は非常にまれであると考えられている.

子宮筋腫・子宮内膜症・子宮腺筋症の疼痛によるQOLの低下

子宮筋腫・子宮内膜症・子宮腺筋症は共通して月経困難症や慢性骨盤痛の原因となり,この疼痛により女性のQOLが著しく低下する.たとえば,平成12年厚生労働科学研究によると,月経困難症は月経を有する女性の33％に認められ,そのうち50％は器質性の原因を有し,特に子宮内膜症は27％,子宮筋腫は17％,子宮腺筋症は4％に認められた.この月経困難症のために,欠勤したり,仕事を減らしたりした女性は27％に及び,医療経済学的にその労働損失費用を見積もると,年間3,800億円に上ることが明らかになった[2].月経時以外の慢性骨盤痛についてはこのようなデータはまだないが,頻度としては月経困難症よりは少ないものの期間が長いことによって同様の労働損失があるか,あるいはそもそも痛みによって就業不可能な状態である女性も多いと考えられる.このように子宮筋腫・子宮内膜症・子宮腺筋症による疼痛は,女性のQOLに甚大な影響を及ぼしている.

子宮筋腫・子宮内膜症・子宮腺筋症による妊孕性の低下

子宮筋腫・子宮内膜症・子宮腺筋症はまた,共通して妊孕性の低下につながる.それぞれの疾患は病態として不妊因子となりうるが,それだけではなく年齢との関係も重要である.周知のごとく,年齢とともに妊娠率は低下する.日本産科婦人科学会による2011年の生殖補助医療(ART)のデータをみると,35歳から妊娠率,生産率ともに急速に低下し,流産率は急速に増加する(図3)[3].これはARTのデータであるため卵管因子や男性因子を大部分補正したデータと考えられるので,この加齢による妊娠率の低下は大部分が卵子の質の低下(染色体異常)を反映している.子宮内膜症は20歳代半ばから発症し,30歳前後に好発するので,加齢による卵の質の低下が始まる前の妊孕性の低下にも大きな影響を与える.もちろん,子宮内膜症は閉経までは根治が難しく,再発もくり返すので,35歳以後に卵の質が低下してきた場合には,より大きなダメージとなる.一方,子宮筋腫や子宮腺筋症の発症は,まさに卵の質が低下してきた時期と重なっているので,不妊治療がより困難なものとなる.昔のように20歳代前半で妊娠・出

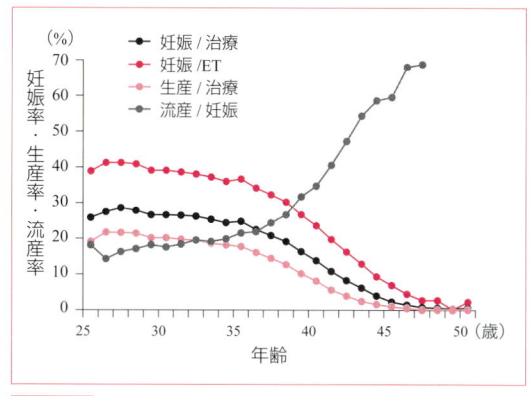

図3 日本におけるARTの妊娠率・生産率・流産率

〔日本産科婦人科学会ARTデータブック2011より引用〕

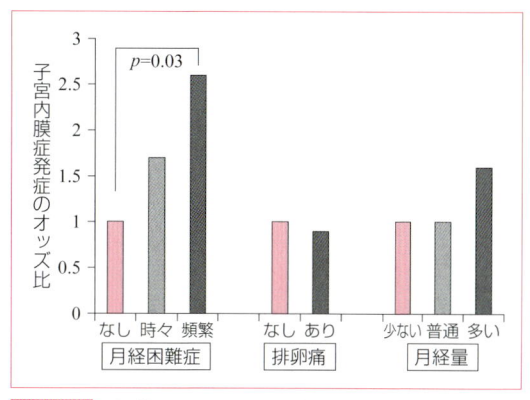

図4 初期の月経歴と子宮内膜症の関係

〔Treloar SA, et al：Early menstrual characteristics associated with subsequent diagnosis of endometriosis. Am J Obstet Gynecol 2010；202：534より引用・改変〕

産していた時代には，子宮筋腫・子宮内膜症・子宮腺筋症は妊孕性の問題にはそれほど深くかかわっていなかったが，現代の女性のライフスタイルでは，挙児希望のステージと重なることが多いため，生殖医療において子宮筋腫・子宮内膜症・子宮腺筋症をどのように治療するかが大きな課題となる．

疼痛，妊孕性低下と子宮筋腫・子宮内膜症・子宮腺筋症の因果関係

前述のように，子宮筋腫・子宮内膜症・子宮腺筋症は結果として，疼痛と妊孕性低下をもたらす．確かに，子宮筋腫と子宮腺筋症についてはそうである．しかし，子宮内膜症についてはそれだけでなく，逆に月経困難症や晩産化が子宮内膜症の原因ともなる．Treloarらのケースコントロールスタディーでは，初期の月経歴において月経困難症のある群では，月経困難症のない群に比較して，子宮内膜症発症のオッズ比が2.6倍であった[4]．その理由は不明であるが，強い月経困難症は月経血の腹腔内への逆流を増加させることや，月経困難症がある群ではすでに不顕性の初期の子宮内膜症が存在すること，などが理由として推察されている．また，晩産化に伴って，初経から第1子妊娠までの期間が長くなると，その間の月経回数が著しく増えることにより，腹腔内への逆流月経血に曝露する機会が増えることも子宮内膜症の発症リスクを高めると考えられる．

ライフステージに応じた子宮筋腫・子宮内膜症・子宮腺筋症への対策

まず，現在挙児希望ないが将来的には挙児希望しているステージでは，予防と治療を考える．今のところ，子宮筋腫を予防する手段はない．しかし，一部の子宮腺筋症は分娩や流産手術のあとに発症することが指摘されているので，少なくとも人工妊娠中絶を防ぐ，すなわち避妊を適切に行うことにより子宮腺筋症の発症を予防できる可能性がある．また，月経困難症のある若い女性においては，なるべく早く妊娠・出産する人生設計や，低用量エストロゲン・プロゲスチン配合薬などによる早期介入により，子宮内膜症の発症を予防できる可能性がある．また，不幸にして，子宮筋腫・子宮内膜症・子宮腺筋症を発症してしまった場合には，将来の妊孕性をできるだけ損なわない管理が必要である．

次に，挙児を希望してから妊娠するまでのス

テージでは，その時の年齢に応じて，35歳以前であればそれぞれの疾患を治療して疼痛や圧迫症状を改善しつつ自然妊娠を可能にする方法を選択するが，35歳以上であれば各疾患の進行や再発に先んじて妊娠できるようARTを含む積極的な不妊治療が必要である．

妊娠・出産のステージでは，その前に各疾患を治療しておくことが理想であるが，各疾患をもったまま妊娠せざるをえない場合も多い．その場合には，子宮筋腫の変性や子宮内膜症の脱落膜化，破裂，感染などのトラブルに対応しつつ，流早産を回避する管理が必要となる．

出産を終えてから閉経までのステージでは，各症状の緩和，悪性化の予防を考慮して，薬物療法から子宮全摘術や付属器切除のような根治療法を含む手術療法まで選択可能である．

それぞれの治療については，各論に解説されている詳細を参照のこと．重要なことは，ライフステージ全体を見据えて，それぞれのステージに応じた治療を行うことである．

●文　献

1) 国立社会保障・人口問題研究所：人口統計資料集. http://www.ipss.go.jp/syoushika/tohkei/Popular/Popular2013.asp?chap=0
2) 武谷雄二，他：リプロダクティブ・ヘルス(性と生殖に関する健康)から見た子宮内膜症等の予防，診断，治療に関する研究．平成12年度厚生科学研究(子ども家庭総合研究事業)報告書．2000.
3) 日本産科婦人科学会：ARTデータブック. http://plaza.umin.ac.jp/~jsog-art/data.htm
4) Treloar SA, et al：Early menstrual characteristics associated with subsequent diagnosis of endometriosis. Am J Obstet Gynecol 2010；202：534.

総論

2 子宮筋腫・子宮内膜症・子宮腺筋症の疾患概念

原田 省
鳥取大学医学部生殖機能医学分野

> **Point**
> ● 子宮筋腫・子宮内膜症・子宮腺筋症はエストロゲン依存性疾患である．
> ● 発生時期・発生頻度・薬剤への反応性など類似点もあるが，症状などは異なる．
> ● ER, PRの発現様式，エストロゲン依存性のメカニズムなどの基礎研究成果が待たれる．

子宮筋腫，子宮内膜症，そして子宮腺筋症は，いずれもエストロゲン依存性に発生・発育する疾患である．婦人科疾患の中でも最も頻度が高くありふれた疾患群であるが，これまで同じ土俵で論じられたことは少ない．各疾患の詳細は他稿に譲るとして，本稿では3疾患の病因と病態について比較しながら概括する．

臨床的事項

これらの疾患は，月経発来以降からみられるようになり，30歳代から40歳代に向けて発生頻度は増加しピークを迎える．3疾患を比較すると，子宮内膜症の診断のピーク（症状が顕在化する時期）は，子宮筋腫や子宮腺筋症よりも比較的若い年代にある．子宮内膜症は，およそ30歳代，子宮筋腫と子宮腺筋症は40歳代の疾患ととらえられる．閉経後は，いずれの疾患も寛解することが多い．また，GnRHアゴニストの連続投与によって低エストロゲン状態が誘導されると，3疾患とも劇的な症状改善や病変の縮小がみられる．このような事実は，3疾患のエストロゲン依存性を強く示唆するものである（表1）．

1. 頻度

子宮筋腫は30歳代以降の女性の30～40％に存在するといわれている．子宮内膜症については，肉眼的診断，つまり腹腔内所見が診断に必要であることから，発生頻度については正確なデータがあるわけではない．最近では，生殖年齢女性のおよそ10％に存在するといわれている．子宮腺筋症については，正確な発生頻度は不明であるが，閉経周辺期女性の15～20％に存在するとの報告がある．

2. 症状

子宮筋腫の主要な症状は過多月経とこれによる貧血である．筋腫が増大すると，周辺臓器を圧迫して頻尿・便秘などがみられる．筋腫核自体が痛むことはまれであるが，粘膜下筋腫が筋腫分娩となる過程で月経困難症を引き起こすことがある．

子宮内膜症の主要症状は，月経困難症をはじめとする骨盤痛と不妊症である．月経時の腹痛や腰痛の頻度はおよそ90％と高く，女性のQOLを著しく低下させる．近年，卵巣チョコレート嚢胞ががん化することが再注目されている．

子宮腺筋症は，以前は内性子宮内膜症とよばれて子宮内膜症と同一疾患と考えられていた．現在では，一つの別の疾患として扱われている．本症の症状は，子宮筋層の肥厚により子宮内膜の不整が起こり，過多月経が誘発される．筋層内の子宮内膜組織はホルモン反応性に出血

表1 臨床症状と診断・治療

	子宮筋腫	子宮内膜症	子宮腺筋症
好発年齢	40歳代	30～40歳代	40歳代
おもな症状	過多月経, 頻尿・便秘	月経困難症, 不妊	月経困難症 過多月経
好発部位	子宮	骨盤内, 卵巣	子宮
関連因子	初経が早い, 体重・BMIが高い	月経回数が多い	多産, 子宮内操作
遺伝	1親等にあれば2.5倍	1親等にあれば7倍	
診断	画像診断	腹腔鏡, 画像診断	画像診断
薬物療法	GnRHアゴニスト	GnRHアゴニスト, LEP, プロゲスチン	GnRHアゴニスト, プロゲスチン
薬物療法の有用性	△(一時的)	○	△
プロゲスチンの作用	なし, あるいは刺激	増殖抑制○	増殖抑制△
保存手術	有用	有用	困難

LEP：低用量エストロゲン・プロゲスチン

して疼痛を起こす．一般的に，月経痛は子宮内膜症よりも強い．

3. 関連因子

発生にかかわる因子としては，子宮筋腫は初経が早いもの，体重とBMIは発生と正の相関を示す．子宮内膜症は，その発生機序に月経血の逆流現象が深くかかわることから，初経が早い，月経周期が短い，妊娠回数が少ないなどの理由で月経の回数が多くなると発生率が上がることが示されている．一方で，子宮腺筋症は子宮内膜症に比べて，その発生年齢は高く多産や子宮内操作が関連因子とされている．

4. 家族集積性

子宮筋腫は，1親等に患者がある場合には，その発生頻度が2.5倍になるとされる．子宮内膜症は，1親等に患者がある場合には，およそ7倍に発生頻度が高くなる．一卵性双胎の場合は，75％(8例中6例)にみられたとの報告もある．

5. 診断

子宮筋腫，卵巣チョコレート嚢胞，子宮腺筋症などの腫瘍性病変は，近年の画像診断の進歩によって，いずれも非観血的診断精度は著しく改善されている．超音波検査だけでは，腫瘤形成性の腺筋症と筋腫核との鑑別は困難であったが，MRIによって両者の鑑別が可能となった．しかしながら，子宮内膜症は，卵巣チョコレート嚢胞以外の微小な病変を画像診断することは難しく，腹腔鏡検査などによる直接観察と病理学的診断が必要となる．

6. 薬物療法

子宮筋腫に対してはエストロゲンおよびプロゲステロンともに増殖促進作用を示す．妊娠中の筋腫発育については，その筋腫核のもつ性質が大きく影響するようである．36例の単発性筋腫の妊娠例を追跡した研究では，筋腫の増大がみられたのは31％であり，69％の症例では大きさに変化はなかった．

いずれの疾患も排卵抑制によるエストロゲン低下によって症状ならびに病変の改善が得られる．特にGnRHアゴニストの作用は強力であり，いずれの疾患にも有効である．後述するが，子宮筋腫だけがプロゲスチンによる抑制作用がなく，治療薬とはならない．また，低エストロゲンに対しても抵抗性が強く，縮小効果を得るには，エストロゲン濃度を強力に落とす必要が

表2 ステロイドホルモン受容体発現

	子宮筋腫	子宮内膜症	子宮腺筋症
ER	筋腫核では，ERα ERβ ともに正常筋層に比較して高発現 ERα 優位	ERα，ERβ ともに腹膜病変で発現上昇 ERβ が ERα に比較して優位との報告もある	正常筋層に比較して病変では，ERα は低く，ERβ は高い
PR	PR-A，PR-B ともに正常筋層に比較して高発現	病変では PR-A は正常内膜に比較して低発現 PR-B は検出レベル以下	PR-A PR-B ともに低い
備考	Bakas P, et al[1]	Pellegrini C, et al[3] Attita GR, et al[4] Burns KA, et al[5]	Mahasseb MK, et al[2]

ある．子宮腺筋症も薬剤に対する抵抗性があり，プロゲスチンの効果はあるものの限定的である．

7. 保存手術

現代女性の晩婚化・晩産化によって，これらの疾患が診断された際に子宮全摘出術などの根治手術が選択できない患者が増加している．必然的に，子宮や卵巣を温存する保存手術の必要性が増している．腹腔鏡下手術機器と技術の発展に伴って，子宮内膜症の保存手術および子宮筋腫核出術は，日常臨床に定着してきた．一方で，子宮腺筋症の保存手術は病変の完全摘出が難しいことから，実験的治療の域を出ない．

基礎的事項

1. エストロゲンおよびプロゲステロン受容体発現について

3疾患ともに生殖年齢女性に好発することからエストロゲン依存性疾患とされる．他方，プロゲステロンに対する反応性は子宮筋腫だけが他の2疾患と異なっている．そこで，ホルモン作用の基盤となるホルモン受容体発現についてこれまでの報告をまとめた（表2）．

エストロゲンの作用は，二つのサブタイプを有するエストロゲン受容体（ER）を介して発揮される．3疾患におけるER発現については，これまでに多くの報告があるものの，いまだ最終的な結論を得るには至っていない．子宮筋腫や子宮腺筋症のような腫瘍性病変の検討に比べて，腹膜病変や卵巣チョコレート嚢胞などの多様な病変を有する子宮内膜症では，解析や結果の解釈が複雑であり難しい．ERについては，αとβの発現の比率や，それぞれの機能的な役割が興味深い．また，βのバリアントタイプが5種類知られており，それぞれの機能解析が行われているが，婦人科疾患については不明な点が多い．αとβの機能や相互作用は，疾患の病態を理解する上で極めて重要である．今後，この分野の研究がよりいっそう進むことが期待される．

2. 病理

子宮筋腫は，子宮筋層の平滑筋細胞がモノクローナルに腫瘍化した良性腫瘍である．その中のおよそ40％に染色体異常がみられる．

子宮内膜症は，子宮内膜に類似した組織が子宮内腔以外の場所で，発生・発育する疾患である．

子宮腺筋症は，子宮内膜組織が子宮筋層内で異所性に増殖したものである．子宮内膜症と子宮腺筋症は腫瘍ではなく，子宮筋腫のみが良性の腫瘍ということになる．

● ● おわりに ● ●

子宮筋腫，子宮内膜症および子宮腺筋症について，病因や病態を概観しながら比較した．いずれもエストロゲン依存性疾患として，発生時

期，発生頻度，薬剤への反応性など，類似点も多くみられるが，腫瘍と非腫瘍性疾患であることもあり症状は異なる．いずれも，ありふれた common disease であるが，ER およびプロゲステロン受容体(PR)発現やエストロゲン依存性に関する詳しいメカニズムさえ明らかになっているわけではない．リプロダクティブヘルスを損なうこれらの疾患群について基礎研究が進み，より適切な治療法の開発が望まれる．

● 文　献

1) Bakas P, et al：Estrogen receptor alpha and beta in uterine fibroids：a basis for altered estrogen responsiveness. Fertil Steril 2008；90：1878-1885.
2) Mahasseb MK, et al：Estrogen and progesterone receptor isoform distribution through the menstrual cycle in uteri with and without adenomyosis. Fertil Steril 2011；95：2228-2235.
3) Pellegrini C, et al：The expression of estrogen receptors as well as GREB1, c-MYC, and cyclinD1, estrogen-regulated genes implicated in proliferation, is increased in peritoneal endometriosis. Fertil Steril 2012；98：1200-1208.
4) Attia GR, et al：Progesterone receptor isoform A but not B is expressed in endometriosis. J Clin Endocrinol Metab 2000；85：2897-2902.
5) Burns KA, et al：Estrogen receptors and human disease：an update. Arch Toxicol 2012；86：1491-1504.

総論

3 子宮筋腫・子宮内膜症・子宮腺筋症の疫学

北脇 城
京都府立医科大学産婦人科

Point
- 子宮筋腫のリスク因子は，低い初経年齢，少ない妊娠回数，高いBMIなどである．
- 子宮内膜症の有病率は，性成熟期女性の約10%である．
- 子宮腺筋症罹患女性の約90%は経産婦であるが，約20%が未妊婦である．

　子宮筋腫，子宮内膜症，子宮腺筋症は代表的な婦人科良性疾患であり，多くの疫学的調査が行われてきた．しかし，前世紀までは画像診断技術が乏しかったことから，信頼できる有病率は術後診断に限られていた．近年，経腟超音波断層法やMRIの普及により有病率が報告されるようになってきたが，無症候性の患者も存在することから，正確な有病率は依然として確定していない．

子宮筋腫

1．有病率

　無症候性の子宮筋腫が多いことから，おそらく従来の報告は真実より低い値となっているものと考えられる．5 mm以上を陽性とする超音波断層法を用いた研究では，年齢が高くなるにつれ罹患率が高くなり，黒人の方が白人より高いことが示されている（図1）[1]．50歳までの累積罹患率は黒人では80%以上，白人では70%以下である．ヒスパニックは白人と近似している．
　一方，摘出子宮を調べた研究では，手術を受けなかった症例は数えられないことから，有病率が真実より高い値になっていると考えられる．Cramerら[2]は，臨床的には33%，超音波では50%，組織学的には77%と報告している．

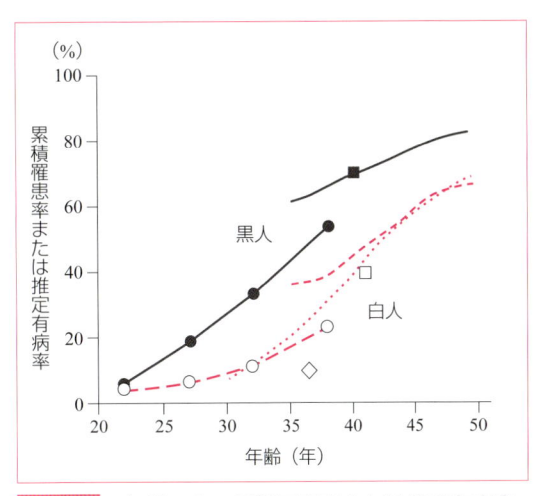

図1 年齢ごとの累積罹患率または推定有病率
黒印：黒人，白印：白人
〔Laughlin SK, et al：New directions in the epidemiology of uterine fibroids. Semin Reprod Med 2010；28：204-217 より引用〕

　米国の縦断的観察によるコホート研究であるNurses' Health Study[3]とBlack Women's Study[4]では，罹患率は1,000人・年に対してそれぞれ12.7，29.7と報告している．ごく最近の報告[5]では，18～30歳の無症状の女性において15%（黒人26%，白人7%）に子宮筋腫が超音波で検出されている．

2．リスク因子

1）年齢
　累積罹患率は年齢とともに上昇するが，その上昇率は高年齢では鈍化する．このことから，

閉経前の子宮筋腫発育は強くなく，また40歳代後半に子宮筋腫を認めない場合には低リスク群であるといえる．

2）初経年齢

多くの研究で，初経年齢が低いことが子宮筋腫のリスク因子の一つであることが示されている．11歳以前に初経があった女性では，13歳以降よりもリスクが高いことが報告されている．早い初経は，子宮内膜症や乳癌のリスク因子でもある．早期からのホルモン刺激が病因に関連しているのかもしれない．

3）妊娠歴

子宮筋腫が不妊の原因となりうるため妊娠は減少するが，それでも妊娠回数と子宮筋腫リスクは逆相関する．

4）Body Mass Index（BMI）

BMIが上昇すると子宮筋腫のリスクが高くなることは，米国のNurses' Health Study，黒人，イタリア人，日本人で報告されている．これは子宮内膜症の場合と対照的である．この原因として，BMIと性ステロイド結合グロブリンとが逆相関するために，BMIの高い女性では体循環のエストロゲンやアントロゲンの活性が高くなることが考えられる．

5）その他

日本の研究でアルコール摂取との関連が指摘されている．また米国の黒人における研究で，35歳未満かつ1日3杯以上のカフェインを含むコーヒー摂取群における子宮筋腫リスク上昇が指摘されている．

子宮内膜症

1．有病率

子宮内膜症の有病率は4～50％と報告によって大きな変動があるが，一般に性成熟期女性の約10％と考えられている．

Houstonら[6]は，1970年からの10年間における15～49歳の米国白人の診療録を調査し，人口10万人に対する1年間の罹患率は，組織学的のみの診断が108.8，組織学的診断と手術時に肉眼的に認められたものが160.4，これに触診で診断できるものを加えて237.4，さらに臨床的に疑うものを加えて246.9とした．一方，健康保険病名での有病率に関する最近の報告では，英国で1.5％と1.4％，ドイツで0.81％[2]であった．米国の前向き研究であるNurses' Healthy Studyでの罹患率は1,000人・年あたり3.0，ドイツでは3.5[7]であった．

1997年度のわが国の全国規模の調査によれば，全国での総受療者数は約128,000人で，260万人の有病者がいると推定されている．30歳代前半での受療率が最も高い（図2）[8]．

子宮内膜症は妊娠，出産によって疼痛が軽減する．また近年の晩婚，晩産，少産化傾向によって不妊患者が増加している．さらに，画像等による診断技術の進歩，腹腔鏡下手術の普及を考え合わせると，子宮内膜症と診断される患者の頻度は次第に増加していると考えられる．米国産婦人科学会（ACOG）のガイドラインでは慢性骨盤痛がある女性における子宮内膜症の有病率が33％としている．Guoら[9]は，このことを調査した27論文を検討して，発表年があとになるほど有病率が高くなることを示した．この理由として，顕著ではない病変を認識することが増加してきたこと，あるいは実際に子宮内膜症の有病率が増加傾向にある可能性をあげている．

2．リスク因子

現在までに報告されているリスク因子をあげる（表1）[10]．

1）年齢

15～49歳の米国白人における年齢別の子宮内膜症の頻度は年齢とともに増加し，40歳代前半でピークを形成するが，40歳代後半では急激に低下する[6]．

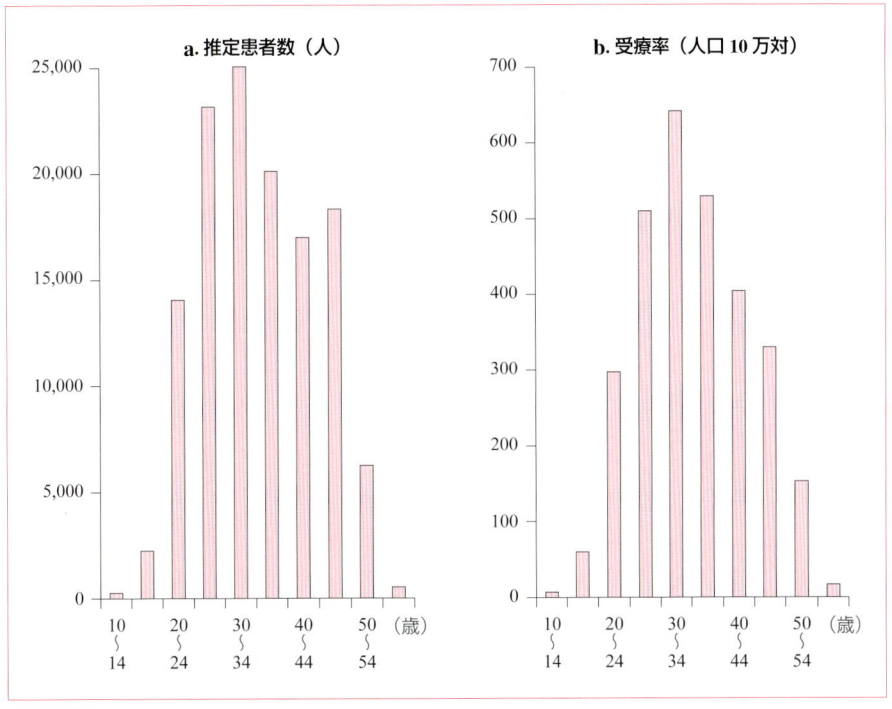

図2 わが国における子宮内膜症の受療状況（1997年度）

〔武谷雄二, 他：リプロダクティブヘルスからみた子宮内膜症の実態と対策に関する研究. 平成9年度厚生省心身障害研究報告書, 1998；pp99-104 より引用〕

2）初経年齢

初経年齢が低いほど，および月経痛が重症なほど，その後に子宮内膜症に罹患する頻度が増加する．Treloarら[11]は，オーストラリア人を対象とした患者-対照研究で，初経年齢が14歳以上であった女性はその後の子宮内膜症罹患率が低かったとした．また強い月経痛を経験した女性は子宮内膜症の罹患率が高かったとしている．

3）経口避妊薬の使用

経口避妊薬（oral contraceptive：OC）の使用と子宮内膜症罹患の関係は意見が相反している．最近，Vercelliniら[12]は1970〜2010年までの40年間に報告された研究のメタアナリシスで，子宮内膜症のOC未使用者に対する相対危険率が，現在使用中の女性では0.63（95％CI：0.47-0.85），過去の使用者では1.21（95％CI：0.94-1.56），そして未使用者で1.19（95％CI：0.89-1.60）であったとした．このことからOCは子宮内膜症のリスクを減少させることが示される．しかし，本来ならば外科的に診断されるであろう子宮内膜症をOC服用によって先送りしているにすぎないという可能性を否定できない．また，OC服用者に症状を有する女性が多いという選択と適応のバイアスの可能性もある．さらなる解析が必要である．

4）遺伝因子

子宮内膜症の家族性集積の報告は多い．その有病率は1卵性双胎の方が2卵性双胎より高い．また，1親等内に子宮内膜症を有する女性がいる女性では6〜9倍有病率が高く，1親等内にR-AFS分類Ⅲ，Ⅳ期の子宮内膜症女性がいる女性の15％にMRIで子宮内膜症が認められる．多くの慢性疾患やcommon diseaseと同様に多因子疾患であり，遺伝因子と環境因子の両者が子宮腺筋症の病因に関与していると考えられる．

表1　子宮内膜症のリスク因子

リスク因子	上昇/減少	報告の一致
月経および生殖因子		
初経年齢	↑↑	一致
短い月経周期	↑↑	一致
過多月経	↑	報告少数
月経周期不順	―	不一致
タンポンの使用	―	不一致
OCの使用	―	不一致
多い出産回数	↓↓	一致
体型		
高い身長	↑	不一致
重い体重	↓	不一致
高いBody Mass Index（BMI）	↓	一致
高いウエスト・ヒップ比	↓	報告少数
赤い髪	↑	報告少数
白人	↑↑	報告少数
生活習慣と環境因子		
規則的なエクササイズ	↓	報告少数
喫煙	↓	不一致
飲酒	↑	報告少数
カフェイン服用	↑	報告少数
PCB，ダイオキシン被曝	↑	類人猿では一致 ヒトでは不一致
免疫疾患との合併		
自己免疫疾患	↑↑	報告ごく少数

OC：経口避妊薬，PCB：ポリ塩化ビフェニル
〔Missmer SA, et al：The epidemiology of endometriosis. Obstet Gynecol Clin North Am 2003；30：1-19 より引用〕

5）Body Mass Index（BMI）

過度の体重増加では子宮内膜症のリスクが低下する．これは月経不順や無排卵をきたしやすいためと考えられている．

6）喫煙，食習慣，運動等

ヘビースモーカーでは子宮内膜症が少ないとの報告がある．これはタバコの成分の抗エストロゲン作用を示唆している．

アルコール，コーヒー，飽和脂肪酸含有量の多い食事が子宮内膜症のリスクになることが報告されており，乳癌と同様にこれらの摂取がエストロゲンの増加をきたすためと説明されている．ただし，これらがリスクとはならないとの報告もある．これについてはさらなる検討を要する．

規則的なエクササイズをしている女性はしていない女性に比較して子宮内膜症リスクが低いとする報告がある．しかし，これらは必ずしも有意ではない．

7）化学物質

1993年にダイオキシンに曝露したアカゲザルに子宮内膜症の発生が報告されたのち，様々な in vitro，動物，そして疫学的検討がなされてきた．しかし，最近 Guo ら[13]はこれらの研究を再評価した結果，ダイオキシンと子宮内膜症の間には関連性は認められなかったと結論づけている．

子宮腺筋症

1．有病率

子宮腺筋症の頻度は5～70%（平均20～30%）

表2 子宮腺筋症のリスク因子

リスク因子	上昇/減少	報告の一致
月経および生殖因子		
初経年齢	―	報告少数
出産回数	↑↑	一致
自然流産	↑↑	一致
閉経の状態	―	報告少数
子宮内膜症の存在	↑	不一致
OCおよびIUDの使用	―	報告少数
過多月経	↑	一致
月経痛	↑	不一致
慢性骨盤痛	↑	不一致
性交痛	―	報告少数
不妊	↑	不一致
生活習慣		
喫煙	↓	報告少数
外科的損傷		
手術時の年齢	―	一致
手術適応	―	一致
D＆C	↑	一致
誘発流産	↑	不一致
帝王切開	↑	不一致
子宮内膜増殖症および子宮内膜癌		
子宮内膜増殖症	↑	一致
子宮内膜癌	―	報告少数

OC：経口避妊薬，IUD：子宮内避妊器具，D＆C：頸管拡張と子宮内膜掻爬
〔Vercellini P, et al：Adenomyosis：epidemiological factors. Best Pract Res Clin Obstet Gynaecol 2006；20：465-477 より引用〕

と報告によって大きな開きがある．外科的に得られた標本に基づいた有病率は，1990～2004年の15報告で14～66％と大きなばらつきがあった[14]．これは組織学的な診断基準や子宮筋層組織の採取方法の違いによるものであると考えられる．

　ごく最近の報告で一般婦人科外来受診女性に対して経腟超音波を施行したところ，連続した985例中206例（20.9％）に子宮腺筋症を認めている[15]．有病率は年齢とともに上昇し，40歳代では32％に達する．

2．リスク因子

　現在までに知られているリスク因子は表2[14]のとおりである．性成熟期の後半である35～50歳に好発する．罹患者の90％は経産婦であり，高頻度で早期流産（人工流産を含む）の経験を有する．このことから，子宮内膜の機械的刺激が発生機序に深く関与すると考えられている．

　ごく最近の経腟超音波による検討では，子宮腺筋症は年齢の上昇，経妊回数の増加，そして子宮内膜症の存在と有意に関連するとしている[15]．

　子宮内膜ポリープ，子宮内膜過形成，および子宮内膜癌は，全部の発生頻度と比較して子宮腺筋症症例で発生頻度が高い．子宮内膜のadenomatous hyperplasiaは子宮腺筋症症例の35％に発生し，子宮内膜癌症例の33％あるいは38％に子宮腺筋症が合併する．古い報告では，子宮内膜癌症例の60％に子宮腺筋症が合併したのに対して，対照となる子宮では39％と少なかったとしている

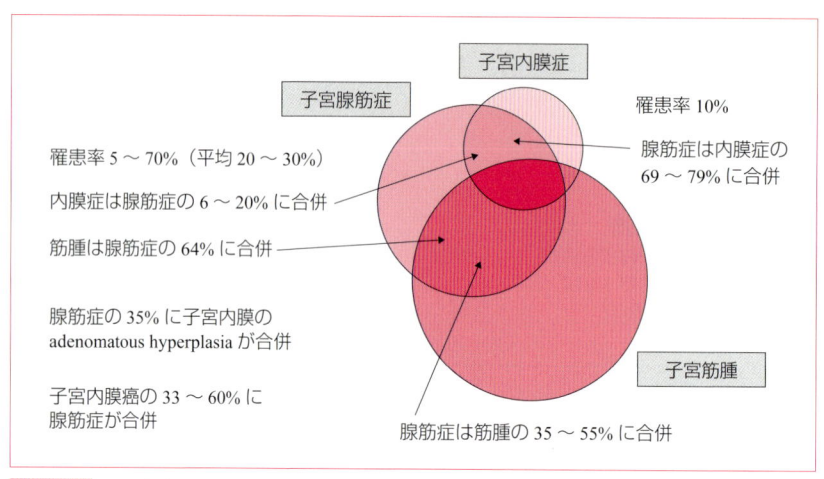

図3 子宮内膜症，子宮腺筋症，子宮筋腫の合併

罹患率 5～70%（平均 20～30%）
内膜症は腺筋症の 6～20% に合併
筋腫は腺筋症の 64% に合併
腺筋症の 35% に子宮内膜の adenomatous hyperplasia が合併
子宮内膜癌の 33～60% に腺筋症が合併
罹患率 10%
腺筋症は内膜症の 69～79% に合併
腺筋症は筋腫の 35～55% に合併

〔武谷雄二，他：リプロダクティブヘルスからみた子宮内膜症の実態と対策に関する研究．平成9年度厚生省心身障害研究報告書．1998；pp99-104 より引用〕

3. 遺伝因子

多くの慢性疾患や common disease と同様に多因子疾患であり，遺伝因子と環境因子の両者が子宮腺筋症の病因に関与していると考えられる．実際，先天的な子宮腺筋症の症例報告もある．しかし，子宮内膜症のような，大規模な遺伝要因に関する研究はなされていない．

4. 不妊

子宮腺筋症は妊娠回数が多くなるほど頻度が増加することから，不妊との関連はあまり注目されてこなかった．しかし，罹患女性の20%が未妊婦である．不妊で過多月経か月経痛を訴える女性の54%に子宮腺筋症が合併する．1回以上の自然流産歴がある女性は，ない女性に比してオッズ比1.7（95%CI：1.1～2.6）で子宮腺筋症を有する．子宮腺筋症は，子宮内膜症の腹膜病変を有する不妊女性，および生涯不妊のヒヒに多い．

Kunz ら[16]は MRI を用いた検討で，子宮内膜症を有する女性の79%に子宮腺筋症を合併するが，非疾患群では28%の合併であったとした．その中で36歳未満かつ妊孕性のあるパートナーをもつサブグループをみると，子宮内膜症群では90%，非疾患群では9%に子宮腺筋症を合併した．これらのことから，子宮腺筋症が子宮内膜症と同時に発生し，精子輸送を障害することによって不妊をきたすとしている．

子宮筋腫，子宮内膜症，子宮腺筋症の合併

子宮腺筋症は子宮内膜症症例の69%，MRIによる検討では79%に合併する．逆に子宮内膜症は子宮腺筋症症例の6～20%のみに合併する．子宮腺筋症は子宮筋腫の52%あるいは35～55%に合併し，逆に子宮筋腫は子宮腺筋症の64%に合併する（図3）．

最近の超音波を用いた検討では，子宮腺筋症を有する女性の22.8%に子宮筋腫，4.9%に子宮内膜症を合併していたとしている[15]．子宮内膜症と子宮腺筋症が高い合併を示すことから，これらの病因および病態の関連性が指摘されている．局所での高エストロゲン環境が類縁疾患同士の増殖刺激を促進している可能性が推測される．ある原因でこのうちの一つの疾患が発生すると，その疾患の存在によってその他の疾患の発生がしやすくなる可能性も示唆される．一

方，合併頻度が有意に増加しないことから両疾患の関連性を否定する意見もある．

●文　献

1) Laughlin SK, et al：New directions in the epidemiology of uterine fibroids. Semin Reprod Med 2010；28：204-217.
2) Cramer SF, et al：The frequency of uterine leiomyomas. Am J Clin Pathol 1990；94：435-438.
3) Marshall LM, et al：Variation in the incidence of uterine leiomyoma among premenopausal women by age and race. Obstet Gynecol 1997；90：967-973.
4) Wise LA, et al：Reproductive factors, hormonal contraception, and risk of uterine leiomyomata in African-American women：a prospective study. Am J Epidemiol 2004；159：113-123.
5) Marsh EE, et al：Racial differences in fibroid prevalence and ultrasound findings in asymptomatic young women（18-30 years old）：a pilot study. Fertil Steril 2013；99：1951-1957.
6) Houston DE, et al：Incidence of pelvic endometriosis in Rochester, Minnesota, 1970-1979. Am J Epidemiol 1987；125：959-969.
7) Abbas S, et al：Prevalence and incidence of diagnosed endometriosis and risk of endometriosis in patients with endometriosis-related symptoms：findings from a statutory health insurance-based cohort in Germany. Eur J Obstet Gynecol Reprod Biol 2012；160：79-83.
8) 武谷雄二，他：リプロダクティブヘルスからみた子宮内膜症の実態と対策に関する研究．平成9年度厚生省心身障害研究報告書，1998；pp99-104.
9) Guo SW, et al：The prevalence of endometriosis in women with chronic pelvic pain. Gynecol Obstet Invest 2006；62：121-130.
10) Missmer SA, et al：The epidemiology of endometriosis. Obstet Gynecol Clin North Am 2003；30：1-19.
11) Treloar SA, et al：Early menstrual characteristics associated with subsequent diagnosis of endometriosis. Am J Obstet Gynecol 2010；202：534. e1-6.
12) Vercellini P, et al：Oral contraceptives and risk of endometriosis：a systematic review and meta-analysis. Hum Reprod Update 2011；17：159-170.
13) Guo SW, et al：Reassessing the evidence for the link between dioxin and endometriosis：from molecular biology to clinical epidemiology. Mol Hum Reprod 2009；15：609-624.
14) Vercellini P, et al：Adenomyosis：epidemiological factors. Best Pract Res Clin Obstet Gynaecol 2006；20：465-477.
15) Naftalin J, et al：How common is adenomyosis? A prospective study of prevalence using transvaginal ultrasound in a gynaecology clinic. Hum Reprod 2012；27：3432-3439.
16) Kunz G, et al：Adenomyosis in endometriosis--prevalence and impact on fertility. Evidence from magnetic resonance imaging. Hum Reprod 2005；20：2309-2316.

総論

4 子宮筋腫・子宮内膜症・子宮腺筋症の治療に用いる薬剤

阿部若菜　奈須家栄　楢原久司
大分大学医学部産科婦人科

Point

- 子宮筋腫，子宮内膜症および子宮腺筋症の薬物療法は，おもに対症療法と内分泌療法に分けられる．
- これらの疾患は，すべてエストロゲン依存性病変であるため，偽閉経療法や偽妊娠療法が有効である．
- それぞれの薬物療法に応じて，骨粗鬆症や血栓症などの副作用に十分注意して投与することが肝要である．

子宮筋腫，子宮内膜症および子宮腺筋症の治療は，薬物療法と手術療法に大別される．本稿ではこれら3疾患に共通の薬物療法について詳しく解説する．また，各疾患に特有の薬物療法に関しての詳細は各論に譲り，ここでは簡単に紹介するに留めておく．はじめに各疾患の薬物療法について解説し，さらに共通の薬剤について詳しく解説したい．

疾患に応じた薬物療法

1. 子宮内膜症の薬物療法

子宮内膜症は，子宮内膜組織に類似する組織が子宮内腔または子宮筋層以外の部位で発生・発育し，月経困難症，慢性骨盤痛，排便痛，性交痛などの疼痛と，不妊がおもな症状である．そのため，子宮内膜症の治療の対象は，疼痛，腫瘍自体，不妊であり，治療法の選択は年齢，症状，重症度，挙児希望の有無などを考慮し，

表1　子宮内膜症に用いられる薬剤

対症療法	非ステロイド性鎮痛薬 漢方薬 ロイコトリエン受容体拮抗薬
内分泌療法 （製剤名は後述）	エストロゲン・プロゲストーゲン混合剤（偽妊娠療法） 低用量ピル GnRH アゴニスト GnRH アンタゴニスト ジエノゲスト レボノルゲストレル徐放型子宮内避妊システム（LNG-IUS） ダナゾール アロマターゼ阻害薬

〔日本産科婦人科学会（編）：子宮内膜症取扱い規約　第2部　治療編・診療編（第2版）．金原出版，2010より引用・一部改変〕

症例ごとに検討する．

子宮内膜症に対する薬物療法として，**表1**に示すように対症療法と内分泌療法があり，以下詳細を述べる．

1）対症療法

疼痛に対しては消炎鎮痛薬や漢方薬を投与する．これらが奏効しない場合には，ロイコトリエン受容体拮抗薬（leukotriene receptor antagonist：LRA）が有効な場合があるが，保険適用はない．また月経困難症では心理的な要因も強く影響を及ぼしていると考えられる．重症の月経困難症を有する症例において月経痛に対する恐怖心が症状を増強させる一因になっている場合があり，非ステロイド性抗炎症薬（NSAIDs）に加えてジアゼパム（セルシン®），エチゾラム（デパス®）などの抗不安薬を投与することで症状の改善が得られることもある[2]．

2）内分泌療法

鎮痛薬が無効な場合に考慮される．子宮内膜症はエストロゲン依存性疾患と考えられている．内分泌療法により血中および組織内のエストロゲンの低下，または，子宮内膜の脱落膜化を促し，子宮内膜症組織を萎縮させることが期待される．内分泌療法は偽妊娠療法やゲスターゲン療法に始まり，その後ダナゾールやGnRHアゴニストによる治療が普及した．しかし，いずれの薬剤も副作用のために6カ月以上の長期投与が難しく，投与をやめるとすぐに症状が再発してしまう．最近，子宮内膜症の疼痛に対して，低用量経口避妊薬（oral contraceptive：OC）と同一成分の低用量エストロゲン・プロゲスチン製剤（low dose estrogen and progestin：LEP）（ルナベル®配合錠，ヤーズ®配合錠）やプロゲスチン製剤（ディナゲスト®）が販売された．これらは，副作用が比較的少なくかつ長期間の投与が可能であり，子宮内膜症治療薬として定着しつつある．

薬物療法として，挙児希望がなく子宮内膜症性嚢胞がない症例で，子宮内膜症による症状を訴える場合には，対症療法としてNSAIDsがfirst choiseとなる．鎮痛薬が奏効しない場合や子宮内膜症自体に治療が必要な場合にはLEP製剤や低用量OC，もしくはジエノゲストを投与する．次の選択肢としてGnRHアゴニストの投与となるのが一般的である[3]．薬物療法が無効の場合に手術療法が選択されるが，術後のGnRHアゴニストを含めた上記薬物療法が考慮されてもよいとされている[3]．また，これらの治療は患者が挙児を希望するまで継続して治療する必要がある．

ただし，子宮内膜症の根治は薬物療法のみでは不可能であり，手術療法との併用や不妊症例に対しては生殖補助医療（ART）の併用が必要になることを追記する．

2．子宮腺筋症の薬物療法

子宮腺筋症症例の自覚症状は，月経困難症と過多月経とそれに伴う鉄欠乏性貧血が主であり，治療を要する．しかし，子宮腺筋症という病名で保険適用を受けている薬剤はなく，子宮内膜症の合併ということでの使用となる場合が多い．

過多月経に伴う鉄欠乏性貧血に対しては鉄剤が，疼痛に対しては消炎鎮痛薬が対症療法として用いられる．子宮腺筋症もエストロゲン依存性であるため，子宮内膜症に準じた内分泌療法が選択される．「産婦人科診療ガイドライン―婦人科外来編2011」では子宮内膜症と同様の対症療法や内分泌療法を行うことが推奨されている（推奨レベルB）．内分泌療法により，子宮内膜が萎縮し症状の緩和が期待されるが，子宮腺筋症病変を完全に治癒させることは不可能であり，再発・再燃することが多い．

3．子宮筋腫の薬物療法

子宮筋腫もエストロゲン依存性腫瘍と考えられているが，その発生機序はいまだ不明である．子宮筋腫症例の20〜40％が自覚症状を有

表2 子宮筋腫に用いられる薬剤

対症療法	消炎鎮痛薬 漢方薬
内分泌療法 （製剤名は後述）	GnRHアゴニスト 経口避妊薬 GnRHアンタゴニスト ダナゾール ジエノゲスト アロマターゼ阻害薬 レボノルゲストレル徐放型子宮内避妊システム(LNG-IUS)

し，過多月経と月経困難症がおもな症状である．治療法には，表2に示すような薬物療法（対症療法，内分泌療法）と手術療法がある．治療法は筋腫核の数，腫瘍径，部位，過多月経や貧血の有無，年齢，挙児希望の有無などを考慮して選択される．一般的に過多月経による鉄欠乏性貧血に対しては鉄剤投与が，また月経困難症には消炎鎮痛薬の投与が対症的に行われる．

対症療法が奏効しない場合に手術療法が選択されることがあるが，GnRHアゴニストによりエストロゲンを低下させ，一時的に子宮筋腫を縮小させることで症状の改善が図られている（作用機序後述）．さらに，無月経により貧血の改善も期待でき，その期間の月経困難症も消失する．このように子宮筋腫治療に対する内分泌療法は，腫瘍径の縮小に伴う術中出血量の軽減と貧血改善を目的とする術前投与や，一時的な手術回避や閉経までの期間に手術を回避する目的で行う逃げ込み療法となる．しかし，投与中止後はすぐに腫瘍径および症状は投与前の状態に戻る．なお，子宮筋腫の病名に対して保険適用があるホルモン製剤は現在，GnRHアゴニストのみである．

また，低用量OCによる治療も対象となる．上述のように自覚症状としては過多月経や月経困難症があげられるが，低用量OCの服用により子宮内膜は萎縮し，経血量や月経困難症は有意に軽減する．しかし低用量OCよりもホルモン含有量が多いエストロゲン・プロゲスチン併用療法により筋腫が増大したという報告もあり，低用量OCの投与中は定期的に筋腫径などをみていく必要がある．

各薬剤について

1. 対症療法として

1）鎮痛薬（表3）

実際の治療ではまずNSAIDsの投与が行われることが多い．

①作用機序

NSAIDsは，プロスタグランジン（prostaglandin：PG）など一連の生理活性物質を産生する律速段階酵素であるシクロオキシゲナーゼ（cyclooxygenase：COX）の阻害薬の総称である．すなわち，COXを阻害することで，強い子宮収縮作用を有するPGE_2や$PGF_{2\alpha}$などの各種PGの合成基質となるPGH_2合成が抑制される．子宮内膜はPG産生能を有し子宮平滑筋の収縮を促すが，月経前の子宮内膜はその産生能が高いとされる．子宮内膜症，子宮腺筋症および子宮筋腫の主症状の一つである月経困難症は，子宮内膜のPG過剰産生に伴う子宮平滑筋収縮に起因する血流阻害が原因であると考えられている．そのため，PG産生を阻害すれば月経困難症の治療となる．

②副作用

COXにはCOX-1とCOX-2の2種類のアイソザイムが存在する．COX-1は胃，血小板，腎臓

表3 鎮痛薬

薬剤名(会社名)	一般名	用法・用量
バファリン®配合錠(ライオン-エーザイ)	アスピリン・ダイアルミネート	1回2錠，1日2回
ポンタール®(第一三共)	メフェナム酸	1回500 mg，その後6時間毎に1回250 mg
ブルフェン®(科研)	イブプロフェン	1日量600 mg 分3
ボルタレン®(ノバルティス)	ジクロフェナクナトリウム	1日量75〜100 mg 分3

などほとんどの組織で常時発現している酵素で，COX-1が産生するPGは胃粘液分泌増加，血流増加の作用をもち，胃粘膜保護などの生理機能の維持に関与している．COX-2は活性化マクロファージや滑膜細胞においてサイトカイン等の炎症調節物質により急速に誘導され，COX-2が産生するPGが炎症を増悪させる．NSAIDsの使用上の問題点としてCOX-1阻害作用に伴う胃粘膜障害などが有名である．子宮内膜症，子宮腺筋症および子宮筋腫の疼痛緩和は対症療法にすぎず，また，NSAIDsの有効性についての検討は十分にされていないのが現状である．月経痛および月経困難症に対する保険適用がある薬剤は，アスピリン・ダイアルミネート配合(バファリン®配合錠)，メフェナム酸(ポンタール®)，イブプロフェン(ブルフェン®)，ジクロフェナクナトリウム(ボルタレン®)である．

2) 漢方薬

月経困難症は，漢方の概念では血液の循環不全に伴う瘀血によると考えられており，当帰芍薬散，桂枝茯苓丸，加味逍遥散，桃核承気湯などが使用される．

当帰芍薬散は痩せで色白，冷え，虚弱体質，頭痛，めまい，肩こり，浮腫が特徴の症例に投与する．冷えとのぼせが主症状の場合には桂枝茯苓丸，血管運動神経症状が主症状の症例には加味逍遥散，冷えとのぼせに加えて精神神経症状が強い症例には桃核承気湯が適する．

当帰芍薬散，桂枝茯苓丸，芍薬甘草湯などはPG産生抑制作用をもつ芍薬を含んでいる．NSAIDsと併用することにより疼痛抑制の相乗効果が期待できる．また芍薬甘草湯は，副作用の偽性アルドステロン症に注意が必要である．

3) ロイコトリエン受容体拮抗薬(LRA)

子宮内膜症における月経困難症に対してNSAIDsが奏効しない場合，つまり子宮収縮の原因がPGでなくロイコトリエンであった場合には，LRAが有効となることがある．LRAは喘息の薬であり，わが国では月経困難症に対する保険適用はない．

2．内分泌療法として

1) エストロゲン・プロゲスチン併用療法(偽妊娠療法)

古くから妊娠すると子宮内膜症の症状が軽快し，病変が縮小することが経験的に知られていた．妊娠時のホルモン状態をまねたエストロゲン・プロゲスチン併用療法を行った．これがいわゆる偽妊娠療法の始まりであり，1958年にKistner[4]が行った．これはエストロゲン製剤とプロゲスチン製剤を同時に投与することで，子宮内膜症病変を脱落膜化させ，萎縮性変化をもたらす．高用量のステロイドを使用したため血栓症や肝機能障害などの副作用が認められ，次第に偽妊娠療法はすたれていった．従来行われていた高・中用量OC(プラノバール®：ノルゲストレル [0.5 mg]，エチニルエストラジオール [EE] [0.05 mg] 1日1錠，21日間)による偽妊

表4 エストロゲン・プロゲスチン配合剤

薬剤名(会社名)	適応	エストロゲン	プロゲスチン	用法・用量
ルナベル®配合錠LD (ノーベル-富士製薬，日本新薬)	月経困難症	EE 0.035 mg	NET 1 mg	1錠/日(21日間投与，7日間休薬を1周期とする)
ルナベル®配合錠ULD (ノーベル-富士製薬，日本新薬)	月経困難症	EE 0.02 mg	NET 1 mg	1錠/日(21日間投与，7日間休薬を1周期とする)
ヤーズ®配合錠 (バイエル)	月経困難症	EE 0.02 mg	DRSP 3 mg	1錠/日(24日間実薬投与，4日間プラセボ内服を1周期とする)

EE：エチニルエストラジオール，NET：ノルエチステロン，DRSP：ドロスピレノン

娠療法は，上述の理由から現在はfirst choiseとして用いられることはほとんどない．また前述のように，子宮筋腫に関しては腫瘍の増大を認めたとの報告もある．最近ではステロイドの用量が次第に減少し，次に述べるLEP製剤は広く使用されている．

2) 低用量OCとLEP製剤
(ルナベル®配合錠，ヤーズ®配合錠)(表4)

子宮内膜症と子宮腺筋症の疼痛がNSAIDsで軽減しない場合，また子宮筋腫，子宮内膜症と子宮腺筋症による過多月経とそれに伴う鉄欠乏性貧血が認められる場合に有効なことが多い．

前述した偽妊娠療法を改善した治療法であるといえる．低用量のエストロゲン・プロゲスチンにより排卵が抑制される．また，これらのホルモン剤の投与によって周期的に変化する卵巣ホルモンの分泌が抑えられ，子宮内膜の増殖が抑制されるため経血量が減少する．さらに，腹腔内への月経血の逆流が減少するため，病状の進行を遅らせることも期待できる．また卵胞期初期の状態を維持することができるためPGの産生も少なくすみ，月経困難症が改善することが期待される．実際にこれらの服用中に月経痛が軽快することが多い．

①低用量OCとLEP製剤の副作用

不正性器出血，悪心，頭痛，上腹部痛，希発月経，乳房痛および乳房不快感などがある．副作用の出現頻度は，内服開始後1周期で最も高く，その後は次第に低下し，長期間服用することで副作用が減少する．2年間までの連続投与は，周期的投与との間に副作用発生で有意差を認めない．また，血栓症の危険を避けるため，服用中の喫煙は禁止する．

a．低用量OC

低用量OCには1・3相性がある．1相性OCはオーソ®M-21(ノルエチステロン[NET][1.0 mg]，EE[0.035 mg])とマーベロン®(デソゲストレル[0.15 mg]，EE[0.03 mg])が販売されている．3相性OCはトリキュラー®，アンジュ®，などがある．投与は3〜6カ月の連続投与または周期的投与である．月経困難症の治療は理論的には1相性OCが最適であり，3相性OCと比較して有意に疼痛を緩和するとの報告もある[5]．これらの保険適用はない．

b．ルナベル®配合錠

ルナベル®配合錠LDの成分は，EE：0.035 mg/NET：1.0 mgであり，一相性OCのオーソ®M21と同一成分の薬剤である．月経周期1〜5日目から開始し，1日1錠を毎日一定の時刻に21日間内服し，7日間休薬する．これを1周期とし，出血の有無にかかわらず，29日目から次周期の錠剤を内服する．4周期の投与によって有意に月経困難症の改善と，3cm以上の子宮内膜症性嚢胞の有意な縮小が認められた[6]との報告がある．さらに13周期の長期投与でも，投与開始後早い段階で月経困難症が改善し，内服継

表5　プロゲスチン製剤

薬剤名(会社名)	一般名	適応	用法・用量
ディナゲスト®錠(持田)	ジエノゲスト	子宮内膜症	2錠 分2 連日投与(月経2〜5日目から開始)

続中はその効果は維持されたことも報告された[7]．保険適用は2008年の発売時は子宮内膜症に伴う月経困難症のみであったが，2010年に機能性月経困難症が追加された．

また，2013年にルナベル®配合錠ULDが承認された．ルナベル®配合錠LDではEEが0.035 mgであったのに対して，ルナベル®配合錠ULDでは0.02 mgと少なく，後述するヤーズ®配合錠と同量であり，国内の既存のEP配合剤の中で最低用量となった．

c．ヤーズ®配合錠

ヤーズ®配合錠の成分は，EE：0.02 mg/ドロスピレノン(DRSP)：3.0 mgである．投与方法は月経周期1〜5日目から開始し，1日1錠を24日間連続して服用し，その後4日間はプラセボを服用する．ルナベル®配合錠とは異なり，休薬期間が短いため，その期間の卵胞刺激ホルモン(FSH)およびエストラジオール(E_2)の上昇が抑制され，頭痛，乳房痛，体重増加などの副作用の軽減が期待される．ルナベル®配合錠LDと違い，ヤーズ®配合錠ではEEが0.02 mgと少なく，国内の既存のEP配合剤の中で最低用量である．また，ルナベル®配合錠の黄体ホルモン剤は第1世代のNETであるが，ヤーズ®配合錠では新規のDRSPである．DRSPは，抗ミネラルコルチコイド作用と抗アンドロゲン作用があるため，Na貯留や血漿量増加への影響が少なく，浮腫や体重増加などの副作用が比較的少ない．また月経前緊張症状にも有効である．保険適用は機能性および器質性月経困難症の両方である．

3）プロゲスチン製剤(表5)

プロゲスチン製剤にはいくつか種類がある

が，子宮内膜症および月経困難症への有効性から第4世代のジエノゲスト(ディナゲスト®)が最も使用される．ジエノゲストは2008年に発売された．プロゲスチンとして高い活性を有し，プロゲステロン受容体に対する選択性が高いため，ゴナドトロピンの分泌が抑制される．また子宮内膜やその類似組織への直接作用があるため，疼痛に対しても有効であるとされる．ディナゲスト®により，副作用は惹起しないが，症状や病変への効果は得られるエストロゲン濃度(therapeutic window)に維持されるため，後述するGnRHアゴニスト製剤のような骨量低下や更年期症状が少なく，長期投与が可能となる．その血中エストロゲン濃度は30〜50 pg/mLといわれている．さらにプロゲスチン製剤に認められたアンドロゲン作用がなく，肝機能や脂質代謝への影響も少ない．凝固系に対する影響も少ないため，40歳前後以降，閉経前後や肥満症例にも投与しやすい．子宮内膜症だけでなく，最近，子宮筋腫への縮小効果もあり，その効果はGnRHアゴニストとほぼ同等であると報告された[8]．

①副作用

不正性器出血が多く，投与後4〜12週間で高頻度であり，長期間投与すると減少する．また，子宮腺筋症や子宮筋腫を合併して子宮内腔の変形や拡大がある症例では，出血の頻度が増えたり，まれに大量出血をきたすことがあり，慎重に投与する必要がある．

処方例
- ディナゲスト®錠(1 mg)
  2錠 分2 連日投与
  月経2〜5日目から開始

表6　GnRH 製剤

薬剤名(会社名)	一般名	適応	用法・用量(月経周期の2〜5日目から開始する)
リュープリン®注射用キット 1.88, 3.75 (タケダ)	リュープロレリン酢酸塩	子宮内膜症, 子宮筋腫, 前立腺癌, 閉経前乳癌, 中枢性思春期早発症	1回　1.88あるいは3.75 mg　4週間1回　皮下注
スプレキュア®MP 皮下注用 1.8 (サノフィ-持田)	ブセレリン酢酸塩	子宮内膜症, 子宮筋腫	1回　1.8 mg　4週間1回　皮下注
ゾラデックス®1.8 mg デポ (アストラゼネカ)	ゴセレリン酢酸塩	子宮内膜症	1回　1.8 mg　4週間1回　皮下注
スプレキュア®点鼻薬 0.15% (サノフィ-持田)	ブセレリン酢酸塩	子宮内膜症, 中枢性思春期早発症	1回　300 μg　1日3回　左右鼻腔内に噴霧
ナサニール®点鼻薬 0.2% (ファイザー)	酢酸ナファレリン	子宮内膜症, 子宮筋腫	1回　200 μg　1日2回　一側鼻腔内に噴霧

4）GnRH アナログ（表6）

ゴナドトロピン放出ホルモン (gonadotropin-releasing hormone：GnRH) は，下垂体前葉のゴナドトロピン産生細胞の GnRH 受容体に作用してゴナドトロピン (FSH，黄体化ホルモン [LH]) の産生，分泌を促進する．GnRH アナログは，内因性の GnRH の作用を修飾することで，月経，卵胞発育，排卵を抑制する．そのため偽閉経療法とよばれる．GnRH アナログには GnRH アゴニスト(作動薬)と GnRH アンタゴニスト(拮抗薬)がある．子宮筋腫，子宮内膜症，子宮腺筋症の内分泌療法としてわが国で使用頻度が高いのは GnRH アゴニストである．GnRH アゴニストおよび GnRH アンタゴニストは作用機序は異なるが，最終的にはゴナドトロピンの分泌を抑制する．経口では吸収されず，点鼻もしくは皮下投与が行われる．

①GnRH アゴニスト(作動薬)

a．作用機序

GnRH アゴニストは，受容体に結合することで，投与初期に一過性のゴナドトロピンの分泌亢進とそれに伴うエストロゲンの分泌増加，いわゆる flare up が起こる．その後は GnRH 受容体数が減少する (down regulation) ため，下垂体の GnRH 感受性が低下し，ゴナドトロピン産生細胞が脱感作され，卵巣からステロイドホルモンの分泌が低下する．このためエストロゲン依存性疾患である子宮筋腫，子宮内膜症，子宮腺筋症の治療薬として用いられる．

b．治療効果

【子宮内膜症に対して】

GnRH アゴニスト投与前と投与終了後の月経困難症，下腹痛や排便痛，性交痛を比較した臨床試験で，無治療/プラセボ群と比較して投与後で症状改善が有意に認められ[9]，OC や後述するダナゾールと改善の程度に差はなかった．また GnRH アゴニストを術前に投与すると，子宮内膜症性嚢胞自体の縮小も含めて R-ASRM スコアの改善が認められた[10]．

【子宮腺筋症に対して】

子宮腺筋症の治療で GnRH アゴニストが有用となるのは術前投与である．子宮が縮小することで手術が容易となり，無月経になるため過多月経による貧血が改善される．しかし，術前投与により正常筋層との境界が不明瞭となるため，切除を行う場合には病巣が遺残する可能性があるので注意が必要である．

【子宮筋腫に対して】

過多月経や月経困難症の軽減や，筋腫の縮小効果は個人差もあるが，3〜4カ月程度の投与で十分効果がある．一般に，GnRH アゴニスト製剤の投与(1クール)により，30〜80%程度の縮

小が期待できるが，粘膜下筋腫では投与初期のflare upから子宮出血が続き，突然大出血をきたすことがあるため注意が必要である．また，術前の投与により，術中の出血量が減少することが期待できる．さらに，手術を先送りしたい症例や，閉経が近いため閉経への逃げ込みを希望する症例などにも投与が考慮される．

c．副作用

エストロゲン欠落症状は，hot flash，発汗，肩こり，頭痛，頭重感，心悸亢進，性欲低下などといった更年期様症状と，骨量減少や脂質代謝異常も起こりうる．血中のエストロゲン濃度が閉経レベルまで低下するため，若年者でも骨量が減少してしまう．子宮内膜症取扱い規約[1]によると，GnRHアゴニストの24週投与により3.4〜5.3%の骨量減少が認められ，特に注射剤で減少率が高くなっていた．骨量減少の懸念から，GnRHアゴニストの使用期間は保険適用上最長6カ月であり，低下した骨量の回復も考慮すると6カ月程度の休薬が必要である．また，不安，不眠，うつ，イライラといった精神神経症状も伴うことがある．

GnRHアゴニスト投与初期のflare upに伴うエストロゲンの一過性上昇とその後の急速な血中エストロゲンの低下により，不正性器出血が起こることがある．初回投与後3週間前後で頻度が高い．最終的には無月経となるが，エストロゲン分泌抑制が不十分な場合は出血を認め，薬剤変更や増量が必要となる．しかし副作用を考慮し，少量の出血があってもそのまま治療を継続する場合もある．

GnRHアゴニストは，月経困難症や病変の縮小には効果を認めるが，投与終了後1年以内に約20%の症例で症状が再発し，3〜5年では最大約70%と報告されている．子宮筋腫では投与終了後早い段階で治療前の腫瘍径に戻り，症状も再び出現してくる．

点鼻薬と注射薬のどちらを選択するかは患者の希望が優先される．点鼻薬は1日数回投与が必要となるが，注射薬は4週間に1回の投与となる．鼻閉や鼻疾患で吸収が障害される可能性のある場合には注射薬を選択する．副作用を懸念する場合は，投与中止後速やかに血中から消失する点鼻薬を試み，その後注射薬に変更することもある．

d．投与方法の工夫

GnRHアゴニスト製剤は効果が確実な薬剤ほど副作用も強いため，副作用を軽減するために，低用量エストロゲンを併用するadd-back療法や投与量を途中から減量する漸減療法などが試みられている．Add-back療法は，GnRHアゴニスト療法により低下した血中エストロゲン濃度を，少量のエストロゲン製剤で補い，エストロゲン濃度をtherapeutic windowに維持することが目的である．エストロゲン製剤単独では子宮内膜癌のリスクが高まるため，プロゲスチン製剤の併用が勧められる．保険適用はない．

処方例

月経周期の2〜5日目から開始する．
- リュープリン®注（1.88 mgまたは3.75 mg）
  1回 1.88 mg あるいは 3.75 mg
  4週に1回　皮下注
- スプレキュア® MP注（1.8 mg）
  1回 1.8 mg
  4週に1回　皮下注
- ゾラデックス®デポ（1.8 mg）
  1回 1.8 mg
  4週に1回　皮下注
- スプレキュア®点鼻薬（0.15%）
  1回 300 μg　1日3回
  左右鼻腔内に1回ずつ噴霧
- ナサニール®点鼻薬（0.2%）
  1回 200 μg　1日2回
  一側に1回　鼻腔内噴霧

---

add-back療法の処方例

- プレマリン®錠（0.625 mg）もしくはジュリナ®錠（0.5 mg）
  1錠 分1　連日もしくは隔日
- エストラーナ®テープ（0.72 mg）
  1回1枚 貼付　2日毎
  下腹部または殿部

表7 ダナゾール

薬剤名（会社名）	一般名	適応	用法・用量
ボンゾール®錠（田辺三菱）	ダナゾール	子宮内膜症，乳腺症	200～400 mg　分2　月経2～5日目より4～6週間連続投与

②GnRHアンタゴニスト（拮抗薬）

a．作用機序

　GnRHアンタゴニストは，受容体への競合阻害作用を有するため，投与直後からゴナドトロピンの抑制効果が現れ，投与中止により受容体は速やかに元に戻り，内在性のGnRHに反応する．投与による受容体数の変化がないため，アゴニストと異なりflare upがなく，即効性があり，かつ可逆性である．また用量依存のため調整性に優れ，血中エストロゲン濃度をtherapeutic windowに維持できることが可能である．しかし，ヒスタミン遊離作用によるアレルギーとアナフィラキシー反応のため臨床で使用される頻度は少なかった．最近，副作用の少ない第3世代のアンタゴニストが開発されたことから臨床応用が可能となったが，連日あるいは1週間以内の反復注射が必要であり，またコストが高く，長期間作用する製剤の開発やアレルギー作用が軽減されれば，今後臨床で応用されると考える．

b．治療効果

【子宮内膜症に対して】

　GnRHアンタゴニスト製剤（セトロタイド® 3 mg/週）の投与により，疼痛が軽減し，投与前のR-ASRM分類Ⅰ～Ⅲ期症例の多くに改善がみられたとの報告がある[11]．

【子宮筋腫に対して】

　GnRHアンタゴニスト製剤（セトロタイド® 10 mg/週）の4週間の投与により，筋腫の縮小効果が認められたとの報告[12]もあり，GnRHアゴニスト製剤と比較して短期間で効果が得られることは利点である．またGnRHアンタゴニストには性ステロイド分泌を抑制するほかに，筋腫への直接作用も示唆されている．

5）LNG-IUS

　プロゲスチン製剤であるレボノルゲストレル（LNG）を付加した放出型子宮内避妊システムであり，子宮腔内に挿入するとLNG 20 μg/日が5年間定常的に放出される．子宮内膜が萎縮するため過多月経やそれに伴う月経困難症に対して効果が期待できる．わが国では子宮内避妊システムとして認可されているため，保険適用外である．

処方例
● ミレーナ®システム（52 mg）
　月経開始5～7日目に挿入

6）ダナゾール（表7）

　ダナゾールは合成ステロイドでエチニルテストステロンの誘導体であり，テストステロンに構造が類似している．作用としては，子宮内膜・子宮内膜症組織への直接作用，抗ゴナドトロピン作用，卵巣での性ステロイド合成阻害作用などである．ダナゾール投与開始後1～2カ月で95％が無排卵となり，投与終了後は1～2カ月で排卵が回復し，2カ月程度で局所組織への変化がみられる．また，無月経になるため月経血の腹腔内への逆流がなくなる．子宮内膜症による疼痛を改善し，腫瘍径の縮小もみられるが，妊孕性への影響は不明である．子宮筋腫に対する効果も不明である．

①副作用

　体重増加，浮腫，高頻度の性器出血，にきびや多毛といった男性化徴候，陰核肥大，頭痛，hot flash，インスリン抵抗性の増大，肝機能障害などの副作用がみられる．これらの副作用に対して様々な投与の工夫がされてきたが，さら

に効果があり副作用の少ない薬剤の出現により，臨床で使用されることはほとんどない．

> **処方例**
> ●ボンゾール® 錠（100 mg または 200 mg）
>   200〜400 mg 分2
>   月経2〜5日目より4〜6週間連続投与

7）アロマターゼ阻害薬

エストロゲン依存性腫瘍である子宮内膜症，子宮腺筋症，子宮筋腫は，組織内にエストロゲン受容体（ER）と，エストロゲン生合成酵素であるアロマターゼを有している．アロマターゼはアンドロゲンを基質としてエストロゲンを産生するため，これらの疾患の進行を促進していると考えられ，アロマターゼ阻害薬は治療薬となる．しかしわが国では閉経後乳癌に対して保険適用があるのみで，今後の治験が期待される．

●文 献

1) 日本産科婦人科学会（編）：子宮内膜症取扱い規約 第2部 治療編・診療編（第2版）．金原出版，2010．
2) 松本治伸，他：月経困難症の診断と対応．産と婦 2009；76：801-806．
3) 日本産科婦人科学会，他（編）：産婦人科診療ガイドライン—婦人科外来2011．日本産科婦人科学会，2011；pp59-61．
4) Kistner RW：The use of newer progestins in the treatment of endometriosis. Am J Obstet Gynecol 1958；75：264-278．
5) 廣田 泰：低用量経口避妊薬（低用量ピル）による月経困難症・子宮内膜症合併疼痛の管理．エンドメトリオーシス研会誌 2003；24：69-74．
6) Harada T, et al：Low-dose oral contraceptive pill for dysmenorrhea associated with endometriosis：a placebo-controlled, double-blind, randomized trial. Fertil Steril 2008；90：1583-1588．
7) 百枝幹雄，他：子宮内膜症に伴う月経困難症患者を対象としたIKH-01（ルナベル®配合錠）の第Ⅲ相長期投与臨床試験．産と婦 2008；75：1165-1181．
8) Ichigo S, et al：Beneficial effects of dienogest on uterine myoma volume：a retrospective controlled study comparing with ganadotropin-releasing hormone agonist. Arch Gynecol Obstet 2011；284：667-670．
9) Kennedy S, et al：ESHRE Special Interest Group for Endometriosis and Endometrium Guideline Development Group：ESHRE guideline for the diagnosis and treatment of endometriosis. Hum Reprod 2005；20：2698-2704．
10) Yap C, et al：Pre and post operative medical therapy for endometriosis surgery. Cochrane Database Syst Rev 2004；CD003648．
11) Küpker W, et al：Use of GnRH antagonists in the treatment of endometriosis. Reprod Biomed Online 2002；5：12-16．
12) Engel JB, et al：Presurgical short term treatment of uterine fibroids with different doses of cetrorelix acetate：a double-blind, placebo-controlled multicenter study. Eur J Obstet Gynecol Reprod Biol 2007；134：225-232．

II 各論

各 論 第1章 子宮筋腫

1 発生機序

鈴木彩子　万代昌紀
近畿大学医学部産科婦人科

> **Point**
> - 子宮筋腫の発生や発育には，多くの遺伝子異常やエピジェネティックな要因が関与している．
> - 性ステロイドホルモンや成長因子，サイトカイン，ケモカインなども深くかかわっている．
> - これらが複雑なネットワークを構成し，子宮筋腫の形成や増殖に結びつくと考えられる．

子宮筋腫はいかにして発生するのか

　子宮筋腫はおもに子宮平滑筋細胞に由来する良性腫瘍である．婦人科領域において，最も高頻度に遭遇する疾患で，性成熟期に好発し，その発生，病態に性ステロイドホルモンが深くかかわっていることは知られている．しかしいまなお，筋腫の発生や増殖過程のすべてが解明されたとは言い難い．そのなかでわれわれは，子宮筋腫が初経前に発症することはなく，排卵を伴う正常月経周期を有する性成熟期の女性には高頻度に認められる一方で，出産回数が多いほど，もしくは経口避妊薬（oral contraceptive：OC）を服用している患者では筋腫の発症率が減少することから，月経による子宮平滑筋の収縮そのものが正常平滑筋細胞に影響を及ぼし，筋腫細胞が発生する可能性，すなわち子宮が月経周期のなかで収縮と弛緩をくり返すことによる虚血再還流ストレスが，筋腫の発生に関与する可能性を追求してきた．また現在，筋腫の発生には遺伝子発現異常も関与すると考えられるようになり，特異的な染色体異常や標的遺伝子などの解析も行われている．ここでは子宮筋腫研究の新しい視点と，筋腫の発生機序に関する最近の知見について紹介する．

子宮筋腫の発生に関する疫学的事項

　一般的に，子宮筋腫が遺伝するというイメージは少ないが，遺伝的な背景が関与していることを支持する報告は複数存在する．まず人種差がある．筋腫の罹患率は，黒人女性では白人女性の3倍にのぼるとされ[1]，ヒスパニックやアジア人はその中間といわれている[2]．Bairdらの研究によると，白人女性では筋腫の罹患率は35歳までに40％，50歳までに70％であったが，アフリカ系アメリカ人女性ではそれぞれ60％，90％であった[3]．一方，筋腫患者の遺伝学的調査により，1卵性と2卵性双胎の比較で1卵性における筋腫の相関率が2卵性の2倍になることや，家族性の集積も報告されている[4]．このような人種差が遺伝的背景のどのような要因によりもたらされているかは完全に解明されていないが，他のエストロゲン関連性の疾患にも人種差があることから，遺伝子多型によるエストロゲン感受性，すなわちエストロゲン合成と代謝の差異が，発生頻度の差をもたらしているのではと考えられている[5]．また人種差に加えて，その他の疫学的な因子，たとえば初潮年齢の早さや未産，肥満，多嚢胞性卵巣，糖尿病，高血圧，アルコール摂取などが筋腫の罹患率を上昇

させるとする報告もある[6]．

子宮筋腫とエピジェネティクス

1．子宮筋腫のクローナリティー

　子宮筋腫の発生や病態には遺伝子発現異常が関与すると考えられていると述べたが，その根拠は，筋腫の個々の腫瘤がモノクローナルであることが示されたことにある．1965 年に Linder らは，グルコース 6 リン酸脱水素酵素（G6PD）のアイソザイムの検討から，多発する筋腫の一つ一つが独立して発生することを示した[7]．その後，1990 年代以降には X 染色体上のアンドロゲン受容体多型のクローナリティー解析が可能になり，これによって筋腫核の一つ一つは単クローンから構成された腫瘍（neoplasm）であることが明らかになった[8]．すなわち，筋腫の発生母地（子宮平滑筋細胞や組織幹細胞）と考えられる細胞に何らかの異常が生じて筋腫細胞となると，その形質転化した単一の筋腫細胞が分裂をくり返して，筋腫結節が形成されるという過程が推察される．加えて，筋腫細胞へと転化して発現した形質は，細胞分裂をくり返しても維持されると考えられることから，筋腫の発生には遺伝子異常が関与すると考えられるようになり，その後の解析によって，筋腫がもつ様々な遺伝子変異が明らかになってきた．

2．子宮筋腫における染色体異常

　子宮筋腫の発生に関与する遺伝子変異の一つに，染色体異常によるものがあげられる．一般に筋腫の 40〜50％に染色体変異が認められるとされているが[9]，Brosen らによると，染色体変異は筋腫の発生部位によっても差があり，粘膜下筋腫に比べて筋層内や漿膜下筋腫の方が多く，発生部位による筋腫の性格の違いは単に解剖学的な差異でもたらされるだけでなく，筋腫自体の性格も異なるのだろうと推察している[10]．具体的な染色体異常の部位に関しては，染色体 3q，6p，7q，13q の欠失や 12q 染色体を含む転座や再構成等の変異，染色体 22 番のモノソミーなど様々な報告がある．最近では染色体 2，7，8，12，22 番のクローン性染色体異常や 10q24.33，22q13.1，11p15.5 の三つの染色体座が筋腫の発生に関与しているとする報告もある[11]．

　染色体 12q を含む異常のうち，染色体 12 番と 14 番との相互転座 t(12；14)がよく知られており，染色体異常がある筋腫の約 20％にこの異常が認められる[9]．このほかにも，12q 14-15 を含む様々な染色体異常が子宮筋腫のみならず他の間葉系腫瘍でも認められており，この近傍に重要な遺伝子が存在することが推定されている．現在では *HMGIC*（後述）がその該当遺伝子であろうと考えられている．一方，相互転座の他方の 14 番染色体上の遺伝子としては，14q23-24 に存在するエストロゲン受容体 β（*ESR2*）あるいは *RAD51L1* 等が候補として考えられている[9]．

　加えて，染色体 7q22-32 を含む欠失 Del(7)(q22q32)は，染色体異常をもつ筋腫の約 17％に認められる[9]．この異常は子宮筋腫により特異的に認められるが，一部の急性骨髄性白血病においても認められ，しばしば t(12；14)と同時に認められるという特徴がある．欠失であることから，この部位に該当する遺伝子は腫瘍抑制遺伝子としての性格をもっていることが推定され，いくつかの候補遺伝子もあげられている．最近では，この部位の欠失がある症例とない症例の間でマイクロアレイ解析を行って該当遺伝子を同定しようという試みもみられるが[12]，明らかな該当遺伝子の同定は現時点でもされていない[9]．

3．子宮筋腫における遺伝子異常

1）子宮筋腫の発生にかかわる重要な因子 *HMGA* 遺伝子

　子宮筋腫の発生に，突然変異を含めた何らか

の遺伝子異常が関与していることが十分考えられるわけだが，現在，HMGA遺伝子が，筋腫の発生にかかわる重要な因子として同定されてきている．high-mobility group（HMG）ファミリーといわれる非ヒストンDNA結合蛋白のうち，HMGA2（＝HMGIC）をコードするHMGA2遺伝子は染色体12q15にある．先に述べたように，これは子宮筋腫で多くみられる転座によって活性化されると考えられている因子で，その標的遺伝子の一つとして，マイクロRNAであるlet-7が報告されている[5]．さらに，これも先述したように，14q23-24に存在するRAD51L1も，筋腫においてHMGA2遺伝子を標的とする強力な候補遺伝子と考えられている．またやはり子宮筋腫に多い染色体6p21の変異は，HMGA1（＝HMGIY）遺伝子を標的としていることが報告されている[13]．これらのことから，HMGAは子宮筋腫の発生において重要な役割を果たす因子であると考えられている．筋腫においてHMGAがFGF2を介して腫瘍形成に関与している可能性[14]や，腫瘍抑制因子Tsc2との関連が報告されているが，どのようなメカニズムで筋腫の発生に関与しているのかの全体像はまだ明確にはなっていない．

2）ゲノム遺伝子MED12

先ごろ，MäkinenらはMED12子宮筋腫の包括的ゲノム解析から，mediator complex subunit 12（MED12）という遺伝子の変異がフィンランド人の子宮筋腫の70％に認められ，変異部位も遺伝子の特定の領域に集中していることを報告した[15]．また彼らは，同様のMED12の変異が南アフリカ人の筋腫にも認められることも報告している．しかしつい最近，JeらはMED12の変異が子宮筋腫のみならず，がんや白血病，肉腫や他の間葉系腫瘍にも認められることを報告した[16]．すなわちMED12の変異は，良性腫瘍に限ったことではないことが示唆され，事実，STUMPの11％，子宮平滑筋肉腫の20％にMED12の変異が認められたと報告されている[17]．Markowskiらは，筋腫におけるMED12の変異は，ほとんどが腫瘍の正常核形に関連し，またMED12の変異をもつ腫瘍は，WNT-4mRNAを高発現していることから，MED12の変異はWntシグナル経路の活性化と関連していることが示唆されると述べている[18]．MED12の筋腫における生物学的意義はまだまだ明らかではないが，その非常に高い変異率から重要な役割を果していると考えられ，今後の解析が待たれる．

3）マイクロRNA

マイクロRNAは，それ自体は蛋白に翻訳されないが他のRNAと結合することによりその機能を調整する17-25塩基程度の短いRNAである．マイクロRNAの包括的な解析も近年なされるようになっており，これを子宮筋腫に応用した研究もいくつかみられ，let7，miR-21，miR-93，miR-106b，miR-200などが，筋腫組織と正常子宮平滑筋組織の間で異なる発現をすることが報告されている[19]～[20]．加えて，マイクロRNA発現は，腫瘤の大きさや人種と強く関係していることや，miR-21発現が酢酸メドロキシプロゲステロン（MPA）やOCを内服している女性の黄体期では上昇し，GnRHアゴニスト療法中には低下することなども報告されている[19]．Zavadilらも，同様の検討を行っているが，彼らはマイクロRNAの調節異常は，筋腫でのmRNA発現と逆相関していると報告し，これにはMAPKやTGF-β，WNTなど様々な経路が関与しているとしている[21]．また最近，Fitzgeraldらは，筋腫におけるmiR-21の高発現はprogrammed cell death 4（PDCD-4）の発現を減少させると報告し，筋腫では他の腫瘍と異なって，PDCD-4発現の低下が腫瘍の増殖につながるとしている[22]．マイクロRNAの筋腫発生における意義もまだまだ明らかではないが，なかなか興味深い．

4. 子宮筋腫とDNAメチル化異常，ヒストン修飾

ここまで，子宮筋腫発生におけるエピジェネティックな影響について述べてきたが，DNAメチル化やヒストン修飾も，その一つにあげられる．DNAメチル化は細胞分裂に際して忠実に保存される仕組みで，DNAメチル化によるがん抑制遺伝子のsilencingが発がんに関与することが，多くのがん腫で知られている．子宮筋腫の発生や発育にDNAメチル化異常が関与しているとする報告もあり，これまでにDNMT1，DNMT3a，DNMT3bが，筋腫組織と正常子宮平滑筋組織の間で異なる発現をすることが示されている[23]．加えてAsadaらは，筋腫と正常子宮平滑筋の比較では，DNAメチル化の低下がエストロゲン受容体α（ERα）のプロモーター遠位領域で起こっていることを示し，筋腫のERαのプロモーター遠位領域が脱メチル化している症例では，筋腫のERαのmRNAレベルが正常筋層に比べ高いことを明らかにした[24]．子宮筋腫はエストロゲンに対する感受性が強い腫瘍であるが，この領域のDNAメチル化の低下がエストロゲンの作用を仲介するERαの高発現に関係している可能性がある．また，同じグループからは子宮筋腫のX染色体上に14個の低メチル化異常遺伝子と一つの高メチル化異常遺伝子が存在することや，ERαの標的遺伝子のプロモーター領域にメチル化異常が認められることなどが報告されるなど[25]，子宮筋腫の発生，発育にDNAメチル化異常が関与する可能性が示唆される．

またDNAメチル化はヒストン修飾と密接に絡んでいる．DNAメチル化が変化するとヒストン修飾が変化し，逆にヒストン修飾がDNAメチル化にも影響する．ヒストン修飾にはアセチル化，メチル化，リン酸化，スモリル化などがあるが，WeiらはヒストンHistone deacetylase 6（HDAC6）の子宮筋腫における発現と役割を解析し，HDAC6の上昇がERαの発現と関係していることを報告している[26]．

ここまで，子宮筋腫とエピジェネティクスについて述べた．筋腫の発生・病態には，染色体異常，遺伝子異常，そしてメチル化異常など，様々なエピジェネティックな機構が関与し，影響を与えていることがうかがえる．

子宮筋腫と性ステロイドホルモン

1. エストロゲン

子宮筋腫はホルモンに対して高度に依存性である．妊娠中および性ステロイド剤投与により筋腫が増大することがあること，GnRHアゴニスト療法や閉経により筋腫が縮小することなどから，筋腫の発症や発育にはエストロゲンやプロゲステロンなどの性ステロイドが大きな影響を与えていると考えられる．

まずエストロゲンの関与に関して，一般に，子宮筋腫をもつ患者ともたない患者で全身のエストロゲンレベルは差がないといわれている[27]．一方，エストロゲン受容体はα，βともに筋腫で発現しており，そのmRNAレベルは正常筋層よりも筋腫で高いと報告されてきた．しかし最近では，その発現は正常筋層と筋腫の間で差がないとする報告もある．

エストロゲンがどのように筋腫の発生や発育に結びつくのかについても，まだ完全には解明されていない．エストロゲンの作用はc-fosやc-jun，connexin43，プロゲステロン受容体（PR），インスリン様増殖因子（IGF）-Ⅰのような多くの遺伝子の発現とかかわっていることや，成長因子である血小板由来増殖因子（PDGF），上皮成長因子（EGF）などを介することで，筋腫の増殖，アポトーシスの抑制，血管新生などに関与していると考えられている[28]~[30]．加えて，エストロゲンは受容体と結合すること

で様々な遺伝子の転写を変化させる．その結果，MAPキナーゼ経路の活性化やPI3K経路，PLCγ経路の活性化等が引き起こされ，細胞分裂につながることも報告されている[27]．また最近では，エストロゲンがPRレベルを維持することを示唆する報告もみられる．このことはプロゲステロンがPRを介して筋腫の増殖を促進していることを示唆していると思われる[31]．

2. プロゲステロン

一方，プロゲステロンも子宮筋腫の発生や増殖に重要な役割を果たすことが示されている．Kawaguchiらは筋腫の増殖活性が黄体期に高いことからプロゲステロンが筋腫の増殖に影響する可能性を見出し[32]，その後，プロゲステロンの拮抗薬であるRU-486が筋腫の萎縮を引き起こすことが示された[33]．PRはA，Bがあり，子宮筋腫組織ではPR A，Bともに発現していることが知られている[27]．プロゲステロンもEGFやTGF-β3, IGF-Iなどの成長因子を介することで筋腫の増殖に影響を及ぼし，Bcl-2やTNFαといったアポトーシス関連蛋白を介して，筋腫の増殖や生存を促進していると報告されている[34]．またプロゲステロンは，筋腫細胞においてPI3K/AKT経路を活性化し，細胞分裂を促進することも報告されている[35]．しかし，プロゲステロンの子宮筋腫における役割もまだまだ不明な点が多いといわざるをえない．

子宮筋腫とその他の因子

ここまで，子宮筋腫の発生，発育にかかわる様々な因子について述べてきたが，そのほかにも多くの因子の関与が報告されている．その中には成長因子，サイトカイン，ケモカインがあり，これらはエストロゲンおよびプロゲステロンの潜在的なエフェクターと考えられている．また，筋腫のおもな構成成分である細胞外基質の増加は筋腫における重要な病態の一つであるが，これは細胞にメカニカルストレスを起こすことで，細胞内部での機械的シグナリングを活性化し，筋腫の増殖に寄与しているとされる[36]．

筋腫細胞の発生と増殖はいかにして起こるか

1. 筋腫細胞とアポトーシス抵抗性

子宮筋腫は，ヒトの腫瘍のなかでも際立った特徴をもつ良性腫瘍であるが，この特徴を明快に説明できるような発生メカニズムは，今でも解明されていない．子宮の平滑筋細胞の増殖は，妊娠子宮への準備状態となる黄体期に行われ，プロゲステロンの作用下に子宮平滑筋は細胞分裂の方向へ進められることが報告されている．すなわち，子宮の平滑筋が，妊娠に向けて細胞を増やす方向に準備をしているところに月経がくり返し起こると，平滑筋細胞は細胞増殖準備作業(細胞周期)をいく度も停止させられることとなる．この細胞周期の不自然な途絶と増殖再刺激のくり返しの過程において，遺伝子異常をもつ細胞(筋腫の芽)が子宮の平滑筋のなかに発生する可能性が考えられる．この遺伝子異常を起こす機序として，われわれは，子宮筋細胞の虚血再環流ストレスが，DNA傷害を引き起こし，筋腫の芽となる細胞を生み出すという仮説に基づいて研究に取り組んできた．月経時に子宮筋は強い収縮と弛緩をくり返しているが，黄体期に妊娠に向けて増殖した平滑筋細胞が，もしその周期に妊娠に至らないとしたら，細胞増殖サイクルに入った極めて不安定な状態の，つまり，DNA傷害を受けやすい状態の平滑筋細胞が虚血再還流ストレスを受けると考えられる．この仮説を裏づけるデータとして，われわれは，正常子宮平滑筋においては，アポトーシス陽性細胞やp53陽性細胞，p21陽性細胞が月経周期の卵胞期に多く認められ，またki-67陽性細胞はおもに黄体期に認められることを示した[37]．すなわちこれは，黄体期に増殖活性が

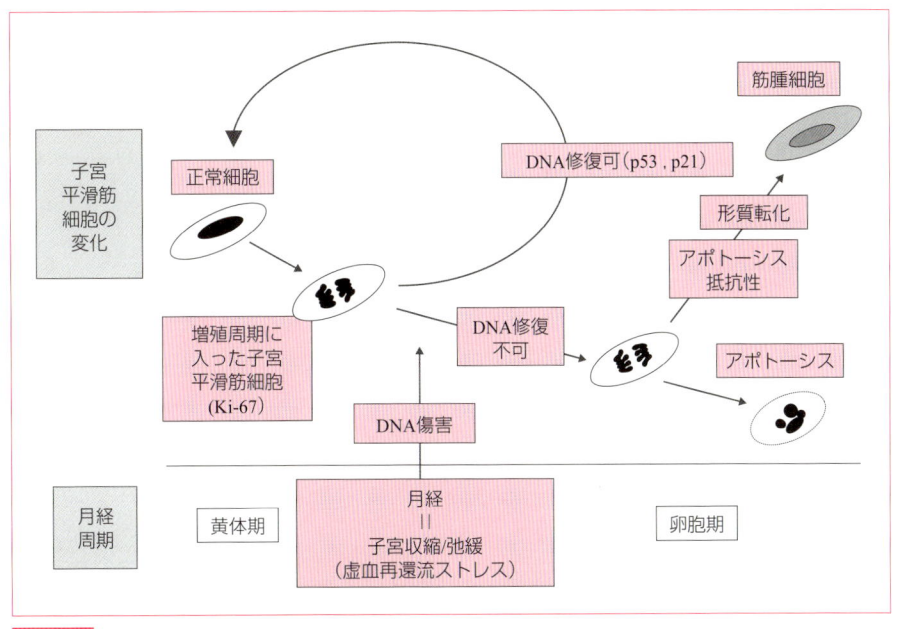

図1 子宮筋腫の発生機序（仮説）

高くなった平滑筋細胞が，月経というストレスによって傷害を受けると，卵胞期にその傷害の修復が行われたり，細胞死に導かれていることを示唆している．しかしながら傷害を受けたいくつかの細胞は，酸化ストレスおよびアポトーシス抵抗性を獲得して生き残り，筋腫細胞の前駆細胞となる可能性があると考えられる（図1）．これについてもわれわれは，PEP-19, secreted frizzled related protein 1（sFRP1）を発現することで，筋腫細胞がアポトーシスに対する防御機構をもっていることを報告し，また他の研究者からも，筋腫細胞のアポトーシス抵抗性を示すデータや，manganese superoxide dismutase（MnSOD）を発現して酸化ストレスに対する防御機構を有していることが報告されている[38)39)]．

2. 筋腫細胞と幹細胞

近年の幹細胞研究は，子宮筋腫においてもその発生，発育に関する新しい可能性を示している．様々な組織には，side population 細胞（SP細胞）とよばれる高い組織幹細胞活性を有する細胞が存在することが明らかになっているが，子宮筋にもこのSP細胞が存在することがわかっている．Changらは子宮筋腫におけるSP細胞を解析し，正常子宮筋に比べて筋腫ではSP細胞の比率が有意に少なく，正常子宮筋より筋腫の細胞はより分化していることを示した[40)]．これについてはいくつかの解釈が可能であるが，腫瘍幹細胞の観点から，SP細胞よりさらに平滑筋へと分化した細胞に何らかの変化が起こって筋腫化し，それが発育して筋腫結節を形成したのかもしれない．筋腫発生における子宮筋幹細胞の役割については，今後の研究が待たれるところである．

今後の展望

子宮筋腫の発生に関する最近の知見につき紹介した．子宮筋腫はいまだに謎に満ちた腫瘍であり，基礎研究においてもまだまだ多くの解決すべき課題を残しているが，筋腫の発生や発育には，多くの遺伝子異常やエピジェネティックな要因に加えて，性ステロイドホルモンや成長

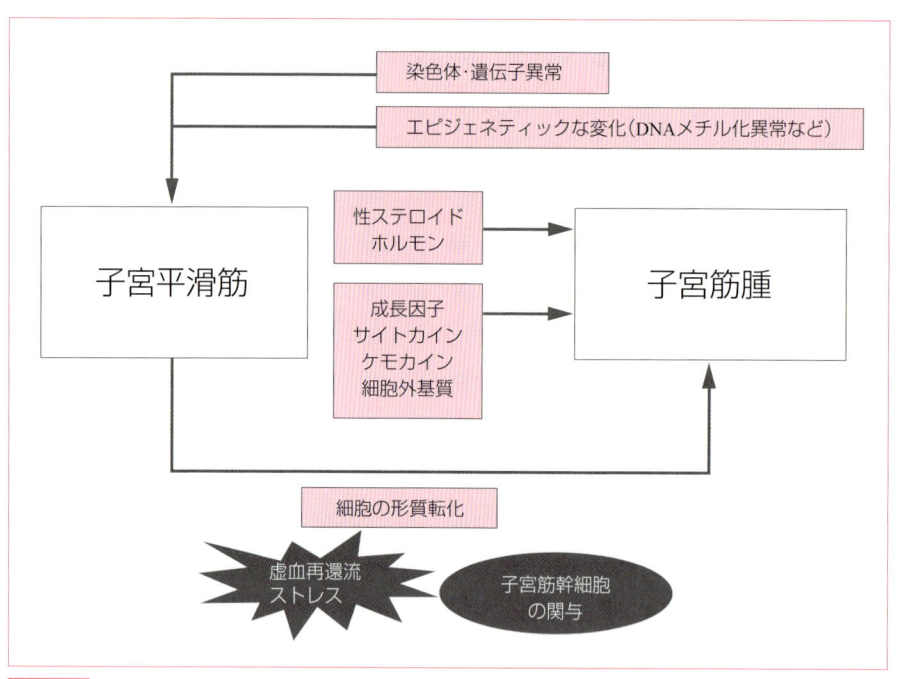

図2 子宮筋腫の発生にかかわる重要な因子のネットワーク

〔Islam MS, et al：Complex networks of multiple factors in the pathogenesis of uterine leiomyoma. Fertil Steril 2013；100：178-193 より引用・改変〕

因子，サイトカイン，ケモカインおよび細胞外基質が関与していることが示されている（**図2**）．またこれらは細胞増殖や線維化，アポトーシスおよび血管新生といった複雑なネットワークを構成し，子宮筋腫の形成や増殖に密接に結びついていることもわかってきた．今後はさらにこれらの知見が蓄積され，子宮筋腫の管理や治療につながることが期待される．

文献

1) Marshall LM, et al：Variation in the incidence of uterine leiomyoma among premenopausal women by age and race. Obstet Gynecol 1997；90：967-973.
2) Othman EE, et al：Molecular genetics and racial disparities of uterine leiomyomas. Best Pract Res Clin Obstet Gynaecol 2008；22：589-601.
3) Baird DD, et al：High cumulative incidence of uterine leiomyoma in black and white women：ultrasound evidence. Am J Obstet Gynecol 2003；188：100-107.
4) Gross KL, et al：Genetics and the development of fibroids. Clin Obstet Gynecol 2001；44：335-349.
5) Islam MS, et al：Complex networks of multiple factors in the pathogenesis of uterine leiomyoma. Fertil Steril 2013；100：178-193.
6) kolo S：Incidence, aetiology and epidemiology of uterine fibroids. Best Pract Res Clin Obstet Gynaecol 2008；22：571-588.
7) Linder D, et al：Glucose-6-phosphate dehydrogenase mosaicism：utilization as a cell marker in the study of leiomyomas. Science 1965；150：67-69.
8) Mashal RD, et al：Analysis of androgen receptor DNA reveals the independent clonal origins of uterine leiomyomata and the secondary nature of cytogenetic aberrations in the development of leiomyomata. Genes Chromosomes Cancer 1994；11：1-6.
9) Ligon AH, et al：Genetics of uterine leiomyomata. Genes Chromosomes Cancer 2000；28：235-245.
10) Brosens I, et al：Clinical significance of cytogenetic abnormalities in uterine myomas. Fertil Steril 1998；69：232-235.
11) Cha PC, et al：A genome-wide association study identifies three loci associated with susceptibility to uterine fibroids. Nat Genet 2011；43：447-450.
12) Hodge JC, et al：Identifying the molecular signature of the interstitial deletion 7q subgroup of uterine leiomyomata using a paired analysis. Genes Chromosomes Cancer 2009；48：865-885.
13) Nezhad MH, et al：6p21 rearrangements in uterine leiomyomas targeting HMGA1. Cancer Genet Cytogenet 2010；203：247-252.
14) Helmke BM, et al：HMGA proteins regulate the expression of FGF2 in uterine fibroids. Mol Hum Reprod 2011；17：135-142.
15) Mäkinen N, et al：MED12, the mediator complex Subunit 12 Gene, is mutated at high frequency in uterine leiomyomas. Science 2011；334：252-255.
16) Je EM, et al：Mutational analysis of MED12 exon 2 in uterine leiomyoma and other common tumors. Int J Cancer 2012；131：E1044-E1047.
17) Pérot G, et al：MED12 alterations in both human benign and

malignant uterine soft tissue tumors. PloS One 2012 ; 7 : e40015.
18) Markowski DN, et al : MED12 mutations in uterine fibroids-their relationship to cytogenetic subgroups. Int J Cancer 2012 ; 131 : 1528-1536.
19) Wang T, et al : A micro-RNA signature associated with race, tumor size, and target gene activity in human uterine leiomyomas. Genes Chromosomes Cancer 2007 ; 46 : 336-347.
20) Georgieva B, et al : Characterization of the uterine leiomyoma microRNAome by deep sequencing. Genomics 2012 ; 93 : 275-281.
21) Zavadil J, et al : Profiling and functional analyses of microRNAs and their target gene products in human uterine leiomyomas. PloS One 2010 ; 5 : e12362.
22) Fitzgerald JB, et al : Role of microRNA-21 and programmed cell death 4 in the pathogenesis of human uterine leiomyomas. Fertil Steril 2012 ; 98 : 726-734. e2.
23) Li S, et al : DNA hypomethylation and imbalanced expression of DNA methyltransferases (DNMT1, 3A, and 3B) in human uterine leiomyoma. Gynecol Oncol 2003 ; 90 : 123-130.
24) Asada H, et al : Potential link between estrogen receptor-α gene hypomethylation and uterine fibroid formation. Mol Hum Reprod 2008 ; 14 : 539-545.
25) Maekawa R, et al : Disease-dependent differently methylated regions (D-DMRs) of DNA are enriched on the X chromosome in uterine leiomyoma. J Reprod Dev 2011 ; 57 : 604-612.
26) Wei LH, et al : Histone deacetylase 6 regulates estrogen receptor α in uterine leiomyoma. Reprod Sci 2011 ; 18 : 755-762.
27) Maruo T, et al : Sex steroidal regulation of uterine leiomyoma growth and apoptosis. Hum Reprod Update 2004 ; 10 : 207-220.
28) Gustavsson I, et al : Tissue differences but limited sex steroid responsiveness of c-fos and c-jun in human fibroids and myometrium. Mol Hum Reprod 2000 ; 6 : 55-59.
29) Andersen J, et al : Expression of connexin-43 in human myometrium and leiomyoma. Am J Obstet Gynecol 1993 ; 169 : 1266-1276.
30) Lee EJ, et al : Gene expression profiles of uterine normal myometrium and leiomyoma and their estrogen responsiveness in vitro. Korean J Pathol 2010 ; 44 : 272-283.
31) Ishikawa H, et al : Progesterone is essential for maintenance and growth of uterine leiomyoma. Endocrinology 2010 ; 151 : 2433-2442.
32) Kawaguchi K, et al : Mitotic activity in uterine leiomyomas during the menstrual cycle. Am J Obstet Gynecol 1989 ; 160 : 637-641.
33) Murphy AA, et al : Regression of uterine leiomyomata in response to the antiprogesterone RU 486. J Clin Endocrinol Metab 1993 ; 76 : 513-517.
34) Yin P, et al : Progesterone receptor regulates Bcl-2 gene expression through direct binding to its promoter region in uterine leiomyoma cells. J Clin Endocrinol Metab 2007 ; 92 : 4459-446.
35) Hoekstra AV, et al : Progestins activate the AKT pathway in leiomyoma cells and promote survival. J Clin Endocrinol Metab 2009 ; 94 : 1768-1774.
36) Rogers R, et al : Mechanical homeostasis is altered in uterine leiomyoma. Am J Obstet Gynecol 2008 ; 198 : 474. e1-474. e11.
37) Suzuki A, et al : Expression of p53 and p21 (WAF-1), apoptosis, and proliferation of smooth muscle cells in normal myometrium during the menstrual cycle : implication of DNA damage and repair for leiomyoma development. Med Mol Morphol 2012 ; 45 : 214-221.
38) Kanamori T, et al : PEP-19 overexpression in human uterine leiomyoma. Mol Hum Reprod 2003 ; 9 : 709-717.
39) Fukuhara K, et al : Secreted frizzled related protein 1 is overexpressed in uterine leiomyomas, associated with a high estrogenic environment and unrelated to proliferative activity. J Clin Endocrinol Metab 2002 ; 87 : 1729-1736.
40) Chang HL, et al : Uterine leiomyomas exhibit fewer stem/progenitor cell characteristics when compared with corresponding normal myometrium. Reprod Sci 2010 ; 17 : 158-167.

各論 ● 第1章 子宮筋腫

2 分類と診断

近藤英治　小西郁生
京都大学大学院医学研究科婦人科学産科学分野

> **Point**
> - 子宮平滑筋腫瘍のMRI画像と病理像の特徴を理解する．
> - 子宮平滑筋肉腫の術前診断は容易ではない．
> - MRI画像の所見に加えて臨床経過の把握が良悪性の鑑別に重要である．

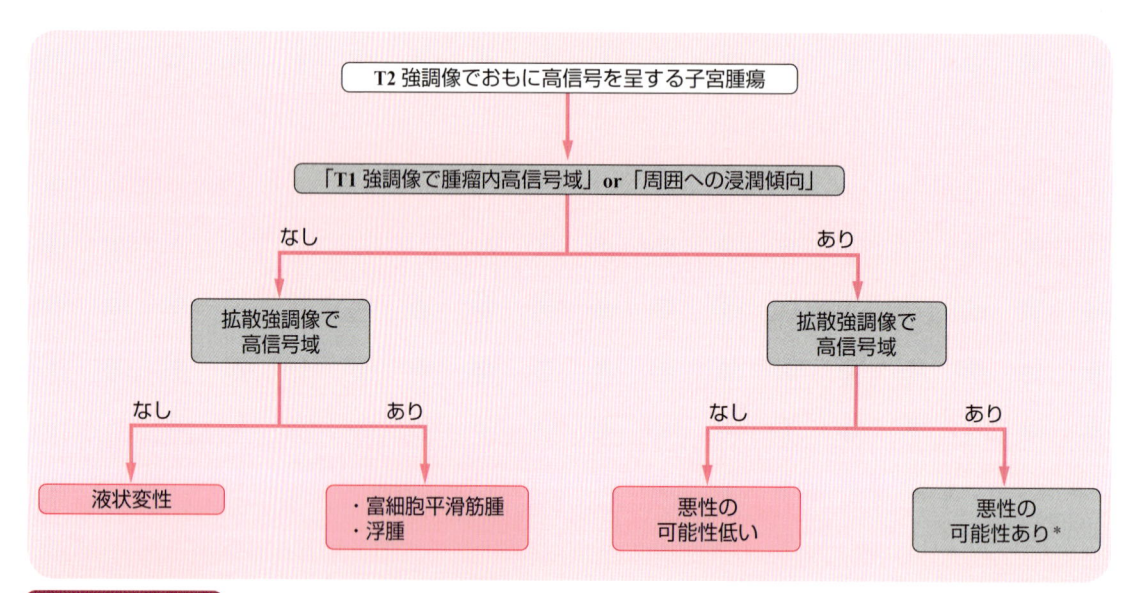

```
                T2強調像でおもに高信号を呈する子宮腫瘍
                              ↓
           「T1強調像で腫瘤内高信号域」or「周囲への浸潤傾向」
              ↙なし                          ↘あり
         拡散強調像で                       拡散強調像で
          高信号域                           高信号域
        ↙なし    ↘あり                   ↙なし    ↘あり
      液状変性  ・富細胞平滑筋腫         悪性の      悪性の
                ・浮腫                  可能性低い  可能性あり*
```

フローチャート MRI画像に基づく「子宮筋腫」の鑑別

MRI所見のみに診断を依存するのではなく，臨床経過を勘案し検討する．
＊悪性の可能性を疑う場合は造影を行う．T1強調造影像で不整な造影効果を認め，不染領域とT1強調像での高信号域が混在する場合は，出血・壊死の存在を示唆し，肉腫の可能性がさらに高まる．
〔近藤英治，他：子宮筋腫—後編．産と婦 2013；80：1-8 より引用〕

　子宮筋腫（uterine myoma）は子宮に発生し平滑筋細胞で構成された良性腫瘍であり，多くは内診と超音波検査により容易に診断されるが，その発育部位や方向性はきわめて多様であり，それぞれに固有の臨床所見を呈する．さらに，子宮筋腫には通常の平滑筋腫（usual leiomyoma）以外に，特殊な進展形式や組織像をとる変異型もみられる[1]．また，悪性で予後不良の平滑筋肉腫（leiomyosarcoma）や，良悪性の鑑別の難しい「悪性度不明の平滑筋腫瘍（smooth muscle tumor of uncertain malignant potential：STUMP）」も存在し，これらと子宮筋腫を術前に鑑別することは困難なことが多い．しかし，これらの鑑別診断にMRI検査がある程度有用である．臨床的に「子宮筋腫」と考えられる腫瘤が実際に良性の平滑筋腫であるという診断

は，摘出標本の病理組織検査ではじめて確認される．したがって「子宮筋腫」と考えられる腫瘍を保存的に対処する場合はMRIにより悪性腫瘍の可能性を否定することが肝要である．本稿では鑑別に苦慮することの多い子宮肉腫と非典型的な筋腫についてMRI像と病理像を提示しながら解説する．

分類

1. 発生部位による分類

子宮筋腫の大多数は子宮体部に発生する．まれに頸部に発生するが，頸部筋腫は周辺に平滑筋組織が少ないため，球形でなく多様な形をとることが多い．体部の筋腫は，発育部位と方向により漿膜下筋腫，筋層内筋腫および粘膜下筋腫に分類される（図1）．子宮筋腫は多発性であることが多く，3種の筋腫が混在することも多い．粘膜下筋腫や大きな筋層内筋腫により子宮内腔が変形している場合は月経に伴う症状（過多月経，過長月経，月経困難症）や不妊を引き起こす．

1）漿膜下筋腫

子宮漿膜直下に発育する．有茎性筋腫となり茎捻転をきたすことがある．子宮広間膜内に発育し，後腹膜腫瘤を形成する場合もある．

2）筋層内筋腫

子宮筋層内に発育する．

3）粘膜下筋腫

子宮内腔に向かって発育する．筋腫が腟内に脱出（筋腫分娩）する場合もある．

2. 子宮平滑筋腫瘍の病理組織分類

1）平滑筋腫

①進展形式の変異型

a．びまん性平滑筋腫症
　　（diffuse leiomyomatosis）（図3）
子宮内膜直下の筋層に無数の筋腫腫瘤が発生する．

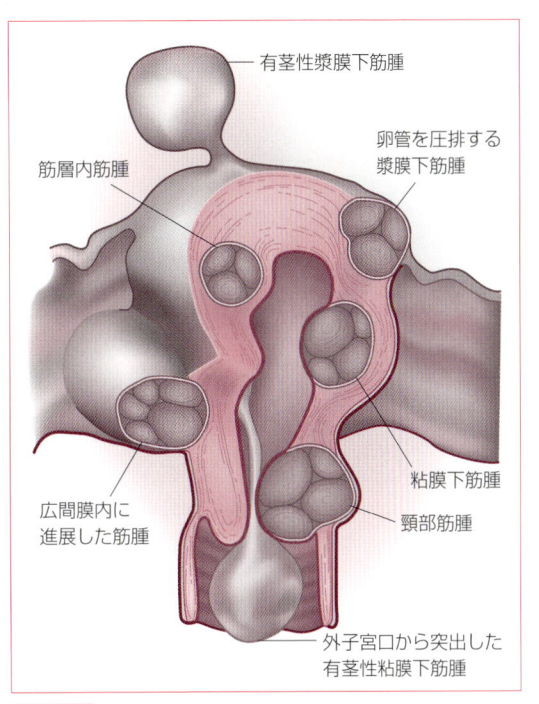

図1 発育部位による子宮筋腫の分類

b．解離性平滑筋腫（dissecting leiomyoma）（図7）
筋腫が正常筋層を分け入る，または分葉状に子宮外に進展する．

c．静脈内平滑筋腫症
　　（intravenous leiomyomatosis）（図4）
静脈内に筋腫が紐状に進展する．

d．転移性平滑筋腫
　　（benign metastasizing leiomyoma）（図4）
組織学的には良性の筋腫がおもに肺へ転移する．

②組織学的な変異型

a．活動性核分裂型平滑筋腫
　　（mitotically active leiomyoma）
核分裂像が高倍（400倍視野）10視野あたり5個を超えるが，細胞異型や凝固壊死は認めない．

b．富細胞平滑筋腫（cellular leiomyoma）（図3）
細胞密度の高い平滑筋腫．

c．出血性富細胞平滑筋腫
　　（hemorrhagic cellular leiomyoma）
富細胞平滑筋腫の中に単発あるいは多発性に

表1 子宮平滑筋腫瘍の良悪性の鑑別

凝固壊死	細胞異型	核分裂像/10HPF	診断
あり	びまん性中等度〜高度	Any level	平滑筋肉腫
あり	なし〜軽度	≧10	平滑筋肉腫
あり	なし〜軽度	＜10	STUMP
なし	びまん性中等度〜高度	≧10	平滑筋肉腫
なし	びまん性中等度〜高度	＜5	異型平滑筋腫
なし	びまん性中等度〜高度	5〜9	STUMP
なし	なし〜軽度	＜5	平滑筋腫
なし	なし〜軽度	≧5	活動性核分裂型平滑筋腫
なし	一部中等度〜高度	≧5	STUMP
なし	一部中等度〜高度	＜5	異型平滑筋腫

STUMP：悪性度不明な平滑筋腫瘍

〔Kurman RJ, et al：Blaustein's Pathology of the Female Genital Tract. 2011；6：455-479 より引用〕

出血を伴う．

　d．類上皮平滑筋腫(epithelioid leiomyoma)

　平滑筋細胞が類円形で上皮様に配列する．悪性との鑑別が重要である．

　e．類粘液平滑筋腫(myxoid leiomyoma)

　腫瘍細胞間に粘液物質が貯留している．悪性との鑑別が重要である．

　f．異型平滑筋腫(atypical leiomyoma)

　細胞異型を認めるが核分裂像に乏しく，凝固壊死もない．

　g．脂肪平滑筋腫(lipoleiomyoma)(図9)

　平滑筋腫の大部分が脂肪細胞で置換されている．

2）悪性度不明な平滑筋腫瘍(smooth muscle tumor of uncertain malignant potential：STUMP)(図6)

3）平滑筋肉腫(図5)

　子宮平滑筋腫瘍の良悪性を鑑別するには，組織学的に凝固壊死，細胞異型，核分裂像の所見が重要である(表1)[2]．

診断

　内診と超音波検査を行い，臨床的に「子宮筋腫」と診断する．子宮肉腫，卵巣腫瘍，子宮腺筋症，子宮内膜ポリープなどの鑑別を要する場合は，MRI検査，血液検査(LDH，腫瘍マーカー)，子宮鏡検査，組織検査などを行う[3]．

1．内診

　子宮は形状が不整で硬く腫大して触れる．筋腫そのものを境界明瞭な弾性硬の腫瘤として触知することもある．後腹膜に発育する筋腫は可動性不良である．

2．超音波検査

　子宮筋腫は周囲との境界が比較的明瞭でやや低エコー像を呈する類円形の充実性腫瘤として描出される．子宮筋腫が変性を起こした場合は多様なエコー像を呈し，卵巣腫瘍や子宮肉腫との鑑別が困難なことがある．粘膜下筋腫の評価に，子宮腔内に生理食塩水を注入し経腟超音波

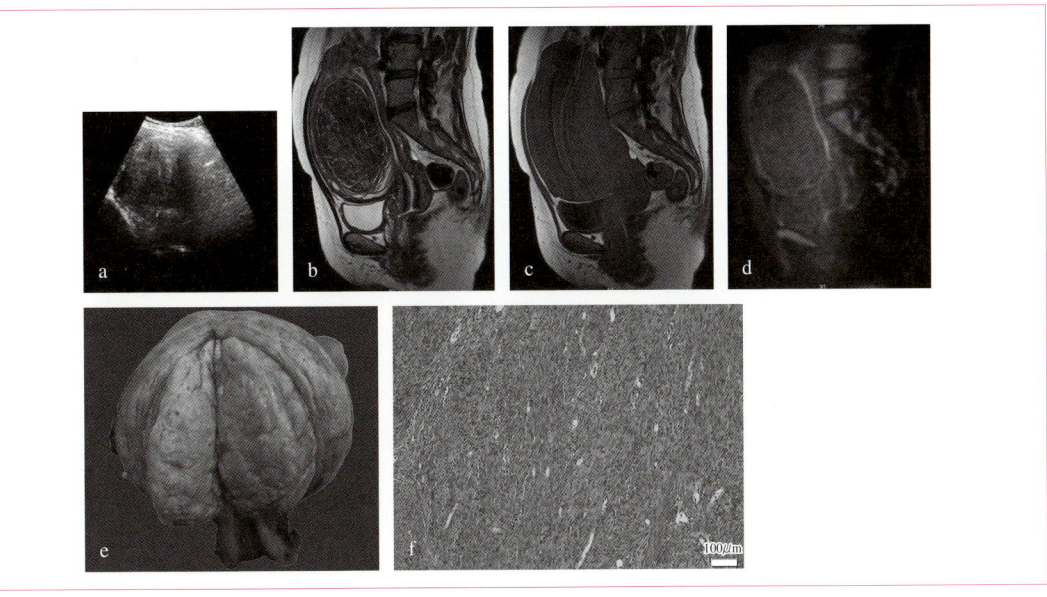

図2 51歳　2経産婦　平滑筋腫（口絵1）

a）超音波画像
b〜d）MRI画像（b：T2強調矢状断像，c：T1強調矢状断像，d：拡散強調矢状断像）
e）摘出標本
f）病理画像（100倍）

主訴は下腹部腫瘤感．子宮は新生児頭大で弾性硬．超音波検査では前壁に周囲境界が比較的明瞭でやや低エコー像を呈する腫瘤を認めた(a)．MRI検査ではT2強調像で境界明瞭な低信号を呈する腫瘤を認め，内部に高信号部分がひび割れ状に存在する(b)．T1強調像でも低信号であり，通常の子宮筋腫と考えられた(c)．子宮前壁の筋層内腫瘤は境界明瞭で割面は白色(e)．病理検査では平滑筋が束状に錯綜しながら増殖している(f)．

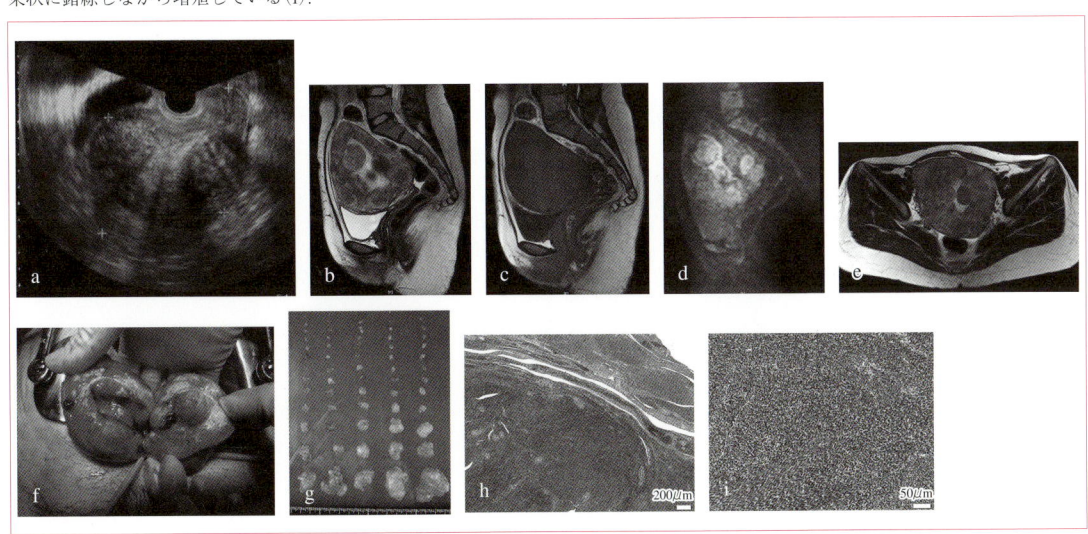

図3 36歳　未産婦　びまん性平滑筋腫症（口絵2）

a）超音波画像
b〜e）MRI画像（b：T2強調矢状断像，c：T1強調矢状断像，d：拡散強調矢状断像，e：T2強調横断像）
f, g）子宮半割下子宮筋腫核出術，摘出標本
h, i）病理画像（h：40倍，i：200倍）

主訴は過多月経と挙児希望．子宮は小児頭大に腫大し，超音波検査では子宮筋層は肥厚していた(a)．MRI検査では子宮の正常筋層が指摘困難なほどT2低信号の筋腫様腫瘤により置換されており，粘膜下の筋腫様腫瘤により子宮内腔は圧排されていた(b〜e)．拡散強調像で軽度高信号を呈する腫瘤が散見されるが，積極的に悪性を示唆する所見はない．挙児希望があり，GnRHアゴニスト療法後に子宮前壁から後壁までを縦切開し多数の子宮筋腫を核出した(f, g)．拡散強調像で軽度高信号の腫瘤は，病理検査で細胞質に乏しい小型円形細胞が高密度に束を成して錯綜しており，細胞異型は認めず，富細胞平滑筋腫であった(h, i)．38歳時に体外受精-胚移植で妊娠し帝王切開分娩で健児を得た．

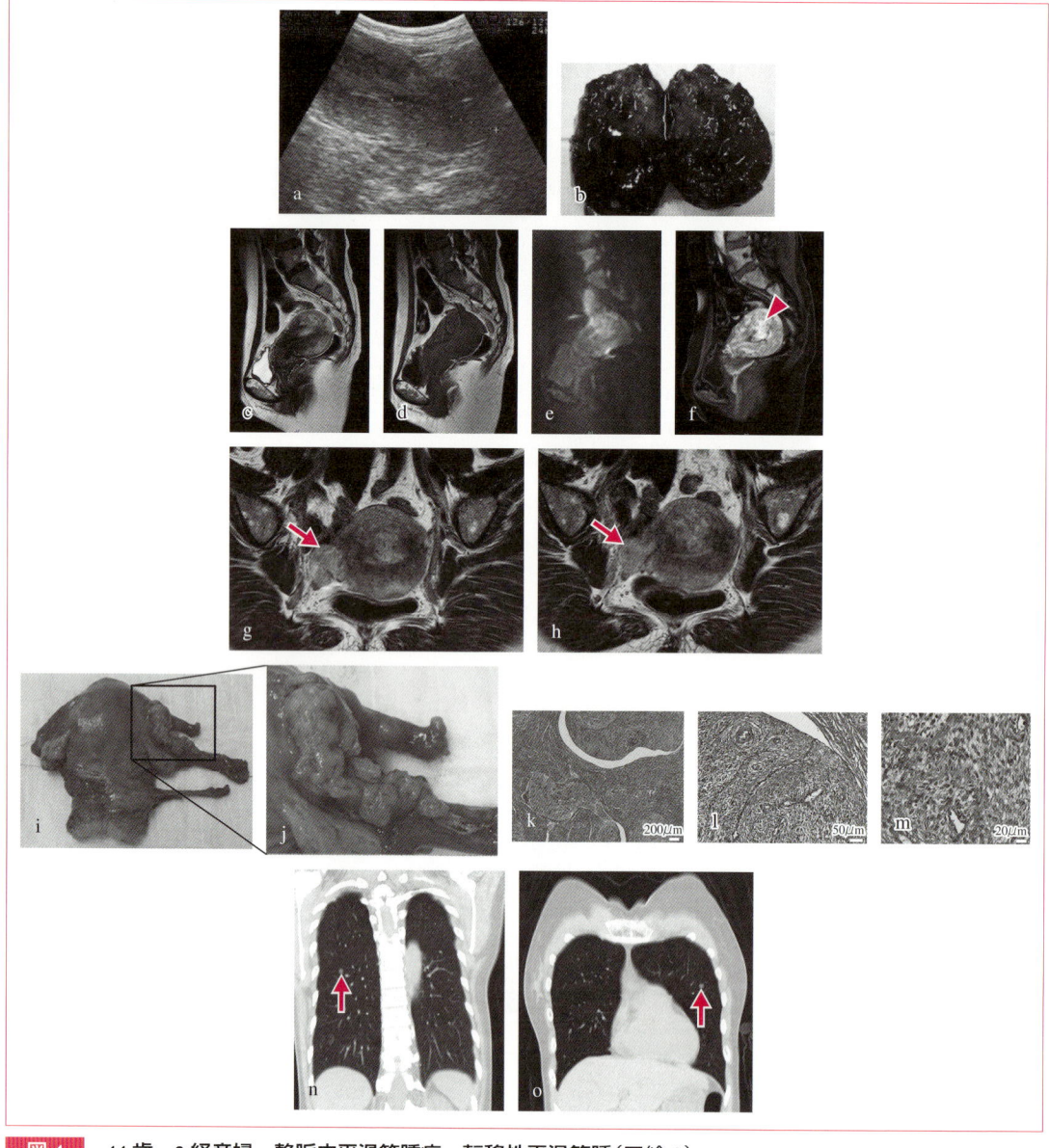

図4 44歳　2経産婦　静脈内平滑筋腫症，転移性平滑筋腫（口絵3）

a) 超音波画像
b) 摘出腫瘍
c〜h) MRI 画像（c：T2 強調矢状断像，d：T1 強調矢状断像，e：拡散強調矢状断像，f：脂肪抑制併用造影 T1 強調矢状断像，g, h：T2 強調横断像）
i, j) 摘出標本
k〜m) 病理画像（k：40倍，l：200倍，m：400倍）
n, o) 胸部 CT 画像

主訴は不正性器出血と腹痛．腟内に胡桃大の腫瘤を認め，子宮頸部に 64×37 mm の筋腫様腫瘤を認めた（a）．筋腫分娩と考え，経腟的に脆弱な腫瘤を捻除した（b）．MRI 検査では子宮腔内に残存する腫瘤は子宮前壁に浸潤し（f 矢頭），右付属器周囲の血管内に腫瘤が連続して進展している（g, h 矢印）（c〜h）．静脈内平滑筋腫症あるいは子宮内膜間質肉腫を疑い，子宮と両側付属器を摘出した．腫瘍は子宮底部から子宮内腔に突出し，また右卵巣静脈内にも連続していた（i, j）．病理検査では腫瘍は紡錘形細胞から構成され，主として静脈内で広範に進展している．腫瘍は血管豊富で，核異型は軽度，核分裂像は高倍 10 視野あたり 3 個であり，凝固壊死は認めない（k〜m）．1 年後に施行したフォローアップ胸部 CT で両肺野に転移と考えられる微小結節が散見され（矢印），その後徐々に増大したため転移性平滑筋腫と診断した（n, o）．

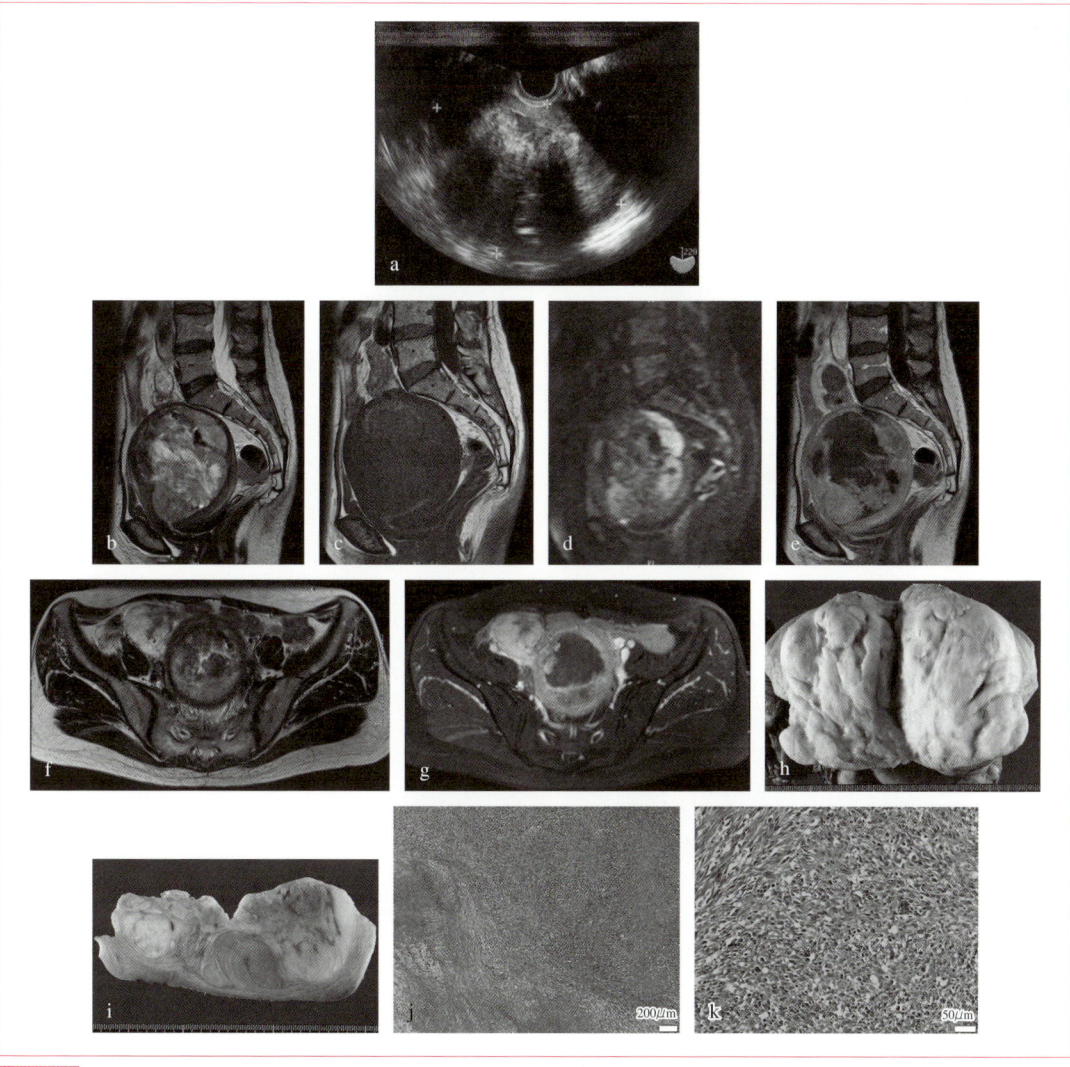

図5 66歳　2経産婦　平滑筋肉腫（口絵4）

a）超音波画像
b～g）MRI画像（b：T2強調矢状断像，c：T1強調矢状断像，d：拡散強調矢状断像，e：脂肪抑制併用造影T1強調矢状断像，f：T2強調横断像，g：脂肪抑制併用造影T1強調横断像）
h, i）摘出標本
j, k）病理画像（j：40倍，k：200倍）

主訴は下腹部膨満感と不正性器出血．子宮は小児頭大に腫大し，超音波検査で内部に高エコー像を伴う117×86 mmの腫瘤を認めた（a）．MRI検査では子宮底部を中心に腫瘍を認め，筋層内への進展と内腔への突出を認める．内部はT2強調像では不均一な高信号を示し，T1強調像で淡い高信号と造影不良域を伴うことから出血・壊死の存在を示唆する．また拡散強調像で高信号域を認める（b～g）．開腹時，子宮右卵管角から女子手拳大の腫瘍が突出し，回腸に進展していた．単純子宮全摘術，両側付属器切除術，回腸部分切除術を行った．摘出標本の割面は黄白色で軟らかい部分や壊死状の部分が混在していた（h, i）．病理検査ではびまん性に中等度から高度の細胞異型を示し，一部では核の多形性が目立つ．凝固壊死，核分裂像の増加（10個以上/10HPF）も認められ（j, k），平滑筋肉腫と診断した．13カ月後に原病死した．

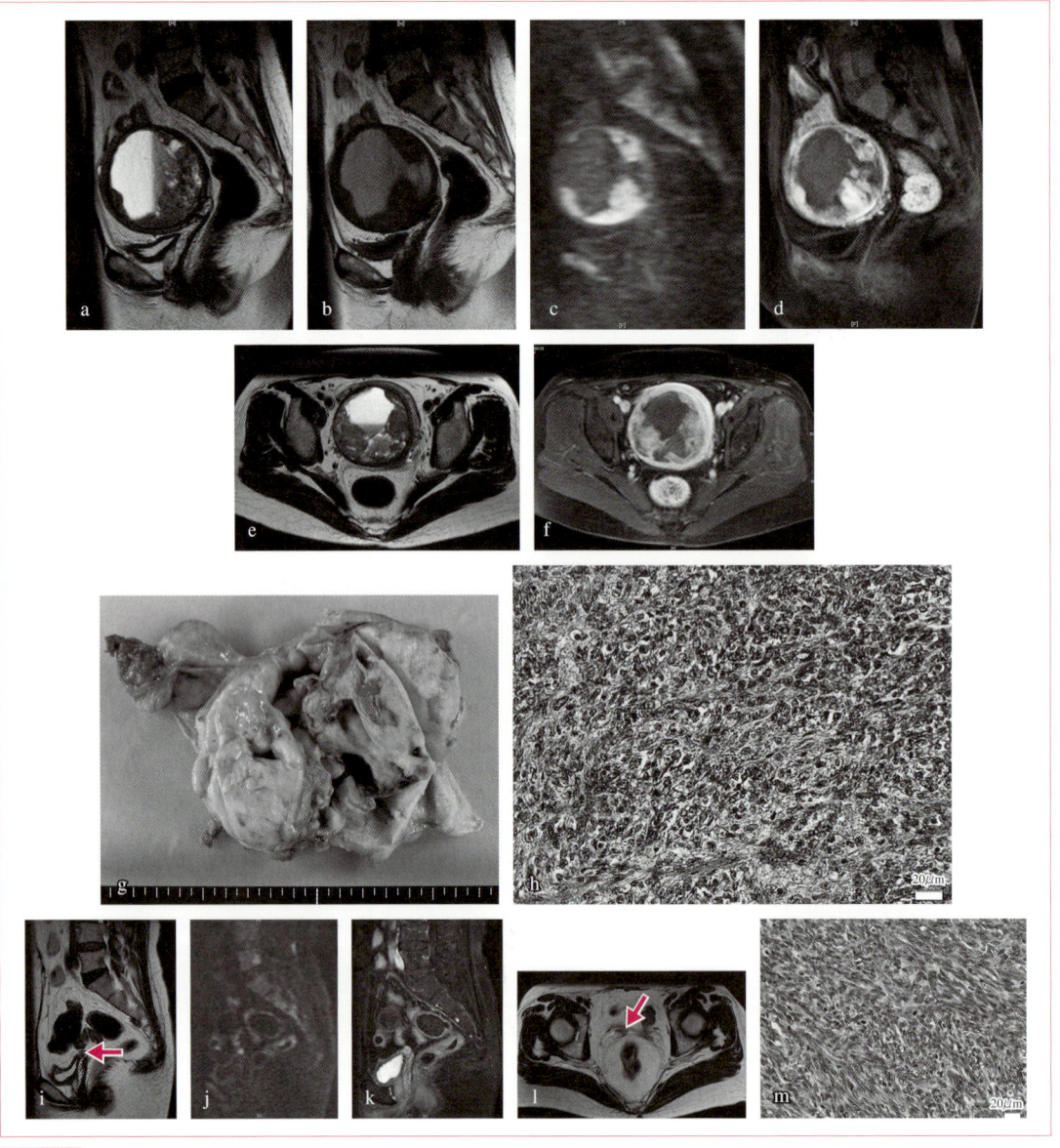

図6 57歳　1経産婦　STUMP（口絵5）

a〜f）MRI画像（a：T2強調矢状断像，b：T1強調矢状断像，c：拡散強調矢状断像，d：脂肪抑制併用造影T1強調矢状断像，e：T2強調横断像，f：脂肪抑制併用造影T1強調横断像）
g）摘出標本
h）病理画像（400倍）
i〜l）MRI画像（i：T2強調矢状断像，j：拡散強調矢状断像，k：脂肪抑制併用造影T1強調矢状断像，l：T2強調横断像）
m）病理画像（400倍）

主訴は不正性器出血．子宮は男子手拳大に腫大し，超音波検査では子宮右側筋層内に9 cm大の腫瘤を認めた．MRI検査では腫瘤内部にT1強調像で高信号域を認め，出血と考えられた．また腫瘤辺縁はT1, T2強調像で低信号を示す不整な充実部分を認め，同部位は拡散強調像で著明な高信号を呈し，dynamic MRIで早期より強い造影効果を認めることから平滑筋肉腫が疑われた（a〜f）．単純子宮全摘術および両側付属器切除術を行った．術中，子宮漿膜面に異常を認めず，摘出標本では腫瘤は軟らかく，腫瘍内部に凹凸不正の腔を認め，血液様の液体を含んでいた．病理検査で一部に中等度の細胞異型を認めた．核分裂像は最も多い部分でも高倍10視野あたり6個，凝固壊死も認めないことからSTUMPと考えられた（h）．5年後に腟断端頭側に示指頭大の再発腫瘤（i，↑矢印）を認めたため（i〜l），腫瘍の周囲に正常組織をつけて摘出した．病理検査では凝固壊死は認めないが，中等度の細胞異型を認め，核分裂像は高倍10視野あたり10〜15個であり，低悪性度の平滑筋肉腫と考えられた．現在再発病変に対する手術から3年経過するが，再発を認めていない．

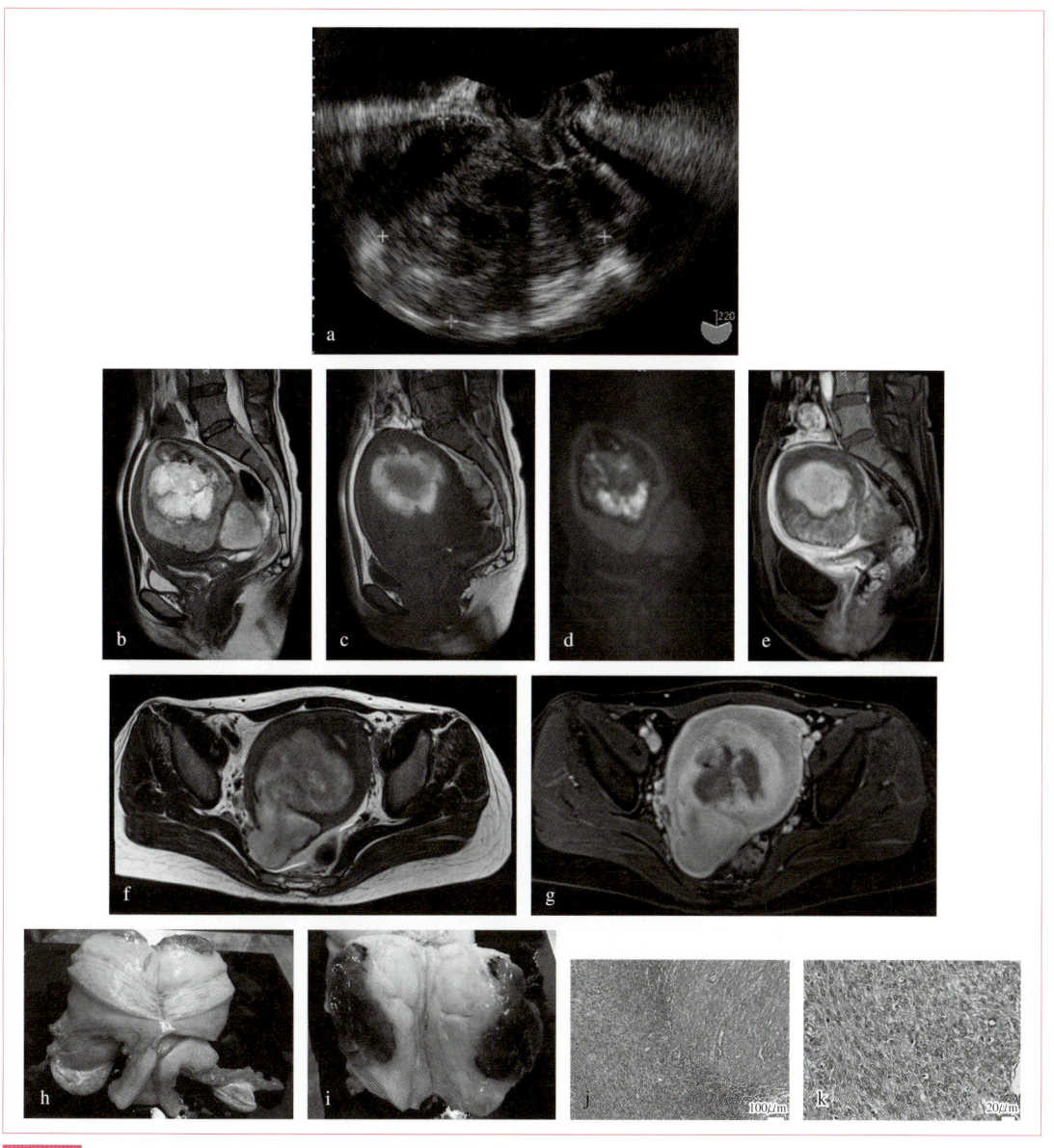

図7 38歳　未婚女性　解離性平滑筋腫（口絵 6）

a）超音波画像
b～g）MRI 画像（b：T2 強調矢状断像，c：T1 強調矢状断像，d：拡散強調矢状断像，e：脂肪抑制併用造影 T1 強調矢状断像，f：T2 強調横断像，g：脂肪抑制併用造影 T1 強調横断像）
h, i）摘出標本
j, k）病理画像（k：100 倍，l：400 倍）

主訴は下腹膨満感．子宮は小児頭大に腫大し，超音波検査ではダグラス窩に突出し，内部に高エコーと低エコーが混在する腫瘤を認めた(a)．MRI 検査では，子宮底部に T2 強調像で不均一な高信号，拡散強調で高信号を示す腫瘤を認め，後壁では腫瘤が筋層を分け入るように進展している．また腫瘤内は T1 強調像で高信号域を伴い，不均一な造影効果を認め，出血壊死と考えられる(b～g)．鑑別としては解離性平滑筋腫があがるが，子宮肉腫が疑われた．子宮温存の希望があったが，十分なインフォームドコンセントのもとに単純子宮全摘術および両側付属器切除術を行った．腫瘤は軟らかく割面は黄白色で一部茶褐色の部分を認めた(h, i)．病理検査では軽度から中等度の細胞異型を認めるが，核分裂像は目立たず（2～3 個/10HPF），硝子壊死，出血は見られるものの凝固壊死を認めないことから平滑筋腫と診断した(j, k)．

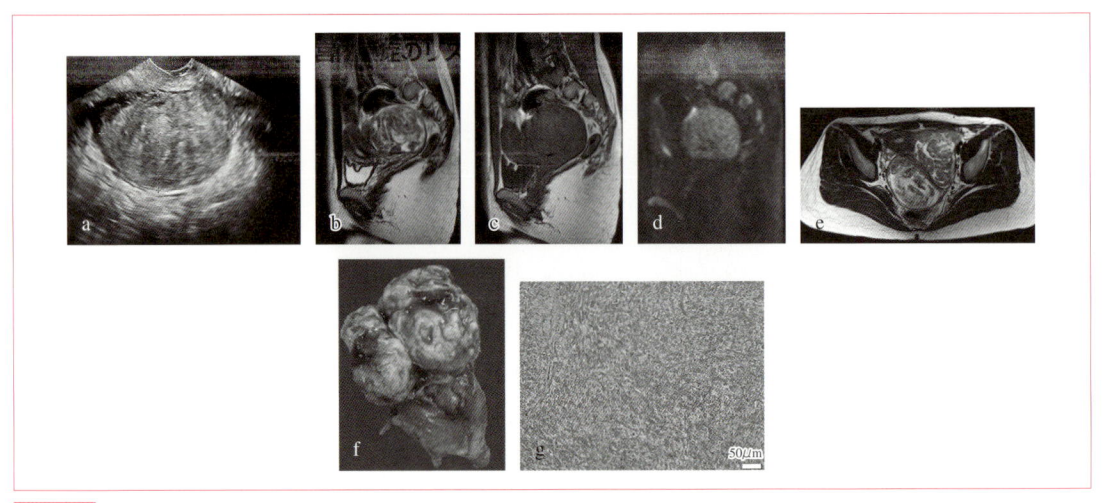

図8 30歳　未婚女性　平滑筋腫（口絵7）

a）超音波画像
b～e）MRI 画像（b：T2 強調矢状断像，c：T1 強調矢状断像，d：拡散強調矢状断像，e：T2 強調横断像）
f）摘出標本
g）病理画像（200 倍）

主訴は頻尿と便秘．1年間の経過観察中に頭部の腫瘤が増大した．超音波検査では腫瘤は境界明瞭で比較的高エコー像を呈した(a)．MRI 検査では T2 強調像および拡散強調像で腫瘤内部は高信号であるが，腫瘤の境界は明瞭で出血・壊死など積極的に悪性を示唆する所見は認めない(b～e)．妊孕能温存の希望があり，子宮筋腫核出術を行った．腫瘤は軟らかく粘液を含んでいた(f)．病理検査では細胞密度が比較的高く，硝子変性を伴う．細胞異型や凝固壊死は認めず，核分裂像は目立たないことから平滑筋腫と診断した(g)．

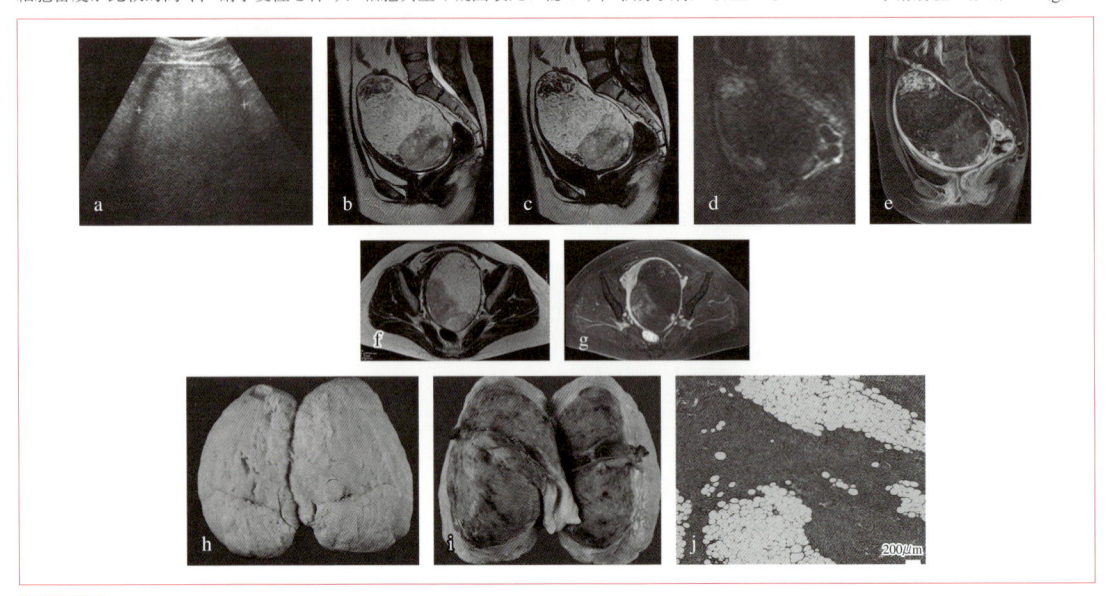

図9 38歳　未婚女性　脂肪平滑筋腫（口絵8）

a）超音波画像
b～g）MRI 画像（b：T2 強調矢状断像，c：T1 強調矢状断像，d：拡散強調矢状断像，e：脂肪抑制併用造影 T1 強調矢状断像，f：T2 強調横断像，g：脂肪抑制併用造影 T1 強調横断像）
h，i）摘出標本（h：腫瘤前面で割，i：子宮を後壁で割）
j）病理画像（40 倍）

主訴は腹部膨満感と腰痛．子宮は新生児頭大に腫大しており，超音波検査では腫瘤は均一な高エコー像を呈した(a)．MRI 検査では子宮の左後壁筋層内に辺縁明瞭な腫瘤を認め，出血・壊死や筋層への浸潤像はない．脂肪抑制造影 T1 強調像では腫瘤内の信号が抑制されており，脂肪平滑筋腫と考えた(b～g)．小児期の白血病治療により卵巣機能不全をきたしており，単純子宮全摘術および両側付属器切除術を行った．摘出した腫瘤は黄色充実性であった(h，i)．病理検査では脂肪組織の中に島状に点在する紡錘形細胞集塊を認め，脂肪平滑筋腫と診断した(j)．

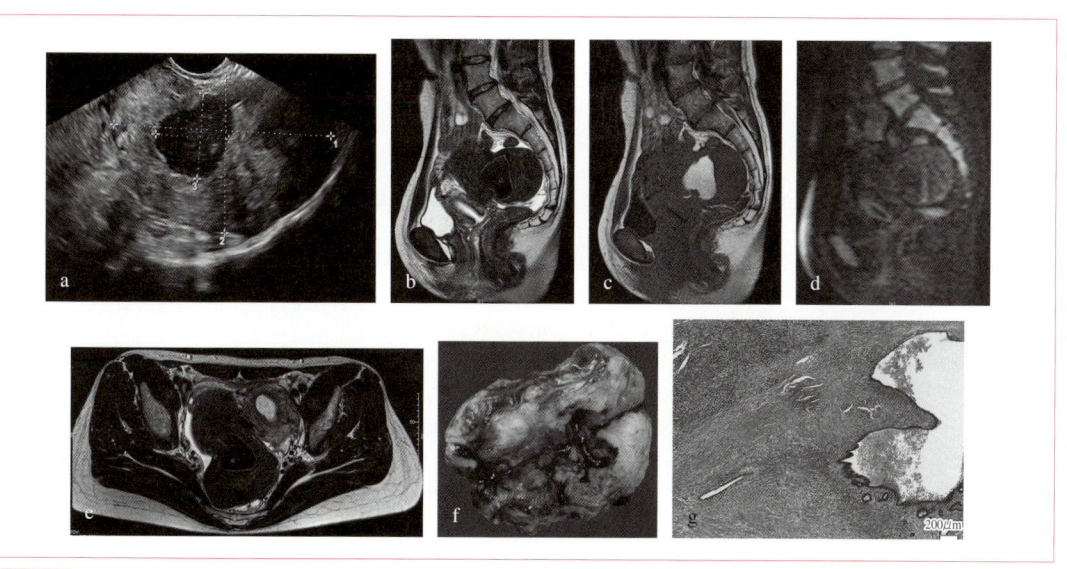

図10 37歳　未産婦　adenomyotic cyst（囊胞性子宮腺筋症）（口絵9）

a）超音波画像
b〜e）MRI画像（b：T2強調矢状断像，c：T1強調矢状断像，d：拡散強調矢状断像，e：T2強調横断像）
f）摘出標本
g）病理画像（40倍）

主訴は月経時の下腹部痛．子宮は男子手拳大に腫大し，超音波検査では子宮右後方に腫瘤を認め，内部に3 cm大の囊胞を伴う（a）．MRI検査では腫瘤の内部にT2強調で低信号，T1強調で一部高信号を示す出血の存在が疑われた（b〜e）．妊孕能温存の希望があり，腫瘍のみを摘出した．腫瘤内には茶褐色の液体を含む囊胞を認め（f），病理検査では平滑筋腫様組織の中に子宮内膜腺上皮様の細胞が囊胞を形成し周囲には間質細胞を伴うことからadenomyotic cystと診断した（g）．

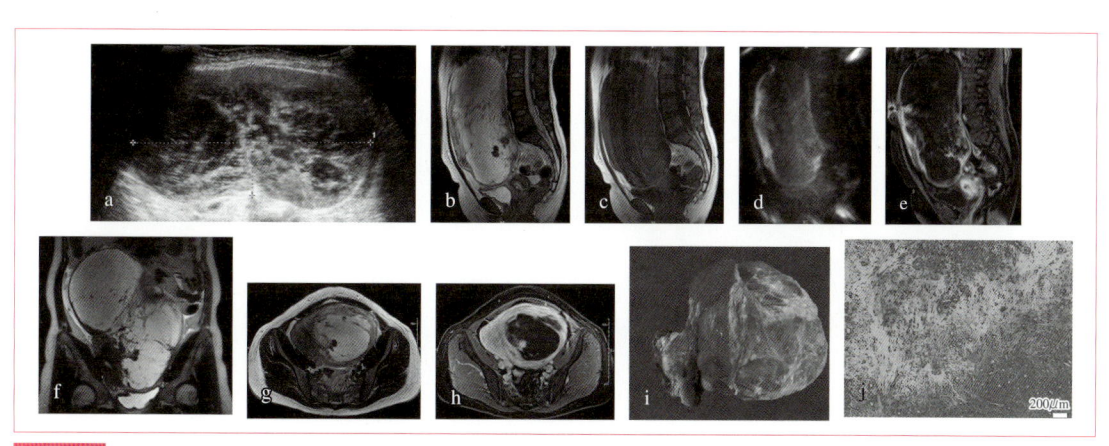

図11 49歳　2経産婦　粘液腫様変性を伴う平滑筋腫（口絵10）

a）超音波画像
b〜h）MRI画像（b：T2強調矢状断像，c：T1強調矢状断像，d：拡散強調矢状断像，e：脂肪抑制併用造影T1強調矢状断像，f：T2強調冠状断像，g：T2強調横断像，h：脂肪抑制併用造影T1強調横断像）
i）摘出標本
j）病理画像（40倍）

主訴は閉経後に急速に進行する下腹部膨満感．子宮は右季肋部に達し，超音波検査では内部が水溶性に変化をきたした腫瘤を認めた（a）．MRI検査では子宮左側から連続する巨大な腫瘤を認め，内部はT1強調像で低信号を呈する．T2強調像では高信号の中に，拡散強調像で軽度高信号を呈し造影される線状もしくは結節状の低信号域や境界不明瞭な中間信号域を認め（b〜h），液状変性した筋腫を疑ったが，STUMPも否定できないと考えた．単純子宮全摘術および両側付属器切除術を行った．子宮体部後壁に小児頭大の腫瘤を認め，内部には黄褐色・ゼリー状の液体を含んでいた（i）．病理検査では著しい粘液変性を認めた．細胞分裂像や核異型は目立たず，凝固壊死も認めないため平滑筋腫と診断した（j）．

第1章　子宮筋腫　**47**

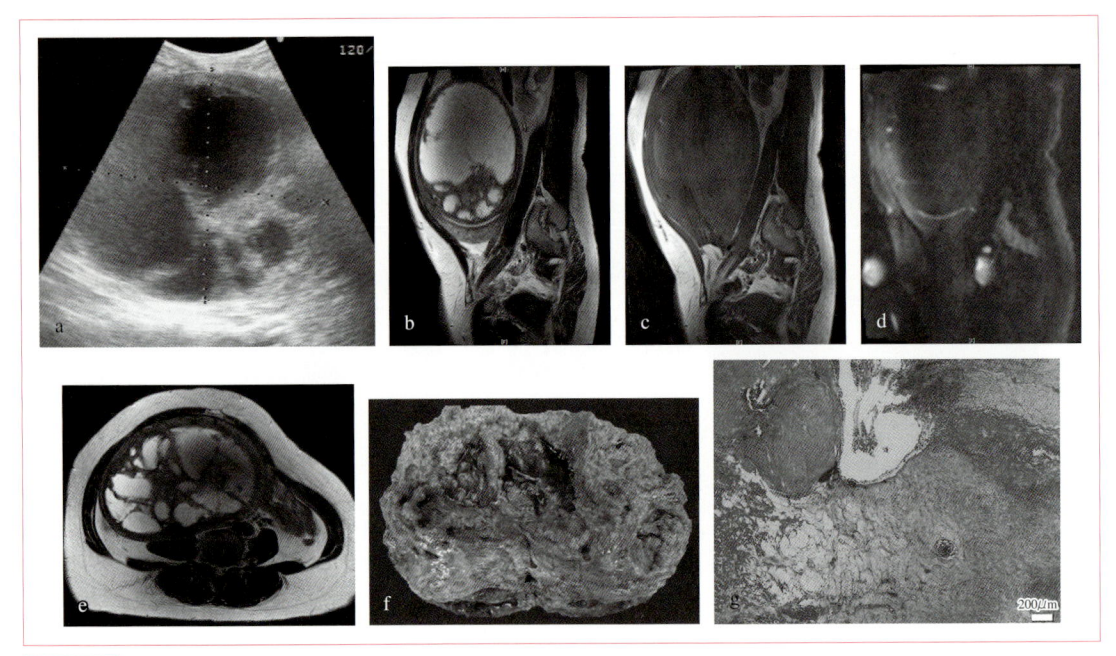

図12 37歳　未産婦　変性筋腫（口絵11）
a）超音波画像
b～e）MRI画像（b：T2強調矢状断像，c：T1強調矢状断像，d：拡散強調矢状断像，e：T2強調横断像）
f）摘出標本
g）病理画像（40倍）
主訴は腹部膨満感．子宮は成人頭大に腫大し，超音波検査では隔壁を伴う囊胞性腫瘤を認めた(a)．MRI検査では子宮体部左後壁筋層内に境界明瞭な腫瘤を認めた．腫瘤の大部分はT2で高信号を示すが，内部にT2で低信号の索状構造が多数見られ，変性により取り残された筋腫成分と考えられた(b～e)．出血壊死など積極的に悪性を示唆する所見を認めず，妊孕能温存の希望があり，子宮筋腫核出術を行った．腫瘤は褐色の液体を含み(f)，病理検査では硝子変性や液状変性を伴う平滑筋腫であった(g)．

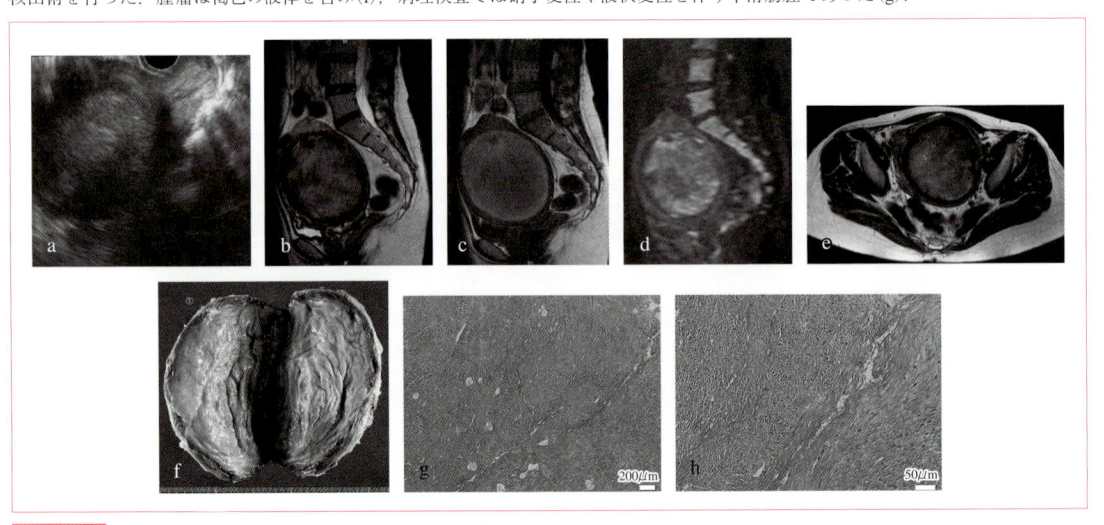

図13 40歳　未経産婦　赤色変性（口絵12）
a）超音波画像
b～e）MRI画像（b：T2強調矢状断像，c：T1強調矢状断像，d：拡散強調矢状断像，e：T2強調横断像）
f）摘出標本
g，h）病理画像（g：40倍，h：200倍）
主訴は月経時の下腹痛と過多月経．3カ月前に稽留流産に対する子宮内容除去術の既往あり．術後に腹痛をきたしたが，保存的加療により軽快し，筋腫の変性に伴う疼痛と考えられた．子宮は男子手拳大に腫大し，超音波検査では腫瘤は高エコーに描出された(a)．MRI検査では腫瘤の辺縁はT1強調像で高信号，T2強調像で低信号を示し，赤色変性をきたした筋腫と考えた(b～e)．子宮温存の希望があり，核出術を行った．摘出標本の割面は赤～ピンク調で(f)，病理検査では凝固壊死が著明だが周囲に硝子化を伴う変性を認め，虚血性変化と考えられた．核異型，核分裂像は目立たず，赤色変性と診断した(g，h)．

48　Ⅱ　各論

検査(sonohysterography)を行うこともある.

3. MRI検査

臨床的に「子宮筋腫」と考えられる腫瘤を認め，①急速な増大，②閉経後の増大，③内診で新生児頭大以上の子宮，④不正性器出血，⑤下腹部痛，⑥非典型的な超音波所見のいずれかを認める場合は悪性腫瘍の鑑別にMRI検査が有用である[4]．

子宮筋腫は周囲の正常組織を圧排するように増殖し，その典型像は，T2強調像で境界明瞭な低信号を示す腫瘤として描出される．T2強調像で高信号が認められる場合は，①浮腫や液状変性をきたした子宮筋腫，②平滑筋腫の特殊な組織型である富細胞平滑筋腫や脂肪平滑筋腫，③悪性度不明な平滑筋腫瘍(STUMP)や平滑筋肉腫の可能性がある[5]．

子宮腫瘤内にT2強調像で高信号域を伴う非典型的な「子宮筋腫」の鑑別診断の進め方を**フローチャート**[6]に示す．子宮平滑筋肉腫の特徴は出血，壊死，浸潤性増殖である．したがって，①内部の出血を示唆する「T1強調像での腫瘤内高信号域の存在」と，②周囲組織への浸潤を示唆する「腫瘤の境界不明瞭」を認める場合は子宮肉腫を強く警戒する．さらに，③拡散強調画像で高信号を示す場合は子宮肉腫の可能性が高まる[7〜9]．拡散強調画像は変性では低信号を呈し鑑別に有用である．また富細胞平滑筋腫でも細胞密度が高く高信号を示す．液状変性や壊死は造影効果を欠くが，一方，浮腫や富細胞平滑筋腫は造影効果を認めることも鑑別に有用である[5〜8]．しかし，子宮肉腫と変性筋腫を鑑別する明確な画像診断基準はなく，手術でしか確定診断が得られないこともある．

4. 血液検査

子宮平滑筋肉腫では血清LDH値が上昇することがある．ただし細胞内酵素であるLDHの上昇は細胞の変性や壊死を反映しているにすぎず，筋腫内の出血や変性でも上昇する．

5. 子宮鏡検査・組織検査

粘膜下筋腫の評価や子宮体癌，子宮内膜ポリープなど子宮内膜病変との鑑別に用いられることがある．

子宮筋腫を取り扱う場合に最も大切なことは悪性疾患を除外することである．子宮肉腫を臨床的に「子宮筋腫」と診断し，保存的治療(内分泌療法，子宮動脈塞栓術，集束超音波治療)を行った場合は重大な問題を招く可能性がある．とりわけ，未婚女性や挙児希望のある女性の場合は，妊孕性温存を考慮しつつ，悪性の可能性のほかに，筋腫の様々な変異型の可能性も考慮して，術前の詳細な鑑別診断，迅速診断を駆使しながら対応する必要がある．

図2に典型的な子宮筋腫および鑑別を要する平滑筋腫瘍の画像を示し解説する．

図2〜13に示したように，平滑筋腫瘍は多様なMRI・病理像を呈する．子宮筋腫と肉腫の鑑別はときに困難であるが，MRI像での子宮肉腫の特徴と，筋腫の信号が変性や内分泌環境(妊娠やホルモン治療)により変化することを理解し，臨床経過などと考え合わせて，悪性の程度を判断することが重要である．

●文 献

1) 柳井広之，他：子宮筋腫の臨床．メジカルビュー社，1998；pp19-26.
2) Kurman RJ, et al：Blaustein's Pathology of the Female Genital Tract. 2011；6：455-479.
3) 近藤英治，他：子宮筋腫—前編．産と婦 2012；79：1455-1462.
4) 小西郁生：図で見る子宮筋腫 その診断から治療まで．メジカルビュー社，1996；pp1-11.
5) 今岡いずみ：子宮筋腫のMR画像とその読み方．産婦治療 2006；92：237-242.
6) 近藤英治，他：子宮筋腫—後編．産と婦 2013；80：1-8.
7) 鈴木彩子：腫瘍と類腫瘍．日産婦会誌 2009；61：N-145-150.
8) 鈴木彩子：子宮体部病変—非定型子宮筋腫(グレーゾーン)．日産婦会誌 2005；57：N-207-210.
9) Tamai K, et al：The utility of diffusion-weighted MR imaging for differentiating uterine sarcomas from benign leiomyomas. Eur Radiol 2008；18：723-730.

各 論 ● 第1章 子宮筋腫

3 手術療法

明樂重夫
日本医科大学産婦人科

> **Point**
> ● 子宮全摘出術と筋腫核出術があり，アプローチ法に開腹，腟式，腹腔鏡，子宮鏡がある．
> ● 患者の子宮温存希望の有無や筋腫の部位，大きさ，数，癒着の有無などで術式を選択する．
> ● 開腹手術は制限はないが侵襲性が大きく，腟式，腹腔鏡，子宮鏡下手術は適応を遵守する．
> ● 各術式のメリット・デメリットを，患者に十分にインフォームドコンセントを行っておく．

　子宮筋腫に対する手術は，子宮を摘出する子宮全摘出術と，子宮を温存する筋腫核出術に大別される．また，アプローチ法として子宮全摘出術は開腹手術，腟式手術，腹腔鏡下手術が，核出術は開腹手術，腹腔鏡手術，子宮鏡手術がある．

　子宮筋腫は発生した部位や大きさ，個数，癒着の有無などにより手術難易度が大きく影響される．また，手術法もバリエーションが多い上それぞれに利点・欠点があるので，患者の挙児希望や子宮温存希望の有無を確認した上で，筋腫のサイズや数，位置などを十分勘案し，個別化して術式を選択していくことが求められる．

　本稿では，それぞれの術式の概要と適応につき，解説したい．

子宮全摘出術

　子宮全摘出術は，挙児希望や子宮温存希望がない場合に選択される．子宮を摘出しても片側の卵巣を温存すれば，hot flashなどの低エストロゲン症状は生じない．子宮全摘出術には，筋腫の再発や将来の子宮癌の発生リスクをなくすメリットもある．アプローチ法で大別して開腹手術である腹式単純子宮全摘出術(total abdominal hysterectomy：TAH)と，それを腹腔鏡下に行う全腹腔鏡下子宮全摘術(total laparoscopic hysterectomy：TLH)，腟式手術である腟式単純子宮全摘術(total vaginal hysterectomy：TVH)とその子宮上部靱帯の処理を腹腔鏡下に行う腹腔鏡補助下腟式子宮全摘術(laparoscopically assisted vaginal hysterectomy：LAVH)があり，術式を決めるにあたっては各種アプローチ法のメリットとデメリットを考慮していかなくてはならない．

1. 各アプローチのメリット，デメリット

　開腹手術は最も汎用性が高く，適応の上での制限はない．一方，腟式手術は侵襲性や美容性では最も優れているが，子宮サイズが小さく癒着がない症例に限るなどの制限が強い上，腹腔内操作ができない．また，腹腔鏡手術は低侵襲な上腹腔内の操作も可能であるが，専門の機器とやや高度な手技を要する．ここでは，各種アプローチのメリット，デメリットをまとめる．

1）開腹手術のメリットとデメリット

　開腹手術(TAH)の最大のメリットは，術中に触感という重要かつ直接的な感触を利用でき，術野の状態を視野内で総合的に把握することが可能である点であろう．大開創のもとでは死角が生じにくい上，強い癒着や出血にも迅速・確

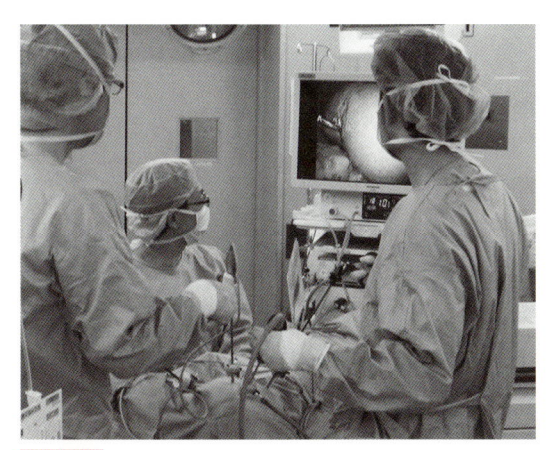

図1　腹腔鏡手術
TLHのためのトロッカーポジション（術者の右手は下腹部正中のトロッカーを通して鉗子操作を行う）をとっている．

実に対処でき，いわばオールマイティーにすべての症例に対応が可能である．

　一方，大きな創部は術後疼痛や腸管麻痺を引き起こし，癒着を招きやすい．また，子宮筋腫は性成熟期の女性がおもな対象であることから，美容上からも大きな創部を残さないことへのニーズは高い．これらの点から，条件がそろえば，より低侵襲な術式が望ましいといえよう．したがって，開腹手術の適応は腟式，腹腔鏡手術の適応から外れたすべての症例ということになろう．

2）腟式手術のメリットとデメリット

　腟式手術はすべての操作を腟からのアプローチで行う術式である．したがって，腟の最深部に切開創ができるのみで，体表には一切創部はない．そのため美容上最も優れ，侵襲性も少ない．しかし，視野には制限が多く，手術を安全に行うには腟壁の伸展性が良好であることが必須である．デメリットとして，腹腔内の観察や操作がほとんど不可能であることがある．そのため，卵巣腫瘍の合併や予期せぬ癒着・出血が起こったとき，対処が困難である．したがって，癒着剥離を要する症例や悪性腫瘍や卵巣腫瘍など腹腔内の観察や操作が必要なものは適応とならない．

3）腹腔鏡手術のメリットとデメリット

　腹腔鏡手術は臍部と下腹部に3-10 mmのトロッカーを刺入し，モニターで術野を観察しながら鉗子や電気メス，超音波メスなどを駆使して手術を進める方法である（図1）．創部が小さく術後疼痛が少ないために離床が早まり，早期社会復帰が可能となる．術野が閉鎖空間であることから腹膜の乾燥が起こらず，早期の体位変換と相まって，術後癒着が少ない．美容上も腟式手術に次いで良好である．また，腟式手術とは異なり腹腔内の癒着や付属器腫瘍，悪性疾患に対しても対応が可能である．しかしその最大のメリットは，深部到達能と局所拡大能にある．気腹による陽圧は，開腹手術だと鉤を要するような骨盤深部まで広く展開される．また，近年登場した高解像度のハイディフィニションタイプやフレキシブルタイプのスコープ（図2）は，骨盤深部に存在する病巣に直前まで接近でき，拡大された鮮明な画像を提供してくれるので，この点においては開腹手術，腟式手術よりもはるかに優れている．

　しかし，手術は二次元のモニター画像をみながら特殊な鉗子を駆使して行う必要がある．そのため，手技はやや困難で，ラーニングカーブに時間がかかる．したがって，よりスムーズに手術を遂行するために，凝固しつつ出血をみることなく剥離・切開が可能な超音波凝固切開装置（図3）や血管シーリングデバイス（図4），小さな創部からも大きな筋腫核の搬出を可能とするモルセレーター（図5）など，多くのデバイスが開発されている．

　一方，腹腔鏡手術ではスコープの死角の存在による臓器損傷や気腹操作による皮下気腫など，開腹手術にはない合併症が起こりうる．このため，日本産科婦人科学会内視鏡学会では，技術認定制度や学術研修会，ガイドライン発刊などを行い，腹腔鏡手術の安全な普及に努めている．

第1章　子宮筋腫　51

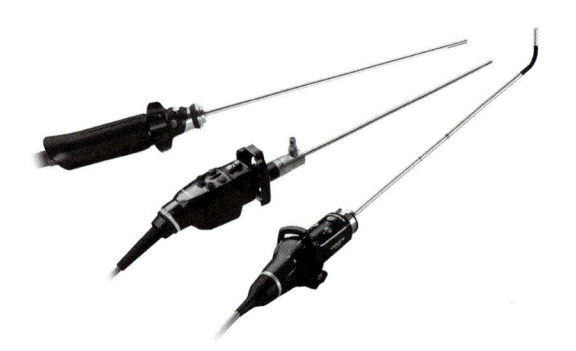

図2 高解像度スコープ（オリンパス）

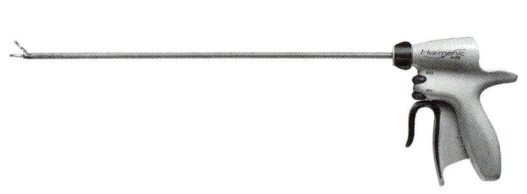

図3 超音波凝固切開装置
（ジョンソンエンドジョンソン）

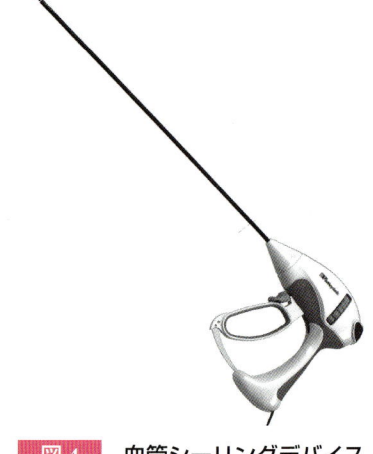

図4 血管シーリングデバイス
（コヴィディエン）

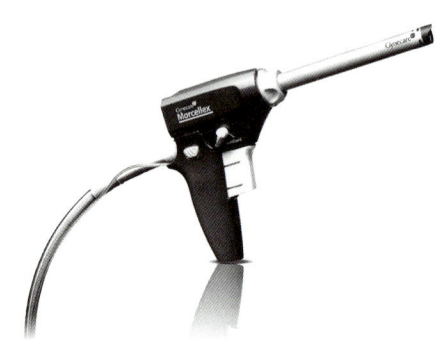

図5 モルセレーター
（ジョンソンエンドジョンソン）

表1に腹腔鏡手術のメリットとデメリットをまとめた．

2. 各子宮全摘術の子宮支持組織と血管へのアプローチ法

どのアプローチ法でも切断する子宮支持組織と血管は同一であるが，アプローチ法の違いにより切断の順番が異なる．

TAHおよびTLHでは，子宮支持組織および血管を子宮体部から下行性に頸部に向かって処理し，最後に腟を開放する．一方，TVHは，まず初めに腟壁を切開し，仙骨子宮靱帯から上行性に切断していく．また，LAVHでは，腹腔鏡下に円靱帯，卵管，卵巣固有靱帯まで処理しておき，腟式に体位を変えて腟から腹腔内に入り，残った仙骨子宮靱帯と子宮動脈，基靱帯を処理する（図6）．

3. 各子宮全摘術の特徴と適応

1）開腹術（TAH）

TAHには症例の制限はないことが最大の特徴であろう．したがってTVH，LAVH，TLHの

表1 腹腔鏡手術のメリット，デメリット

メリット	デメリット
①創部が小さい	①特殊な器機，器具を要する
②術後疼痛が少ない	②骨盤高位が必要
③早期社会復帰が可能	③特異的な合併症が生じうる
④術後癒着が少ない	④摘出物の搬出が時に困難
⑤骨盤深部まで拡大視できる	⑤手術操作がやや困難

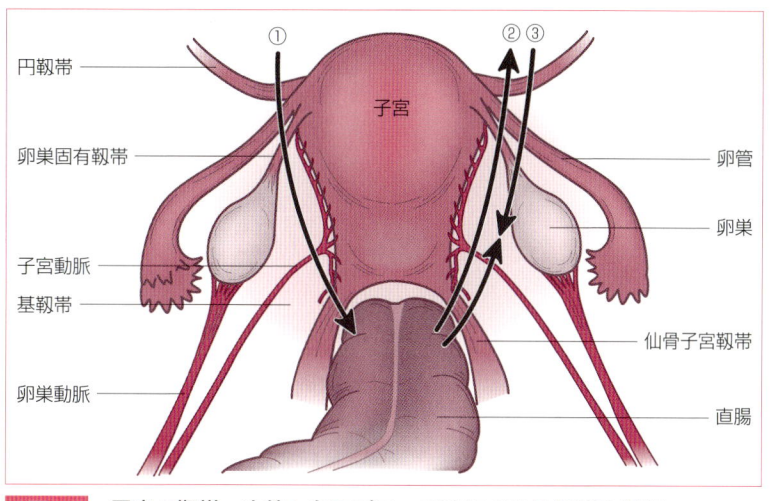

図6 子宮の靱帯，血管と各アプローチ法における処置の順序
① TAH, TLH
② TVH
③ LAVH

表2	TVHの適応
①骨盤内手術の既往がない
②子宮の大きさが手拳大（妊娠12週相当）以下
③経産婦
④骨盤内癒着（子宮内膜症や骨盤内感染症）の可能性がない
⑤付属器腫瘍がない
⑥悪性腫瘍の可能性がない（子宮頸部上皮内癌を除く）
⑦子宮の可動性がよい（麻酔下での牽引で子宮腟部が腟入口部まで下降）

適応外の症例がすべて適応となる．なお，術前のGnRHアゴニストの使用は，子宮のサイズを小さくすることによってTAHを回避してTVHやTLHを可能にすることがあるので[1]，症例によっては積極的に用いるとよい．

2）腟式手術(TVH)

TVHはTAHと比較し，低侵襲であり，社会復帰までの時間も短い．また，TLHなどの腹腔鏡下の子宮全摘術とは侵襲性には差がないものの，手術時間が短い[2]．しかし，腫瘍サイズがあまり大きくなく，腟壁の伸展性や腹腔内癒着がないこと，腹腔内操作が必要ないことが条件で，適応は限られる．表2にその適応をまとめる．

3）腹腔鏡下手術(LAVH，TLH)

TAHとの比較では，低侵襲で患者の術後QOLは有意に高い．しかし，TAHよりも手術時間が長く，尿路損傷の発生率が高いとされている[3]．一方TVHとの比較では，TLH，LAVHは低侵襲性や偶発合併症，長期予後などはTVHと差がなく，手術時間が有意に長いと報告されている[2]．その反面，帝王切開の既往のある子宮や子宮内膜症などの腹腔内癒着，付属器腫瘍などにも対応が可能で，TVHよりも応用性が高い．しかし小骨盤腔を越えるような筋腫，すなわち骨盤MRIで子宮が岬角を越えるものは，視野の確保が困難で腹腔鏡手術の適応とはならない．術者の技量や施設によっても異なるが，一般的には800g以下程度が適応となろう．

TLHはLAVHと比較して腹腔内操作が多く，やや困難である．しかし，腟壁の伸展性や経腟分娩歴の有無を問わないため，適応となる症例はLAVHよりも多い．

子宮筋腫核出術

子宮筋腫のみを摘出する方法で，子宮を温存し妊孕性を保てるということが最大のメリットである．その反面，筋腫の再発による再手術のリスクもあり，適応を決めるにあたっては十分なインフォームドコンセントが大切である．

子宮筋腫核出術には大別して開腹手術，腹腔鏡下手術と子宮鏡下手術がある．

開腹下に筋腫核出を行うものを開腹下子宮筋腫核出術，腹腔鏡下にすべての核出操作を行うものを腹腔鏡下筋腫核出術（laparoscopic myomectomy：LM），通常の腹腔鏡のポートに小切開を加えて筋腫の体外搬出や子宮創部の縫合を直視下に行う腹腔鏡補助下子宮筋腫核出術（laparoscopically assisted myomectomy：LAM），子宮鏡下に粘膜下筋腫を核出するものを子宮鏡下子宮粘膜下筋腫核出術という．それぞれ利点，欠点があり，筋腫の位置やサイズ，数などを考慮して術式を決定していく．

1．各アプローチのメリット，デメリット

開腹手術と腹腔鏡手術のメリット，デメリットは子宮全摘出術の項で述べたとおりである．この両者の中間にあたるのが，腹腔鏡補助下手術で，腹腔鏡手術の低侵襲性と開腹手術の利便性，経済性，確実性を兼ね備えた術式である．すなわち，腹腔鏡補助下手術ではトロッカーの刺入部は腹腔鏡手術と同じだが，これに下腹部小切開が加わる．小切開部より通常の手術機器や手指を腹腔内に挿入して手術を進めるため，高価なディスポ製品やモルセレーターを必要としないので経済性にも優れる．また，子宮創部の縫合も開腹手術と同じ手技で行えるので，簡便かつ確実である．そのため，手術適応も開腹手術と腹腔鏡手術の中間となる．デメリットとしては，純粋な腹腔鏡手術と比較して侵襲性，整容性にやや劣るという点と，小切開創部から

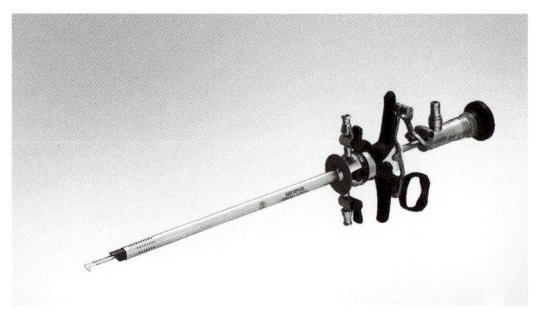

図7 レゼクトスコープ（オリンパス）

の視野に開腹手術や腹腔鏡と比較して限界があることである．

子宮鏡下手術はレゼクトスコープという特殊な硬性子宮鏡（図7）を用いて，経頸管的に切除（trancecervical resectoscopy：TCR）していく．これは先端にループ状やボール状の電極をそなえ，灌流液による子宮内腔の拡張のもと，電極を奥から手前に引いてくることにより筋腫核を切除する方法である（図8）．子宮腔以外には手術創がなく，低侵襲性・整容性という観点からは最も優れており，手術翌日の退院も可能である．デメリットとしては適応が限られることと，水中毒や子宮穿孔などの子宮鏡手術特有の合併症が存在することがあげられる[4]．そのため，灌流液のout inバランスや血中電解質バランスの厳重なモニタリングが必須である．また，手術直前にはラミセル®などで十分に頸管を拡張し，術中には超音波でレゼクトスコープの先端を確認しながら手術を進めることが子宮穿孔を未然に防ぐ上で大切である[5]．

2．各子宮筋腫核出術の特徴と適応

1）開腹下子宮筋腫核出術

手術創部は大きいものの，あらゆるタイプの子宮筋腫に対応が可能である．特に頸部筋腫や靱帯内筋腫，多発性筋腫，巨大筋腫，癒着症例など，他臓器損傷や大出血が危惧される症例，技術的に困難が予想される症例がよい適応である．

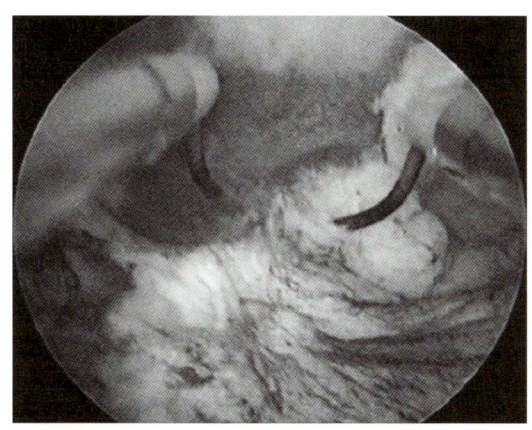

図8 ループ電極による子宮粘膜下筋腫の切除（口絵13）

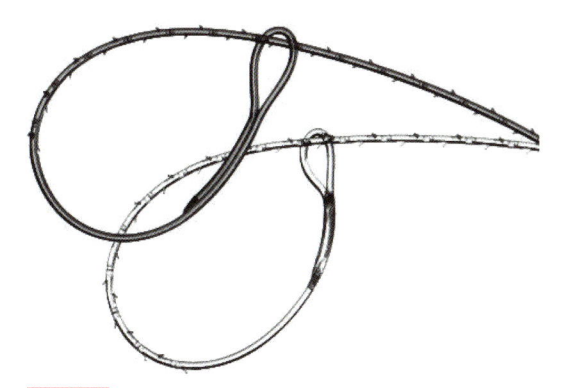

図9 vloc®（コヴィディエン）

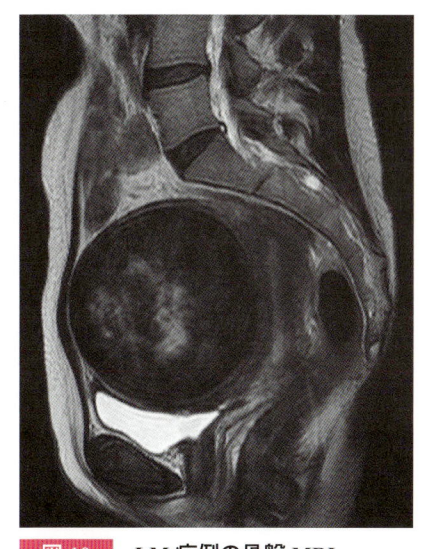

図10 LM症例の骨盤MRI
筋腫直径は11cmと大きいが単発の子宮前壁の筋層内筋腫であり，子宮が岬角を越えていないので，LMを選択した．

2）LM

一定の限界はあるが，低侵襲に筋腫を核出することが可能である．子宮壁の縫合にはある程度のスキルを要し，手術時間が延長しがちである．また，LM後の妊娠中の子宮破裂の報告もあり[5]，LMを施行するにあたっては術中の電気メスなどのパワーソースの使用をできるだけ控えるとともに，日頃から縫合結紮のトレーニングを心がけなくてはならない．vloc®（図9）は一度締めたら緩まない構造の合成吸収糸であり，子宮筋層の迅速・確実な修復に極めて有効である．

適応は施設や個人のスキルに依存するため一定の基準はないが，大きさで10cm以下，数で5個以下というところが一般的であろう．また，MRIで岬角を越えるような子宮は，視野がとれず，腹腔鏡手術の適応とはならない．図10にLMが適応となった典型的症例のMRI写真を示す．子宮全摘出の場合と同様，術前のGnRHアゴニストの使用は，LMを可能にすることがある．摘出した筋腫はモルセレーター（図5）にて細切して体外に搬出する．

3）LAM

腹腔鏡または直視下に子宮筋腫壁に切開を加え，筋腫を核出していく．摘出した筋腫は小切開創からメスなどで細切したのちに体外搬出が可能なため，高価なモルセレーターは不要である（図11）．

子宮創部は開腹手術と同じ器具と手技で修復していけるので，迅速に行える．この際，小切開創部を左右にスライドしながら視野を確保することがコツである．

適応はLM同様，術者の技量や施設によるが，概してLMよりは大きさや数の制限はゆるい．

4）子宮鏡下子宮粘膜下筋腫核出術

子宮粘膜下筋腫が対象で，過多月経や不妊症

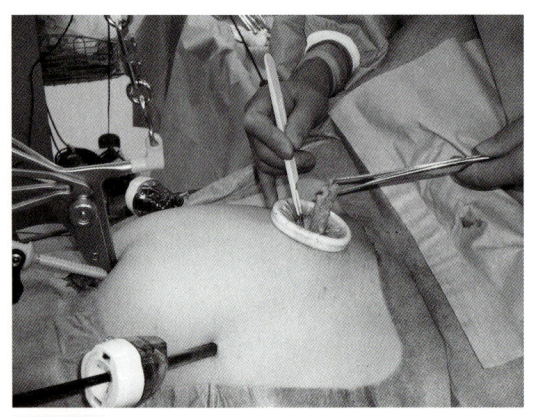

図11 LAMにおける筋腫核の細切と体外搬出

などの症状があるときに手術を考慮する．適応は筋腫サイズ3cm以下で子宮腔内への突出率が50％以上というのが一般的で[5]，術中の子宮穿孔を回避するためにも漿膜筋腫間距離（漿膜と筋腫核の最外側との間の距離）が5mm以上あることが望ましい[6]．術前に子宮鏡検査にて筋腫突出度や茎部の付着部の位置，子宮卵管口との関係などを把握しておくとよい．GnRHアゴニストの術前投与は，腫瘍の縮小と子宮内膜の菲薄化をもたらし，手術時間の短縮や出血量の減少を期待できる[7]．

● ● おわりに ● ●

子宮筋腫は筋腫の性格により症状が大きく異なり，患者の子宮温存・挙児希望の有無や年齢などにより，その治療法を症例に応じてきめ細かく選択していく必要がある．近年の内視鏡手術機器や技術の進歩により，多彩なアプローチの中から患者のニーズに合った方法を選択できるようになったことは，患者にとって大いなる福音といえよう．一方，現状においては設備面や人員の問題で，すべての施設ですべての治療を提供できるわけではない．したがって，各術式のメリット・デメリットについて十分にインフォームドコンセントを行い，場合によっては施設を超えた連携の中で術式を選択していくことが重要である．

● 文 献

1) Lethaby A, et al：Pre-operative GnRH analogue therapy before hysterectomy or myomectomy for uterine fibroids. Cochrane Database Syst Rev 2005；CD000547.
2) Johnson N, et al：Surgical approach to hysterectomy for benign gynaecological disease. Cochrane Database Syst Rev 2005；CD003677.
3) 日本産科婦人科内視鏡学会（編）：腹腔鏡を用いた単純子宮全摘術のガイドライン．産婦人科内視鏡下手術スキルアップ改訂第2版．メジカルビュー社，2010；pp236-238.
4) Jansen FW, et al：Complications of hysteroscopy：a prospective, multicenter study. Obstet Gynecol 2000；96：266-270.
5) Parker WH, et al：Risk factors for uterine rupture after laparoscopic myomectomy. J Minim Invasive Gynecol 2010；17：551-554.
6) 日本産科婦人科内視鏡学会（編）：粘膜下筋腫に対する子宮鏡下手術のガイドライン．産婦人科内視鏡下手術スキルアップ改訂第2版．メジカルビュー社，2010；pp232-235.
7) Perino A, et al：Role of leuprolide acetate depot in hysteroscopic surgery：a controlled study. Fertil Steril 1993；59：507-510.

各 論 ● 第 1 章　子宮筋腫

4　子宮動脈塞栓術（UAE）

岩下光利
杏林大学医学部産科婦人科

Point

- GnRH アゴニストと違い子宮筋腫の持続的縮小効果が期待できる．
- 手術療法に比較し患者への侵襲が少ない．
- 頻度は低いが子宮壊死や卵巣機能不全などの重篤な副作用がある．
- 有症候性筋腫で妊孕能温存希望がない症例が適応となる．

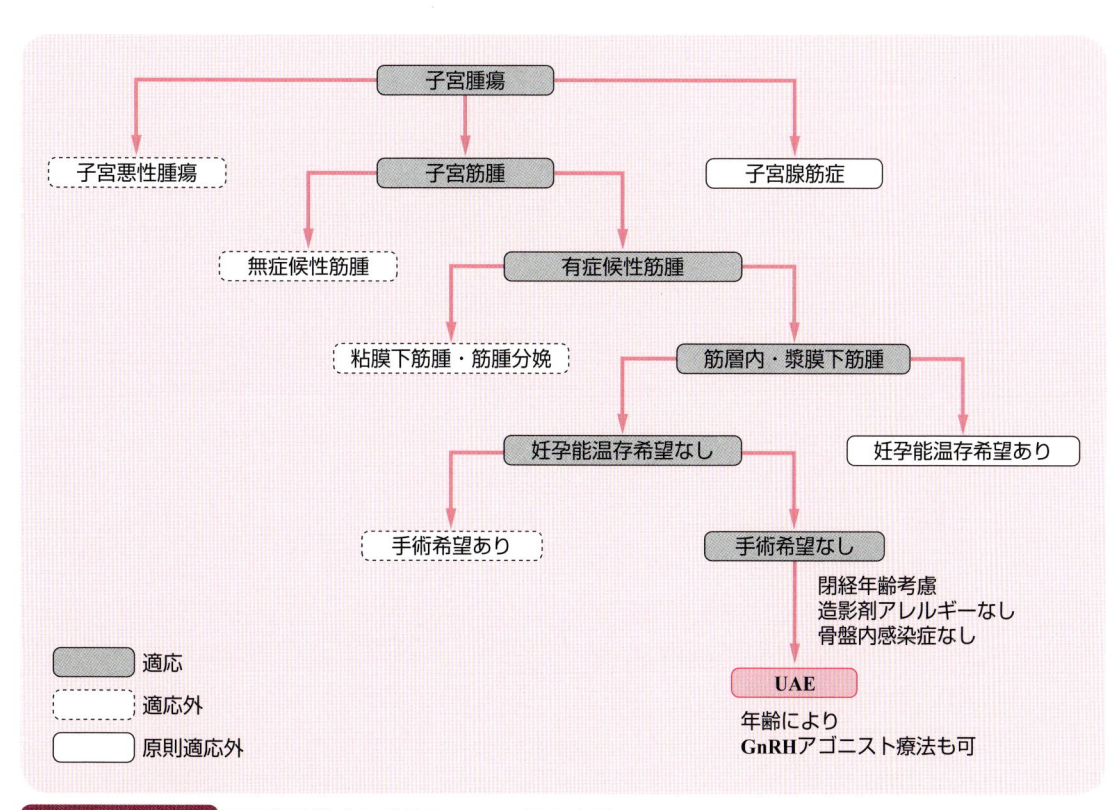

```
                        子宮腫瘍
          ┌───────────────┼───────────────┐
     子宮悪性腫瘍        子宮筋腫          子宮腺筋症
                     ┌──────┴──────┐
                無症候性筋腫    有症候性筋腫
                            ┌──────┴──────┐
                    粘膜下筋腫・筋腫分娩   筋層内・漿膜下筋腫
                                    ┌──────┴──────┐
                              妊孕能温存希望なし  妊孕能温存希望あり
                            ┌──────┴──────┐
                        手術希望あり    手術希望なし
                                          │
                                    閉経年齢考慮
                                    造影剤アレルギーなし
                                    骨盤内感染症なし
                                          │
                                        UAE
                                    年齢により
                                    GnRHアゴニスト療法も可
```

■（灰）適応　□（破線）適応外　□（白）原則適応外

フローチャート　子宮腫瘍治療における UAE の適応症例

子宮筋腫の治療は手術療法と薬物療法の二大治療法に加え，近年，第三の治療として，子宮動脈塞栓術(uterine artery embolization：UAE)とMRIガイド下集束超音波治療(MRI guided focused ultrasound surgery：MRgFUS)などのいわゆる"低侵襲性治療"が導入されてきた．子宮筋腫の治療法の選択肢が増えてきたことは喜ばしいが，各治療法の特徴を把握していないと症例ごとにどの治療法を選択すべきか迷うことになる．本稿では，UAEにつき，その特徴や臨床成績を紹介し，子宮筋腫治療における本治療の位置づけを考察する．

UAEの特徴

UAEは周産期領域においては多量出血の治療としても普及してきているが，子宮筋腫治療では筋腫のおもな栄養血管である子宮動脈を塞栓し子宮筋腫の発育を抑制し，縮小させるものである．UAEは治療に要する時間が短く，子宮動脈の完全塞栓が得られれば子宮筋腫の持続的縮小効果が得られる点で，GnRHアゴニストのような継続的な治療が必要で一過性の筋腫縮小効果しか得られない治療に勝っている．手術療法とUAEの比較では，症状改善率は両者で同等であるが，UAEの方が入院日数と就労までの期間は短く，合併症もUAEの方が少ないとの報告があり[1)2)]，手術療法と比較したUAEの優位性が認識されている．UAEの欠点としては，子宮の動脈を塞栓するためには血管内カテーテル手技に精通しておらねばならず，放射線科医などに依頼することが多く，2診療科にまたがる治療である点や子宮動脈の完全閉塞が得られず，筋腫の縮小が見られない場合があること，保険適用がないなどがあげられる．その他，UAEには固有の弊害があり，詳細はUAEの副作用の項で述べる．

UAEの実際

当科で行っている子宮筋腫に対するUAEについて紹介する．患者は入院翌日にUAEを行い翌日退院とし，2泊3日の入院治療としている．子宮動脈の塞栓には1-2 mm径の多孔性ゼラチン粒子(ジェルパート®)を用い，両側の子宮動脈を血管造影下に行う(図1)．ジェルパート®は数日から数週間の塞栓効果があり，その間に筋腫は不可逆的壊死に陥る．塞栓直後から副作用の項で述べるように，ほとんどの症例で子宮筋腫の虚血による一過性の下腹部疼痛が生じるが，皮下モルヒネの投与とNSAIDsの内服で消失する．退院後1週目に血液検査と超音波検査による感染の有無や子宮筋腫の状態を判断し，UAE後1，3，6，9，12カ月で超音波検査と骨盤部MRI検査で筋腫の縮小程度を評価している．

UAEの臨床成績

われわれの教室の子宮筋腫に対するUAEの臨床成績を紹介する．UAE後6カ月くらいまで筋腫核は徐々に縮小し，施行前の約50％の体積となる(図2)．筋腫の位置や大きさ，単発，多発による縮小率の差はあまり見られない．UAE施行後は筋腫核の縮小だけでなく，大部分の患者で筋腫に起因する過多月経や月経痛も軽減され(表1)，過多月経に伴う貧血も改善される．したがって，有症候性の子宮筋腫の治療としてUAEは有効である．

UAEの副作用

UAEの副作用として最も多く見られるのは，子宮動脈塞栓による虚血で下腹部疼痛，悪心・嘔吐，発熱，炎症反応上昇をきたす塞栓術後症

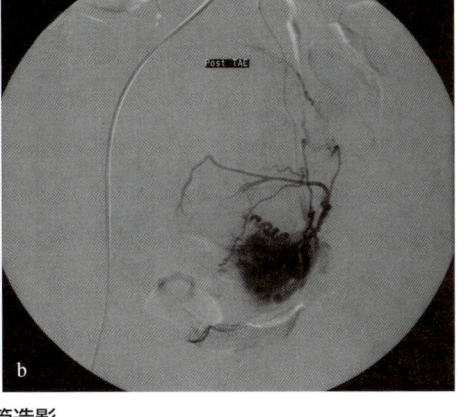

図1 左子宮動脈塞栓前(a)と後(b)の血管造影
aの筋腫腫瘤濃染部位はbで消失している．

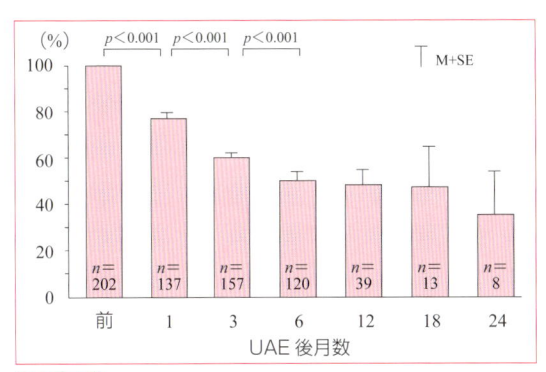

図2 UAE後の筋腫体積縮小率

表1 UAE後の症状改善率(40例中)

症状	UAE前	UAE後	改善率(%)
月経痛	31例(77.5%)	7例(17.5%)	77.4
過多月経	35例(87.5%)	4例(10%)	88.5

表2 UAEの副作用

塞栓術後症候群
変性筋腫核感染
変性筋腫核の腟内排出
穿刺部血腫(鼠径部)
造影剤アレルギー
重篤な副作用
　敗血症による死亡
　子宮壊死
　卵巣機能不全
　肺血栓塞栓

候群で，UAE後90％以上に見られる(表2)．症状は一過性で消炎鎮痛薬投与により改善され，大きな問題とはならない．UAE後の変性筋腫核への感染や腟内への筋腫の排出も時として見られる．まれではあるが重篤な副作用として，敗血症による死亡[3]，子宮壊死[4]，卵巣機能不全[5]，肺血栓塞栓[6]なども報告されている．

UAEの適応

造影剤アレルギーや骨盤内感染症は筋腫治療以前にUAEの禁忌となる．子宮悪性腫瘍はいうまでもなく手術療法が選択となりUAEは適応とならない．子宮腺筋症はUAEが有効であるとの報告もあるが，長期予後では再発が多く[7][8]，現在のところ第一選択の治療とは言い難い．子宮筋腫では，過多月経による貧血や筋腫による圧迫により背部痛，下腹痛，頻尿などが見られる有症候性筋腫が適応となり，無症候性筋腫はUAEの適応はない．筋腫の中でも，粘膜下筋腫や筋腫分娩はUAE後の腟内脱落や変性筋腫への感染を惹起しやすく，適応とはならない．

UAEの副作用の項で述べたように，UAE後の卵巣機能不全が報告されていることから[5]，妊孕能温存希望のある生殖年齢の症例は原則適応外であろう．UAE後の妊娠・分娩例の報告は散見されるが[9]，UAEでは子宮筋腫が残存する上に，子宮動脈塞栓後の子宮や子宮内膜機能への影響は未知であるため，妊娠を前提とした者にUAEを施行するのは慎重でなければならない[10]．

以上をまとめると，子宮悪性腫瘍は絶対禁忌，子宮腺筋症は原則適応外となる．子宮筋腫では有症候性筋腫が適応で，無症候性筋腫はUAEの適応とならない．有症候性筋腫であっても粘膜下筋腫や筋腫分娩は適応外で，漿膜下筋腫や筋層内筋腫が適応となる．さらに上記の条件を満たす症例であっても，妊孕能温存希望者は原則適応外で，妊孕能温存希望がなく手術療法を望まない患者にはUAEが第一選択となるが，閉経年齢が近い者にはGnRHアゴニスト療法も選択肢の一つとなる．子宮腫瘍治療におけるUAEの適応症例を**フローチャート**に示す．

文献

1) Hehenkamp WJ, et al：Uterine artery embolization versus hysterectomy in the treatment of symptomatic uterine fibroids (EMMY trial)：peri- and postprocedural results from a randomized controlled trial. Am J Obstet Gynecol 2005；193：1618-1629.
2) Goodwin SC, et al：UAE versus Myomectomy Study Group. Uterine artery embolization versus myomectomy：a multicenter comparative study. Fertil Steril 2006；85：14-21.
3) Vashisht A, et al：Fatal septicaemia after fibroid embolisation. Lancet 1999；354：307-308.
4) Godfrey CD, et al：Uterine necrosis after uterine artery embolization for leiomyoma. Obstet Gynecol 2001；98：950-952.
5) Stringer NH, et al：Ovarian failure after uterine artery embolization for treatment of myomas. J Am Assoc Gynecol Laparosc 2000；7：395-400.
6) Kitamura Y, et al：Imaging manifestations of complications associated with uterine artery embolization. Radiographics 2005；1：S119-132.
7) Pelage JP, et al：Midterm results of uterine artery embolization for symptomatic adenomyosis：initial experience. Radiology 2005；234：948-953.
8) Kim MD, et al：Long-term results of uterine artery embolization for symptomatic adenomyosis. Am J Roentgenol 2007；188：176-181.
9) Woodruff JW, et al：Pregnancy after uterine artery embolization for leiomyomata：A series of 56 completed pregnancies. Am J Obstet Gynecol 2006；195：1266-1271.
10) Committee on Gynecologic Practice, American College of Obstetricians and Gynecologists. ACOG Committee Opinion. Uterine artery embolization. Obstet Gynecol 2004；103：403-404.

各 論 ● 第1章 子宮筋腫

5 MRIガイド下集束超音波療法

石田友彦
板橋中央総合病院産婦人科

> **Point**
> - 子宮筋腫の治療法としては最も低侵襲であり，日帰り治療が可能である．
> - 他の治療法に比べ，合併症が少ない．
> - 術療法に比べ再発率が高いので，症例の選択が必要である．

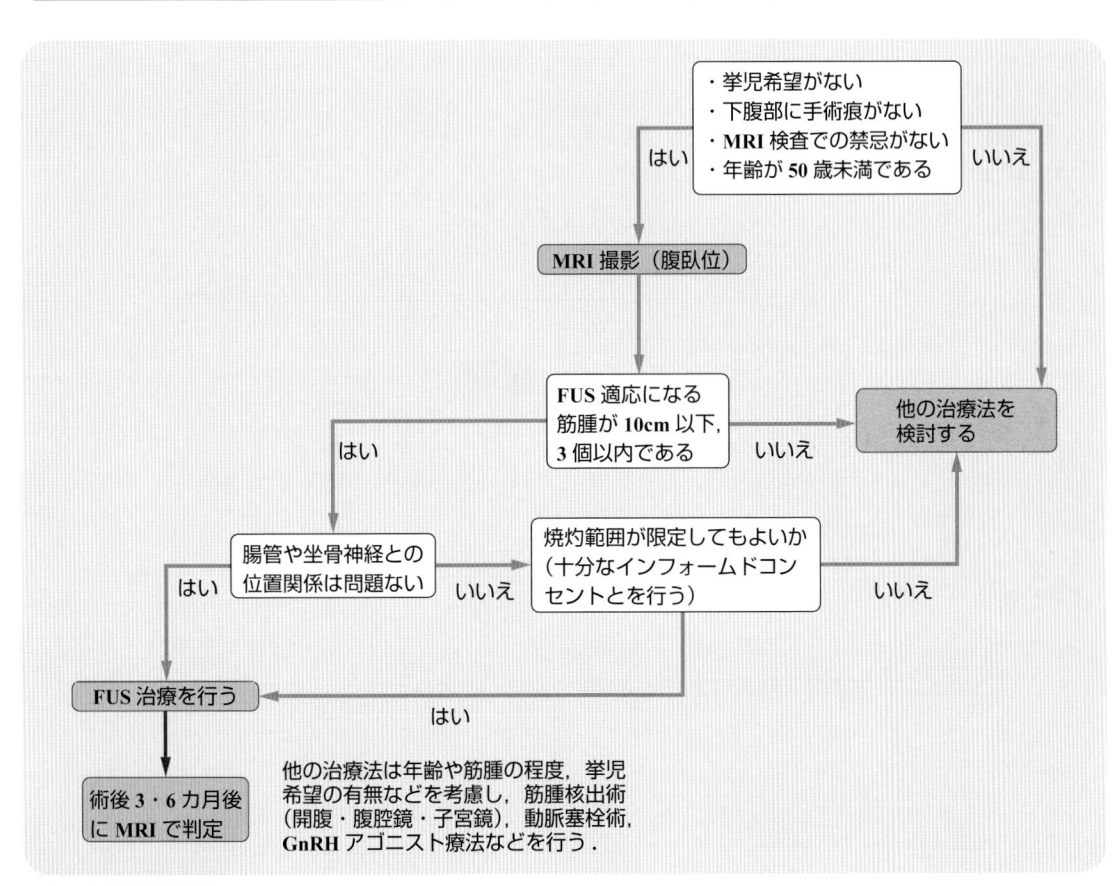

フローチャート MRgFUS治療希望症例の当院での指針

- 挙児希望がない
- 下腹部に手術痕がない
- MRI検査での禁忌がない
- 年齢が50歳未満である

はい → MRI撮影（腹臥位） → FUS適応になる筋腫が10cm以下，3個以内である
いいえ → 他の治療法を検討する

FUS適応になる筋腫が10cm以下，3個以内である
はい → 腸管や坐骨神経との位置関係は問題ない
いいえ → 焼灼範囲が限定してもよいか（十分なインフォームドコンセントとを行う）

腸管や坐骨神経との位置関係は問題ない
はい → FUS治療を行う → 術後3・6カ月後にMRIで判定
いいえ → 焼灼範囲が限定してもよいか

焼灼範囲が限定してもよいか
はい → FUS治療を行う
いいえ → 他の治療法を検討する

他の治療法は年齢や筋腫の程度，挙児希望の有無などを考慮し，筋腫核出術（開腹・腹腔鏡・子宮鏡），動脈塞栓術，GnRHアゴニスト療法などを行う．

MRgFUS とは

MRI ガイド下集束超音波療法(MRI guided focused ultrasound surgery：MRgFUS)とは，約 1 MHz の 208 個の超音波発信装置から超音波を筋腫核に集中させ，振動エネルギーを熱エネルギーに変換させることで，筋腫細胞を焼き，組織を凝固壊死させる治療法で，虫眼鏡を使って太陽のエネルギーを 1 点(焦点)に集めて葉っぱや黒く塗った紙を燃やすイメージである(図1)．ExAblate 2000(InSightec，Israel)が考案され，2003 年にわが国にも導入された．

MRI から得られた 3D 画像を利用して筋腫がどこにあるか，どの部位を照射しているかを確認しながら治療を進めていくことができ，皮膚の切開なども不要である．照射を受けている筋腫の温度変化をリアルタイムでチェックするため，筋腫組織を確実に熱焼灼(壊死)させることが可能である．下腹痛や出血など日常生活で支障をきたすような症状の改善に有効である[1)2)]．

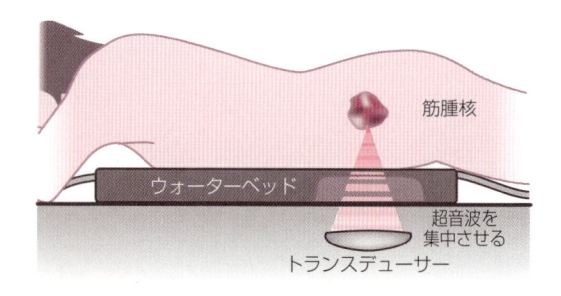

図1 FUS 治療のイメージ
超音波発信装置から超音波を筋腫核に集中させ，振動エネルギーを熱エネルギーに変換させることで，筋腫細胞を焼き，組織を凝固壊死させる．

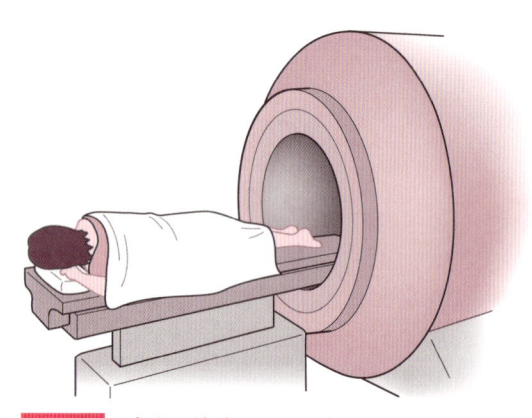

図2 実際の治療は MRI 装置の上で行う

治療の方法

受診時より絶飲食とし，治療部位の剃毛を行う．血管確保と尿道カテーテルを挿入後に鎮痛薬と鎮静薬を投与する．患者は腹臥位でMRI装置に入り，治療を行う(図2)．骨盤領域の MR 画像から筋腫や腸管，仙骨部の位置を特定し，治療画面上にマーカーを付ける．次に綿密な計画を立て，高エネルギー集束超音波を子宮筋腫の一部に当てて 65～85℃の熱照射を行う．この超音波処理は 15～20 秒で，その後約 90 秒の冷却を行う．1 回の超音波処理ではごく小さな部位しか照射できないので，治療が必要な筋腫全体を熱焼灼するまで，このプロセスを 50～100 回くり返す(図3)．長時間同じ姿勢をとることによる深部静脈血栓症(deep venous thrombosis：DVT)や肺塞栓症(pulmonary thromboembolism：PE)のリスクを低減させるため，治療時間(最初の超音波照射から最後の照射までの時間)は筋腫の大きさや数によって違ってくるが，手術は約 3～4 時間程度である．実際の治療は MRI 室外にある operator console の画面上で行い，治療終了後，造影剤を用いて非造影領域の体積を計測する(図3)．

この治療は長時間同じ姿勢を保つことが必要で，患者の体の動きなどによって，治療計画における位置から筋腫の位置が大きく動いてしまうと，治療計画で決めた照射位置と異なる場所に超音波エネルギーを照射してしまう可能性があり，他臓器損傷などのリスクも発生しうるので，治療前の計画時に設定した基準マーカーによって，治療中は，筋腫の位置，治療対象領域

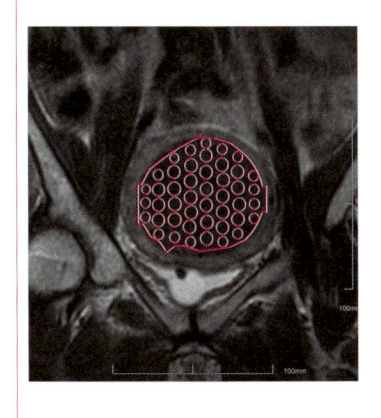

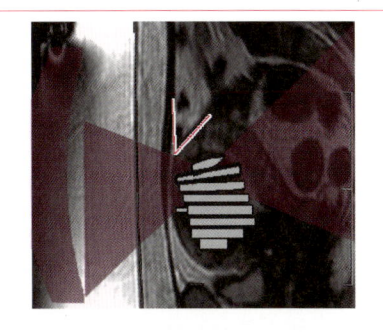

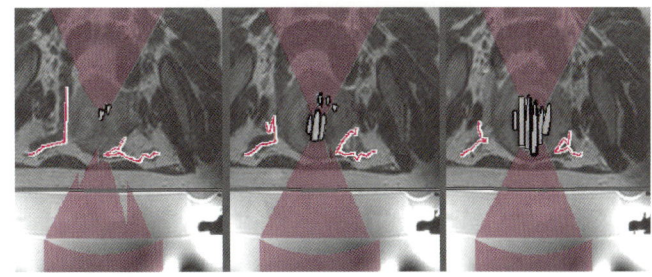

図3 **MRgFUSの実際**

MR画像から筋腫や腸管，仙骨部の位置を特定し，治療画面上にマーカーを付ける．高エネルギー集束超音波を子宮筋腫の一部に当てて65〜85℃の熱照射を行う．1回の超音波処理ではごく小さな部位しか照射できないので，治療が必要な筋腫全体を熱焼灼するまでこのプロセスを50〜100回くり返す．

の組織の位置の動きをMR画像上で常時確認する必要がある．そのためには，患者が快適に，落ち着いた状態でいること，そして，意識下鎮静状態で治療を受けることが重要である．

MRgFUSの適応にならない症例

下腹痛，不正出血，月経過多，不妊症，多臓器圧迫などの症状を有する場合が治療対象となることは，MRgFUSでも同じである．また，MRIガイド下の治療であるので，金属（金属粉を含む）や心臓ペースメーカ，植込み型神経刺激装置，脳脊髄ドレインチューブ，動脈瘤クリップ等を装着または体内に植め込んだ症例には禁忌であることはいうまでもない．

MRgFUSの適応外の症例は**表1**のとおりである．

①下腹部に切開層がある症例では，気泡を生じ熱傷の原因となる可能性があり，適応外である．

表1 **MRgFUSの適応になりにくい症例**

①下腹部に切開創がある（横切開ならば可能な場合あり）
②筋腫核が10 cm以上の筋腫または4個以上の筋腫
③症状があまり強くない
④筋腫と腹壁の間に腸管が介在する
⑤変性の強い筋腫
⑥仙骨部に近い筋腫
⑦妊娠希望がある

②筋腫核が10 cm以上であったり，4個以上の筋腫を有する症例では治療時間が長くなるために適応外である．

③超音波は空気の介在により減衰してしまうため，筋腫と腹壁の間に腸管が介在する場合は適応外になるので，治療前のMRIでの評価が大切である．

④変性の強い筋腫では十分な温度上昇が得られないので，適応になりにくい．

⑤後壁発生の筋腫では仙骨神経を損傷する可能

性が高くなるので，治療が困難な場合がある．焦点の中心から仙骨などの骨構造が4cm以上離れていることが治療条件とされている．
⑥そのほかにも皮膚のしわや凹凸，子宮内避妊具(IUD)，外科用クリップ，硬質インプラントなど超音波照射に対するリスクのある組織構造・解剖学的構造等があり，超音波照射経路上からはずすことができない場合は，行うことが困難な場合がある．
⑦妊娠希望例に対しては，以前は十分なインフォームドコンセントの上で行っていたが，2010年に薬事承認を受けた際に適応外になったため，当院でも行っていない．

適応症例の抽出に際しては，このような適応外症例以外に患者の年齢や社会医学的背景などを個別に評価することが大切である[3)〜5)]．

治療成績

当院で行ってきたMRgFUS治療後の筋腫の縮小率，症状改善率などは次のとおりであった．治療した症例の年齢は42±5歳（平均±標準偏差，以下同様），筋腫核の直径は77±18mm，症状は過多月経，過長月経，腹部膨満感，頻尿であった．照射時間は1症例あたり平均で3時間36分で，筋腫全体のうち照射可能であった部位は59.8±17.9％であった．治療後1カ月での筋腫縮小率は85.7±23.4％，3カ月で71.9±15.5％，6カ月で70.8±22.0％，1年で66.6±13.5％であった．治療後6カ月での症状改善率（自覚症状が70％以上改善した症例の割合）は86.7％であった．また，症状の再燃により，追加治療（手術・動脈塞栓術など）が必要となった症例は6.6％であった．

治療後の経過

日帰り治療が可能であり，翌日から通常の生活に復することができるのが，最大の利点である．当院では3カ月後と6カ月後にMRIで治療効果を確認している．

合併症

これまで当院で行ってきた中では，重篤な合併症は生じていない．おもな合併症は次のとおりである．

1．腹痛(4％)

治療開始前に鎮痛薬を投与するが，月経痛のような痛みを生じることがある．また，同じ体勢を長時間とるために，体の節々に痛みを感じることがある．

2．坐骨神経痛・痺れ(4％)

仙骨前面近くまで焼灼する必要のある筋腫では治療中，チクチクするような脚の痛み，または刺激が発生することがある．ほとんどの場合，治療後，数日中に痛みは完治するが，痛みが長期間続いたり，仙骨神経の損傷がみられることがある．これは，超音波ビームの角度が不適切であったり，焦点と仙骨の距離が4cm以上離されていない，等により仙骨神経が加熱されることに起因する．超音波照射周波数を高めに設定し，焦点サイズを小さくするなどの工夫で対処可能であるが，痛みを生じた場合は基本的には治療計画を変更している．

3．皮膚の発赤(0.4％)

治療終了直後は熱エネルギーのための熱感や発赤を伴うことがあるが1週間以内にほとんど消失する．皮膚のしわや，うぶ毛の周辺の空気泡，皮膚とジェルパッド間の油分などが原因となる．皮膚熱傷の発生を予防するために以下のことを心がけている．
①下腹部から恥骨稜(頂点)の下2cmまでの剃毛
②腹部の皮膚をアルコールで清潔にし皮膚上の油分を取る．
③拘束(ベルト)などで患者の動きを制限する．

FUS 前　　　　　　　　　　　　　　FUS 後

図4　MRgFUS 治療効果の比較（T2 強調画像）
a）治療前
b）治療後（6 カ月）
44 歳の女性で，FUS 治療により前壁筋腫は縮小し，6 カ月後で 57％（容積率）まで縮小し，過多月経も消失した．

④治療前に，皮膚とジェルの間の空気泡や皮膚のしわがないことを治療計画での MR 画像で確認する．

4．その他

悪心などの消化器症状や頻尿などの泌尿器症状，全身倦怠感等の報告がある．MRgFUS に起因した死亡，および生命にかかわるような症例報告は現状ではされていないが，長時間の静止状態は血液凝固のリスクに影響する要因を含むため，DVT には常に注意を払う必要がある．

治療前に詳細な医療履歴を得ておくとともに，弾性ストッキングを着用させるなど DVT のリスクを最小限に抑えることも必要である．

症例提示（図4）

当院で行われた MRgFUS 症例の 1 例を提示する．症例は 44 歳の女性で，子宮筋腫に伴う過多月経を主訴に当院を受診した．MRI 上，子宮前壁筋層から一部粘膜下に至る 6.5×7.0×8.0 cm 大の子宮筋腫を認めた．FUS 治療により前壁筋腫は縮小し，6 カ月後で 57％（容積率）まで縮小し，過多月経も消失した．再発徴候はなく，術後経過は良好である．

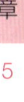

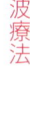

治療指針

MRgFUS 治療希望症例の当院での指針は**フローチャート**のとおりである．問診上で適応外や禁忌症例でなければ，腹臥位での MRI を撮影し，子宮筋腫の状態と多臓器との位置関係などを確認し，適否を判断する．

いずれの症例に対しても，摘出しない限り悪性腫瘍（malignancy）は 100％否定できないことと，治療効果の確実さを考慮し，手術療法が第一選択であることを説明している．

挙児希望例に対する MRgFUS

2004 年 10 月に米国食品医薬品局（FDA）が子宮筋腫の新たな治療法として，MRgFUS を承認した際にも，挙児希望例に対して本治療は行わ

れていなかった．しかし，海外では挙児希望例に対して臨床試験が進められ，世界中で300例以上の妊娠例の報告がある．

理論的には，MRIガイド下で行うものなのでターゲットとする筋腫部分のみを焼灼することが可能である．そのため，子宮内膜や卵管・卵巣への照射を避けることができるので，子宮動脈塞栓術（uterine artery embolization：UAE）よりも挙児希望例には安全かもしれないが，臨床データが少ないのが現状である．当院でも2010年以前に行われた症例で4例の妊娠を確認している．

昨年米国で行われた Focused Ultrasound 2012, 3rd International Symposium で報告したわれわれのグループの成績は表2のとおりであり，妊娠中の合併症もなく，良好な成績であった[6]．

将来的には挙児希望の症例の子宮筋腫治療の治療選択肢になりえるかもしれない．

MRgFUS治療の選択

子宮筋腫の治療法として一般的な手術療法では，約7〜10日間の入院に加え，退院後1〜2週間の自宅安静が必要なことが多い．MRgFUSは日帰り治療が可能であり，重篤な合併症もなく，育児や仕事で長期休養のとりにくい女性には，治療の選択肢となる．GnRHアゴニストを投与してサイズダウンを図ってからの治療も可能である．しかし，筋腫組織の辺縁部分を残す治療になるため，手術療法に比べ再発率が高い可能性がある．

表2　MRgFUS治療後の妊娠症例の成績

総妊娠数	117
平均年齢	36歳（27〜49歳）
治療から妊娠までの期間	9.0カ月
平均体重	3.27 kg
総分娩数	64例（55%）
経腟分娩	38例（59%）
帝王切開	26例（41%）
自然流産	22例（19%）
人工妊娠中絶	10例（9%）
現在進行中	9例（8%）
不明	12例（10%）

〔Rabinovici, et al：Pregnancies after Magnetic Resonance-Guided Focusd Ultrasound Surgery（MRgFUS）for concervative treatment of uterine fibroids. Currrent and Future Applications of Focused Ultrasound 2012 3rd International Symposium より引用〕

そのため，年齢や筋腫の性状や位置などを把握し，十分なインフォームドコンセントを行い，症例を選択する必要がある．

●文　献

1) Stewart EA, et al：Clinical outcomes of focused ultrasound surgery for the treatment of uterine fibroids. Fertil Steril 2006；85：22-29.
2) Taran FA, et al：Magnetic resonance-guided focused ultrasound（MRgFUS）compared with abdominal hysterectomy for treatment of uterine leiomyomas. Ultrasound Obstet Gynecol 2009；34：572-578.
3) Behera MA, et al：Eligibility and accessibility of magnetic resonance-guided focused ultrasound（MRgFUS）for the treatment of uterine leiomyomas. Fertil Steril 2010；95：1864-1868.
4) 森田 豊，他：当院における子宮筋腫に対する集束超音波治療法の治療成績．産婦の実際 2006；55：2067-2071.
5) 森田 豊，他：子宮筋腫に対する日帰り集束超音波治療と当院における治療成績．日産婦東京会誌 2006；55：516-520.
6) Rabinovici, et al：Pregnancies after Magnetic Resonance-Guided Focusd Ultrasound Surgery（MRgFUS）for concervative treatment of uterine fibroids. Currrent and Future Applications of Focused Ultrasound 2012 3rd International Symposium.

各 論 ● 第1章　子宮筋腫

6　子宮筋腫による過多月経の取り扱い

金岡　靖
医誠会病院レディスセンター

Point

- 子宮機能温存の要否は子宮筋腫による過多月経の治療に決定的に重要な事項である．
- 年齢は治療法を選択する際に重視すべき条件である．
- 患者の条件・希望に応じて，手術などと薬物治療から柔軟に選択する必要がある．
- 日常生活へ復帰するまでの時間を含めて，多様な治療法の得失をよく説明する．

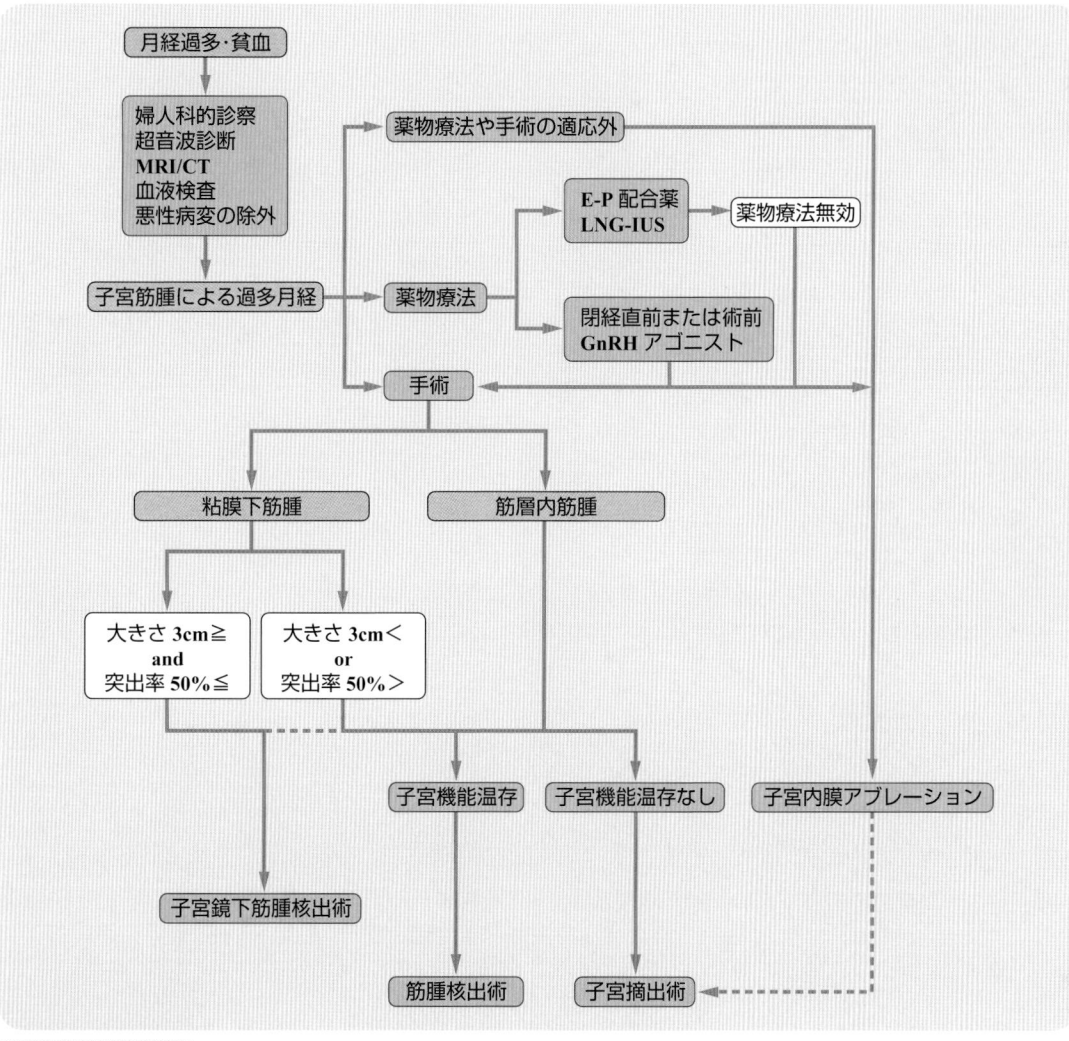

フローチャート　子宮筋腫による過多月経：治療，選択のフローチャート

治療の流れ

　子宮筋腫はしばしば過多月経を引き起こす．過多月経を治療するために筋腫あるいは子宮全体を切除するという治療は早くから確立していた．しかし，過多月経などの症状あるいは原因となった筋腫はいずれも卵巣機能に依存しているため，閉経前の一定期間にのみ顕在化する一過性の症状あるいは腫瘍ということができる．これは慢性進行性の腫瘍一般とは著しい違いである．このため，外科的治療のほかに薬物療法，MRIガイド下集束超音波療法（MRI guided focused ultrasound surgery：MRgFUS）を含むアブレーション治療，子宮動脈塞栓術（uterine artery embolization：UAE）など筋腫による過多月経の治療法は近年になり多様化している．

　子宮筋腫による過多月経に対して標準的に提示される治療法の選択肢を**フローチャート**として示した．**フローチャート**を作成する際に最重要視した条件は挙児希望の有無である．子宮機能温存あり・なしという箇所で明示的に現れている．ただし，薬物療法の効果は可逆的なので子宮機能は温存されるとの立場から，投与される薬剤が排卵を抑制する場合も子宮機能温存の有無は考慮外として**フローチャート**をまとめた．同様に，子宮鏡下筋腫核出術は子宮機能を温存する手術であるが，温存希望がなくても適応があれば低侵襲治療として選択できるので子宮機能温存の有無とは無関係な位置に置かれている．

子宮筋腫による過多月経の診断

1. 過多月経の診断

　月経は規則的だが出血量が多くて困るという訴えがあり鉄欠乏性貧血が血液検査で示されれば，臨床的には過多月経と診断してよい．

2. 原因の検索

　過多月経の原因には，子宮筋腫をはじめとして子宮に様々な疾患が存在する場合と，子宮は正常であるが内科疾患や薬剤により血液凝固機能が低下している場合などがある．このような器質性過多月経のほか，過多月経の原因を検索してもこれといった異常が指摘できない本態性過多月経も一定の割合で存在する（**表1**）[1]．また，月経出血ではなく，子宮の悪性腫瘍が原因である場合もあり注意を要する．

　筋腫による過多月経を診断する第一歩は，婦人科的診察，細胞診，組織診，血液検査，婦人科超音波検査などを行うことである．さらにMRIあるいはCTを行えば，筋腫の大きさ，位置，個数，子宮腔の形状などの詳しい情報を得ることができる．粘膜下筋腫や筋層内筋腫が存在するために子宮腔が変形や拡大していれば筋腫による過多月経であると推定できる．しか

表1　過多月経の原因

A　器質性過多月経
原因
①子宮の器質性疾患
子宮筋腫（特に粘膜下筋腫），子宮腺筋症，子宮内膜増殖症，子宮内膜ポリープ，子宮内膜炎，子宮内異物（IUDなど）
②血液凝固障害
再生不良性貧血，血小板減少症，白血病，凝固因子異常，抗凝固療法中
③全身疾患
甲状腺機能低下症，甲状腺機能亢進症，肝機能低下・肝硬変
B　機能性過多月経（本態性過多月経）

〔金岡 靖：過多月経の診断と対応．産と婦 2009；76：812より引用〕

し，腺筋症が筋腫と合併している場合には過多月経の原因は複合的なものかもしれない．筋腫を治療して過多月経が改善すれば筋腫が原因であったことが確定する．漿膜下筋腫が存在するが子宮腔の拡大や変形がない場合は，筋腫に本態性過多月経が合併しているだけの可能性がある．

治療計画の立案

挙児希望の有無，年齢，筋腫の大きさ・個数，合併症の有無，患者の社会的・経済的事情なども考慮して筋腫による過多月経の治療計画を立案する．宗教的輸血拒否などの条件も含める必要がある．

薬物療法は可逆的な対応であるため適応範囲が広い．薬物療法で過多月経が改善するなら当面は手術を行う必要はない．しかし，合併症による適応禁忌，患者の拒否などにより薬物治療を採用できない場合がある．そのような場合には手術を選択することができる．しかし，合併症（特に抗凝固治療を中止できない場合など）のために手術リスクが高い患者もある．また，一過性の良性腫瘍であるためか，婦人科医が最良の選択肢として手術を提案しても拒否する患者も存在する．以上のほかに，薬物療法も外科的手術も適応外で治療法が限定される場合がある．そのような場合には MRgFUS や UAE も一考に値する．しかし，これらは現在のところ保険適用ではないので**フローチャートには示していない**．このような場合には子宮内膜アブレーションの選択を検討する．

薬物療法

まず，貧血を改善するために鉄の補充を行う．経口薬を使用することが多いが，服用できない場合は静脈注射を行う．鉄の補充により貧血はある程度改善するが，過多月経は改善しないため以下の薬物を併用する．

1. 筋腫による過多月経に使用される薬物

器質性の疾患がない場合の薬物治療は，エストロゲン・プロゲスチン配合薬もしくは抗線溶薬の投与が標準的である[2]．これらの薬剤は一定の効果が期待できるが，筋腫が原因の場合は出血量の減少が不十分なことも多い．

2. LNG-IUS

プロゲスチンの局所投与により子宮内膜へ作用を限定し，全身的な有害事象の発生率を抑えるレボノルゲストレル放出型子宮内避妊システム（levonorgestrel-reliesing intrauterine system：LNG-IUS，ミレーナ® 52 mg）は，子宮筋腫が存在する場合も月経出血を減少させる効果がある．しかし，LNG-IUS は避妊に限定して承認されているので保険適用はない．正常な大きさと形状の子宮腔に使用される前提で設計されているため，筋腫が存在すると子宮外に自然に脱出する頻度が高くなる[3]．また子宮腔が正常に比べて大きくなると，LNG-IUS から遠く離れた子宮内膜には局所投与の効果が十分ではない可能性もある．したがって，LNG-IUS による過多月経の制御は，大きい筋腫が存在する場合は不成功に終わる可能性がある．また，LNG-IUS を装着すると粘膜下筋腫が縮小することも報告されているが[4]，過多月経は改善できたが筋腫の成長が続く場合もあることが明らかになっている[5]．

3. GnRH アゴニスト

GnRH アゴニストは，①閉経直前の患者に対する「GnRH アゴニスト逃げ込み療法」として投与する場合と②手術の準備として投与する場合がある．①では貧血および生活上の不便と筋腫の縮小による圧迫症状を改善しつつ，6 カ月の投与ののちに自然閉経に移行することを期待する．しかし，現在のところ閉経時期を予測するための信頼できる検査がないので，「逃げ込

み」に成功するかどうかは不確実である．②ではGnRHアゴニストの投与により，子宮の血流が減少するため術中の出血量が減少する[6]．また，子宮あるいは筋腫の体積が縮小すると手術時間も短縮されるので，手術の準備処置として頻用されている．しかし術前の偽閉経療法により，一部の小筋腫が術中には認識しがたい大きさにまで縮小するため，取り残しが増加することが懸念される．取り残しは，短期間に予想外の個数と大きさで筋腫が再度出現する結果につながる．

手術

手術により治療する場合は，筋腫の大きさ，位置，個数と子宮機能を温存するかどうかで手術方法の選択が大きく変化する．なお，フローチャートには分娩筋腫で出血が続く場合などに対する腟式筋腫核出などは省略してある．これらは，緊急に処置する必要が多い病態であり，周期性を特徴とする過多月経の定義からは外れているからである．

1. 子宮鏡下筋腫核出術

子宮鏡下筋腫核出術は子宮機能が温存されると同時に粘膜下筋腫を摘出し過多月経を治療できる低侵襲の手術である．子宮腔内に突出した粘膜下筋腫が不妊の原因と疑われている患者では，手術時間も比較的短い上に好結果が期待できる．粘膜筋腫に対する子宮鏡下筋腫核出術は腹腔鏡下や開腹による筋腫核出術と比較して，より低侵襲であるために入院期間が短く早期の社会復帰が可能である．また，再手術も容易である．過多月経の改善効果も高いため保存的外科手術の第一選択である．他の手術を選択する理由が特になければ，3 cm以下で50％以上子宮腔内に突出している粘膜下筋腫は，標準的な術者が問題なく子宮鏡下筋腫核出術を施行でき，臨床症状を改善し子宮機能を温存できると予想される．また，優れた術者が行う場合には適応を拡大することも考慮できる．しかし，子宮筋層内に埋もれている割合が大きいほど，あるいは筋腫が大きいほど，子宮鏡下に合併症を招くことなく筋腫を核出することは容易ではなくなる．筋腫が大きい場合は，作業量が増加して手術時間が延長する結果，水中毒などの子宮鏡下手術特有の合併症の頻度が増加する．このような事情は，「産婦人科診療ガイドライン―婦人科外来編2011」CQ218「粘膜下筋腫に子宮鏡下手術で行うのは？」のAnswerでは，筋腫が3 cm以下で50％以上子宮腔内に突出していることを目安とするが，特に優れた術者ではこの限りではないと表現されている[7]．

2. 腹腔鏡下あるいは開腹筋腫核出手術

多発筋腫や筋腫が大きい場合には挙児希望の目標が明確でなければ，子宮摘出術が選択されるべきである．しかし，年齢などを考慮すると挙児はすでに困難と思われる患者が筋腫核出術を希望する場合が増加している．

子宮鏡下筋腫核出術の適応にならない粘膜下筋腫，あるいは筋層内筋腫の場合は，子宮機能を温存する場合は腹腔鏡下あるいは開腹による筋腫核手術を行う．腹腔鏡下筋腫核出術では腹腔内で作業する空間を確保する必要がある．また，筋腫の個数も手術時間を延長する因子である．腹腔鏡下手術を実施する手術チームの技量に応じて筋腫核出術の適応を決める必要がある．また，筋腫が大きい場合は，手術時間の相当な割合をモルセレーターによって筋腫を細切して回収する作業が占めることになる．細切に際して腹腔内に筋腫組織の小片が散布されて，術後に発育してくる場合があり注意が必要である．腹腔鏡補助下筋腫核出術では適応はかなり広がり，縫合の一部を小開腹創から直視下に行ったり，摘出した筋腫組織を小開腹創から摘出したりできるので手術時間が短縮する可能性がある．しかし，筋層の切開や縫合の一部は腹

腔鏡下に行うので，やはり術者の技量が適応の重要な要素である．開腹手術では適応に特に限界がないが，大きい筋腫を核出する際には術中出血量が大量になる可能性がある．自己血輸血の準備をしておくことも慎重な対応といえる．

3. 子宮摘出術

子宮機能を温存しない場合の標準的な手術は子宮摘出術である．子宮が新生児頭大以下で癒着などがない場合は，腹腔鏡下，腟式または開腹手術で子宮の摘出は困難なく行える．有症状の筋腫に対する子宮全摘術，筋腫核出術，UAE をそれぞれ対照群と比較した報告では子宮全摘群での症状の改善が顕著であった[8]．筋腫による過多月経に対しても同様の結果になるのかは不明であるが，英国での子宮摘出術は費用・効果の分析からは過多月経に対する効率のよい治療であることが報告されている[9)10)]．

子宮内膜アブレーション

子宮内膜アブレーションは過多月経に対する子宮摘出術の代替治療法として欧米では数十年前から導入されている低侵襲治療である．当初は子宮鏡下に内膜を高周波で切除あるいは凝固し (transcervical resection of endometrium: TCRE)，出血を減少させる，あるいは無月経にする方法として報告された．しかし，近年は，子宮鏡を使用せずに専用機器を使用する方法 (global endometrial ablation: GEA) が数種類開発され，TCRE よりも修得が容易なために海外では office gynecology で可能な治療法として普及している．GEA は正常大の子宮腔の処理に関しては便利な治療法であるが，本稿で取り扱うような，子宮筋腫により子宮腔に変形や拡大がある患者の多くは適用外である．なお，偽閉経療法により筋腫を縮小させると子宮内膜アブレーションは実施が容易になる．

1. 子宮鏡下子宮内膜焼灼術

国内でも 2012 年 4 月に，それまで先進医療であったマイクロ波子宮内膜アブレーション (microwave endometrial ablation: MEA) を保険適用にする際に，子宮鏡下子宮内膜焼灼術が新設され TCRE も保険適用になった．TCRE と筋腫の部分切除を併用すれば GEA よりは適用範囲は広い．しかし，大部分が筋層内に埋もれた大きい筋腫によって子宮腔が伸展され，処理する内膜の面積が広い場合には TCRE を完遂するために長い手術時間が必要になる．そのために，子宮穿孔，出血，水中毒のような子宮鏡下手術特有の合併症が発生するリスクが増加する．

2. マイクロ波子宮内膜アブレーション

2.45GHz のマイクロ波手術器と先端が弓状に湾曲したマイクロ波アプリケーターを使用する MEA は，マイクロ波アプリケーターの湾曲を利用して子宮腔の変形に対応するため，筋腫が存在しても MEA を実施することができる[11]．筋腫による過多月経を広く適応にしている GEA は日本で保険適用になった MEA だけなので，海外の GEA についての成績の多くは参考にならない．MEA によって筋腫が 50％以上縮小するかどうかは，内膜面から加熱されて壊死する内膜直下の筋腫組織の体積が筋腫全体に占める割合に依存している．この割合は，筋腫の径と子宮腔内の突出率の二つのパラメーターから近似的に計算することができるので，筋腫が MEA 後に縮小するかどうかは予測できる[12]．子宮鏡下筋腫核出術のよい適応となる大きさ 3 cm 以下，突出率 50％以上の粘膜下筋腫は，MEA により全体が壊死に陥り縮小することが多い．MEA により筋腫が壊死しない場合には，過多月経以外の症状が出現し再治療が必要になることも考えておかねばならない．追加の治療が必要になるかどうかは，患者の年齢に依存する部分が大きい．子宮摘出術の代替治療として MEA を行った場合に，5 年以内に再度の MEA

第 1 章　子宮筋腫　71

や子宮摘出術を行う可能性が5%程度はあると考えるべきである．

抗凝固療法が中止できないために手術が適用外になるような患者にはMEAは低リスクの合理的選択であるかもしれない．また，宗教上の理由で輸血を拒否する患者に子宮摘出術の代替治療法として提供することができる．また，粘膜下筋腫による大量出血を緊急に止血する方法としてUAEや子宮摘出術に代えて選択できる[13]．

患者の満足度がポイント

画像診断が進歩したことにより筋腫は40歳代の女性には60〜70%の高頻度で存在することが明らかになっている．無症状の筋腫には手術が不要という知識も患者に普及している．子宮筋腫は悪性腫瘍ではないので，過多月経の治療時期や方法については様々な選択が可能である．患者の事情・希望を考慮して，ちょうどよい時期にちょうどよい治療を提供できることが望ましいが，個々の条件は複雑で一律には決定しがたい．婦人科的合理性を土台にしつつ，各選択肢の特長と欠点とを考慮した上で患者の利益と満足度が高い治療法を提供することが望まれる．

● 文 献

1) 金岡 靖：過多月経の診断と対応．産と婦 2009；76：812．
2) 日本産科婦人科学会，他（編）：産婦人科診療ガイドライン―婦人科外来編2011．日本産科婦人科学会，2011：p94．
3) Grigorieva V, et al：Use of a levonorgestrel-releasing intrauterine system to treat bleeding related to uterine leiomyomas. Fertil Steril 2003；79：1194-1198.
4) Zapata LB, et al：Intrauterine device use among women with uterine fibroids：a systematic review. Contraception 2010；82：41-55.
5) Maruo T, et al：Lessons learned from the preclinical drug discovery of asoprisnil and ulipristal for non-surgical treatment of uterine leiomyomas. Expert Opin Drug Discov 2011；6：897-911.
6) Lethaby A, et al：Pre-operative GnRH analogue therapy before hysterectomy or myomectomy for uterine fobroids. Cochrane Database Syst Rev 2001；CD000547.
7) 日本産科婦人科学会，他（編）：産婦人科診療ガイドライン―婦人科外来編2011．日本産科婦人科学会，2011：p73．
8) Spies JB, et al：Outcomes from leiomyoma therapies：comparison with normal controls. Obstet Gynecol 2010；116：641-652.
9) Roberts TE, et al：Hysterectomy, endometrial ablation, and levonorgestrel releasing intrauterine system（Mirena）for treatment of heavy menstrual bleeding：cost effectiveness analysis. BMJ 2011；342：d2202.
10) Bhattacharya S, et al：Hysterectomy, endometrial ablation and Mirena® for heavy menstrual bleeding：a systematic review of clinical effectiveness and cost-effectiveness analysis. Health Technol Assess 2011；15：iii-xvi, 1-252.
11) Kanaoka Y, et al：Microwave endometrial ablation for menorrhagia caused by large submucous myomas. J Obstet Gynaecol Res 2005；31：565-570.
12) Kanaoka Y, et al：Ratio of directly necrotized volume to total volume of a submucosal myoma predicts shrinkage after microwave endometrial ablation. J Obstet Gynaecol Res 2009；35：717-724.
13) Nakayama K, et al：Microwave endometrial ablation is a highly efficacious way to emergently control life-threatening uterine hemorrhage. Arch Gynecol Obstet 2010；283：1065-1068.

各 論 ● 第1章 子宮筋腫

7 子宮筋腫合併不妊の取り扱い

綾部琢哉
帝京大学医学部産婦人科

> **Point**
> - 妊娠するまで，妊娠中，分娩，産褥の4期に分けて対応法を考える．
> - それぞれの期で筋腫を温存したときと核出したときの利点と欠点を整理する．
> - 統計上は確率やオッズ比のみが示され，患者ごとに対応法を判断するのは難しい．
> - 筋腫が妊孕能に及ぼす影響を予知する試みが始まっている．

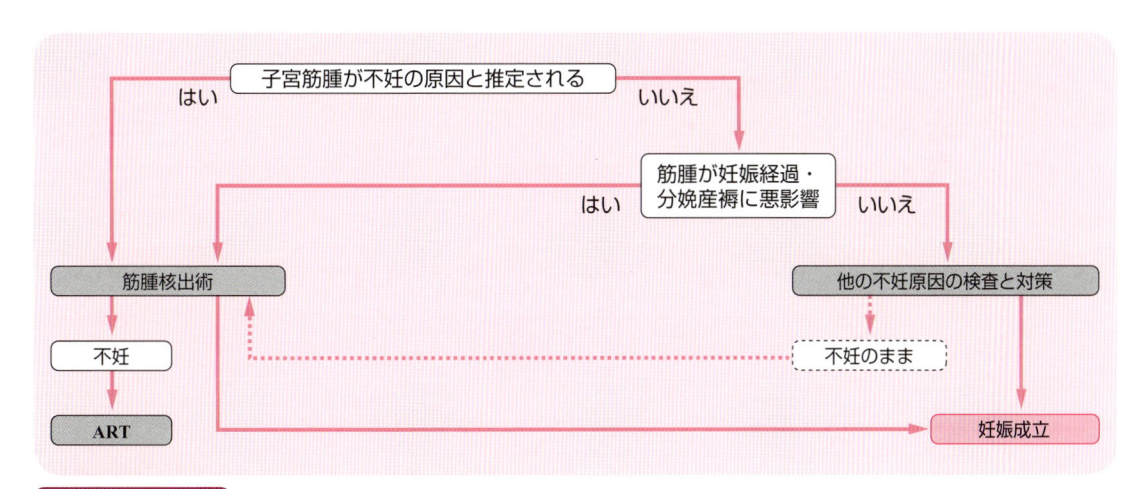

フローチャート 子宮筋腫合併不妊の基本的方針

ART：生殖補助医療

考える上での道筋

臨床においては，基礎研究と異なり，対照群をきれいにそろえたり，同じ手順をくり返したりすることができない．やむを得ず，一人ひとり異なる患者をグループにまとめ，統計学的に処理して比較し，おおよその方針を決めていかざるをえない．しかしながら，この曖昧さを含めて初めから具体的に記載していくとわかりにくいので，本稿では理論的にすべてのことがわかっている，と想定して，考え方の道筋を整理してみる．

起こりうる事象が予測できたと仮定した場合の方針

まず，不妊から出産までの経過を，妊娠するまで，妊娠中，分娩，産褥，の四つの時期に分けて考える．表1に，極端な例を二つ示した．筋腫の存在が不妊の原因になっており，妊娠中も危険が予想され，分娩時も産褥においても障害となることが明らかである場合，さらに，こ

第1章 子宮筋腫 73

表1　子宮筋腫が妊娠出産に及ぼす影響の例

		妊娠するまで	妊娠中	分娩	産褥
症例1	筋腫の存在が	不妊の原因である	危険事象が起こる	障害となる	有害事象が起こる
	筋腫核出により	妊娠しやすくなる	危険事象が回避される	障害が回避される	有害事象が回避される
症例2	筋腫の存在が	不妊の原因ではない	無害である	障害とならない	障害とならない
	筋腫核出により	不妊になる	危険事象が起こる	危険が生じる	有害事象が起こる

の筋腫を核出しても何も問題が起こらないことが確実であれば，筋腫核出術を行うことに異論はない．これに対し，筋腫の存在が上記四つの時期すべてにおいて無害であり，筋腫核出後の方がかえって危険が起こることが確実であれば，筋腫を温存したまま妊娠出産をめざすことになる．

この仮定のもとで基本方針を**フローチャート**にしてみる．筋腫が不妊の原因であるということがほぼ確定的であれば筋腫核出術を行う．それでも妊娠しなければ，手術により卵管機能が障害されたと考えて生殖補助医療（ART）に進む．筋腫が不妊の原因でないということがほぼ確定的であっても，妊娠・産褥に悪影響があると予測されれば筋腫核出術を行うが，影響なし，と予測されれば，他の不妊原因をさぐる．仮定の世界ではこれで妊娠するはずであるが，現実的には確実な予知はできないので，ほかをあたっても妊娠に至らなければ筋腫核出を考えるよう，点線の道筋を追加してある．

現実的な考え方

しかしながら，**表1**に示したような極端な場合は，実際の臨床現場にはほとんどなく，四つの時期の間でメリットとデメリットとが相反する場合も少なくない．たとえば筋腫が不妊の原因であることは確実だが，筋腫核出術により危険が生じる場合，である．

さらに，実際にはそれぞれの事象の発生を確実に予知することができない．起こりうる事象をあげ，その事象が発生する確率を求めるのが精一杯である．その上で，症例ごとにメリット・デメリットを多変量解析のようにして総合的に組み合わせ，最終的な方針を決定していくことになる．たとえば，筋腫の大きさや発育した部位を考え，核出した方が妊娠しやすくなるが（プラス3点），妊娠経過中のリスクが少し高くなり（マイナス1点），分娩に際しては帝王切開が必要になるが（マイナス1点），産褥経過は安全になる（プラス1点），で差し引き，筋腫核出術をする方がプラス2点，と考えていくことになる．

実際の成績

確実な予測ができない以上，今までの成績から統計学的処理により確率を求めて判断の材料にしていくことになる．子宮筋腫と不妊との関連[1]，妊娠・分娩・産褥との関連[2]，筋腫核出術の成績[3]，などで確率やOdds比が報告されている．

これらを整理して**表2**を作成した．分娩時出血多量や早産は筋腫温存と核出の両方の欄に出ているが，それぞれの報告があるためである．

しかしながら，このような手法は結局，細かな相違を包括的に捉えて処理するため，個々の患者に対峙したとき，個別に判断する材料とすることは難しい．Evidence based medicineの限界である．最終的な判断は個別に考えざるをえない．

不妊に関していえば，実際には他の原因が否定され，何周期か試みても妊娠しなければ筋腫

表2 子宮筋腫が妊娠出産に及ぼす影響の一般論

	妊娠するまで	妊娠中	分娩	産褥
筋腫温存	不妊の原因 　ARTにより対応可能？ 　着床障害？	変性痛 流早産 p-PROM FGR 常位胎盤早期剥離 羊水量減少 前置胎盤 圧迫による水腎症 圧迫による血栓症	陣痛異常 産道障害 胎位異常 分娩時出血多量	悪露流出障害 出血 胎盤遺残
筋腫核出	癒着による不妊 　ARTにより対応可能？ 手術自体のリスク 妊娠までの時間のロス 　凍結胚により対応可能？	子宮破裂 癒着胎盤 早産	帝王切開 分娩時出血多量	

p-PROM：37週未満の前期破水，FGR：胎児発育不全，ART：生殖補助医療

核出を行う，とせざるをえない．毎月妊娠可能な卵子が排卵するわけではないので，その確率を30％と仮定して算出した累積妊娠率の考え方（表3）とグラフ（図1）を示した．これにより，何周期でステップアップするかを患者に考えてもらうことになる．

筋腫の不妊への影響を予知する試み

いまだ絶対的な方針決定をするまでには至っていないが，予知，という理想に少しでも近づこうとする試みが報告され始めている．MRIの画像処理によるcine-mode-display MRIを用いた成績によれば，筋腫のない子宮は蠕動運動が着床周辺期に静まるが，筋層内筋腫がある子宮ではこの蠕動が止まず[4]，筋腫を核出することにより蠕動運動は静まり妊娠率も向上する例がある[5]．また筋腫が子宮内膜の炎症性変化を誘導し，筋腫核出によりその炎症性変化が鎮静化する[6]という．これらの報告はまだ，mayとかin some patientsという言葉から逃れられていないが，今後の進展が期待される．

表3 累積妊娠率

1回の排卵で妊娠する確率を30％と仮定する

第1周期：100組×30％＝30組
　　　　　残り70組

第2周期：70組×30％＝21組
　　　　　残り49組　　　　　計51組　妊娠

第3周期：49組×30％＝15組
　　　　　残り34組　　　　　計66組　妊娠

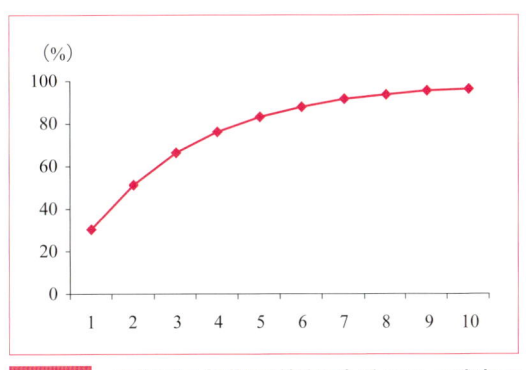

図1 良好卵子（妊娠可能卵子）が30％の確率で排卵すると仮定した場合の累積妊娠率

その他の細かな問題点

①術前のGnRHアナログ投与は小さな筋腫を縮

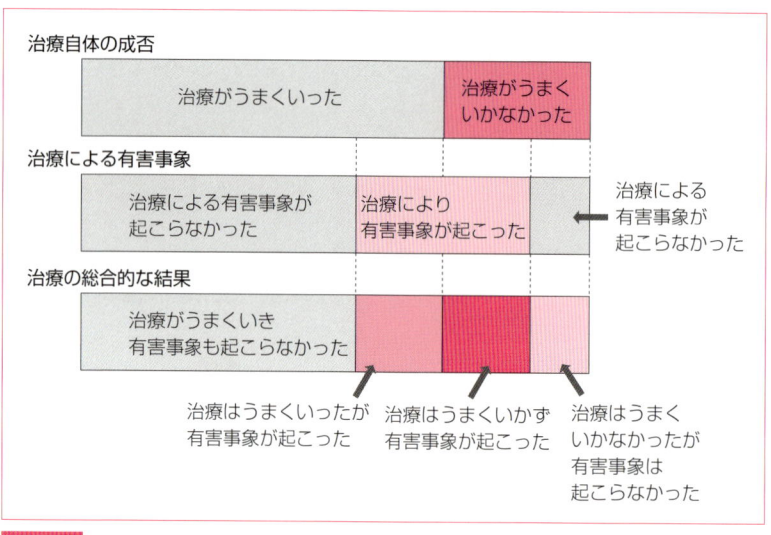

図2 臨床医学の宿命

小さくさせることにより，核出術施行時に（術中超音波を用いても）判別困難となり，取り残して術後再増大することがあるので，その要否は状況次第である．
②筋腫核出術後の避妊期間に関しては明確なエビデンスがない．今後の検討課題である．
③年齢が高い患者では先に採卵，良好胚の凍結保存を行った上で手術を考えることもあるが，筋腫の状況によっては採卵そのものが物理的に障害されていることもある．この場合は核出を余儀なくされる．

臨床医学の宿命

図2に示すように，治療の成否と有害事象との組み合わせで4通りの結末になる．治療がうまくいかなかったのに有害事象が起こってしまう例がどうしても生じることになるが，その場合でも何とかやり直しがきく道を探らなければならない．

●文　献

1) Pritts EA, et al：Fibroids and infertility：an updated systematic review of the evidence. Fertil Steril 2009；91：1215-1223.
2) Coronado GD, et al：Complications in pregnancy, labor, and delivery with uterine leiomyomas：a population-based study. Obstet Gynecol 2000；95：764-769.
3) Kinugasa-Taniguchi Y, et al：Impaired delivery outcomes in pregnancies following myomectomy compared to myoma-complicated pregnancies. J Reprod Med 2011；56：142-148.
4) Yoshino O, et al：Decreased pregnancy rate is linked to abnormal uterine peristalsis caused by intramural fibroids. Hum Reprod 2010；25：2475-2479.
5) Yoshino O, et al：Myomectomy decreases abnormal uterine peristalsis and increases pregnancy rate. J Minim Invasive Gynecol 2012；19：63-67.
6) Yoshino O, et al：Myomectomy reduces endometrial T2 relaxation times. Fertil Steril 2011；95：2781-2783.

各論 ● 第1章 子宮筋腫

8 子宮筋腫合併妊娠の取り扱い

平松祐司
岡山大学大学院医歯薬学総合研究科産科・婦人科学

Point

- 子宮筋腫合併妊娠では妊娠時，分娩時に多くの合併症が起こることを認識しておく．
- 妊娠時の筋腫核出術は，症状，筋腫の大きさ，部位，個数，紹介週数，術者の技量を考慮して決定する．
- 妊娠時の筋腫核出術を行うと87%の患者で症状がなくなり，通常の妊婦さんと同様の生活ができる．
- 帝王切開時の筋腫核出も筋腫核出に習熟した医師がいくつかの点に注意して実施すれば安全に手術できる．

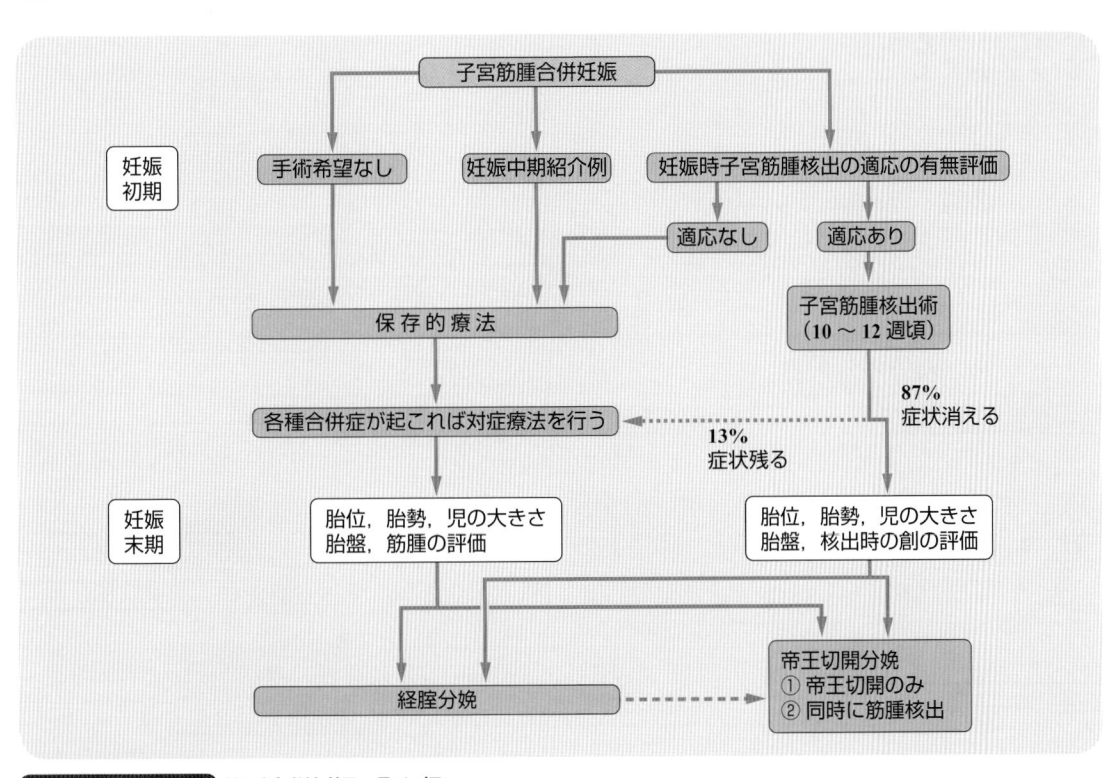

フローチャート 筋腫合併妊娠の取り扱い

子宮筋腫(以下,筋腫)は女性の約20％に存在する,ありふれた疾患であり,また近年の晩婚化傾向もあり,妊娠して初めて産婦人科を受診し発見されることが多い.かなり大きくなった筋腫でも肥満と思い込んでいる女性が多く,妊娠時に発見された場合にはその取り扱いに難渋することがある.筋腫合併妊娠の管理法には,保存的療法と手術療法,すなわち妊娠時の筋腫核出術があるが,現在も多くの施設では保存的療法のみ行われている.しかし,両治療法にはメリットとデメリットがあるため両者を比較し,患者および家族とよく協議の上,治療方針を決定する必要がある.

筋腫合併妊娠の頻度と妊娠時の合併症

　妊娠に筋腫が合併する頻度は0.45～3.1％と考えられる[1)2)].Riceら[3)]の超音波検査による検査では1.4％(93/6,706)の妊婦に筋腫が発見されている.約20％の症例では妊娠中に筋腫が増大する[4)]が,筋腫増大は妊娠初期に限り,多くは妊娠の進行とともに縮小傾向を示す[5)].

　筋腫合併妊娠では妊娠,分娩,産褥期を通じて,諸症状を呈する.頻度の高いものとしては切迫流産17.1～25.9％,切迫早産16.3～39.9％,前期破水7.3％,早産9.3～20％などがあり[1)2)],流産,常位胎盤早期剥離(以下,早剥),子宮内胎児発育遅延,血栓症,肺塞栓,子宮内胎児死亡などの増加も指摘されている[1)2)].Coronadoら[6)]の多数例の検討でも妊娠中,分娩時の各種合併症頻度が上昇する(表1,2).また,諸症状は筋腫が5cm以上あるいは200cm^{3}以上のとき出現しやすく,筋腫の部位も重要で胎盤と接していると流産,早産,早剥,産後出血量が増すとの報告もある[1)2)].

妊娠中子宮筋腫取り扱い

　妊娠合併筋腫に対して,多くの施設では保存的療法のみが選択され,子宮筋腫核出術があまり行われていない理由としては,手術が難しいことがある.しかし,保存的に取り扱った場合には前述したように妊娠全期間を通じ各種合併症の危険性があり,当科では筋腫が原因と思われる妊娠中期の子宮内胎児死亡,下肢血栓症・肺塞栓症合併例,および長期入院を要し各種合併症を発症した例を経験してから,妊娠中の筋腫核出術を適応のある患者には実施している[1)2)7)8)].

　以下,妊娠時および帝王切開(以下,帝切)時の筋腫核出術の教室での成績を示す.なお,治療選択にあたっては,各治療法のメリット,デメリット(**表3**)を考慮し十分インフォームドコンセントを得て実施する必要がある.

　当科での取り扱い方針を**フローチャート**に示す.妊娠時筋腫核出術の適応と禁忌は,約40症例実施した時点で成績を検討し,その結果,妊娠時の子宮筋腫核出術の適応と禁忌は次のように定めている[7)8)].

【適応】
①出血,疼痛などの切迫流産の徴候が持続するもの
②急激な筋腫の増大,あるいは変性を認めるもの
③過去に筋腫が原因と思われる流産既往のあるもの
④筋腫の存在が妊娠継続の障害となると判断されるもの
⑤筋腫茎捻転,血管断裂,変性による疼痛をくり返すなどの急性症状のあるもの

【禁忌】
①子宮筋層は肥厚しているが筋腫核がはっきりしないもの(子宮腺筋症)
②子宮頸部後壁にある筋腫

表1 妊娠時に起こる合併症

妊娠中合併症	筋腫合併妊娠 % ($n=2,065$)	非合併妊娠 % ($n=4,243$)	多変量解析 OR	95%CI
複数の合併症	40.44	24.86	1.87	1.59-2.20
妊娠初期出血	1.84	0.80	1.82	1.05-3.20
前置胎盤	0.87	0.49	1.76	0.76-4.05
胎盤早期剝離	1.84	0.60	3.87	1.63-9.17
羊水過少症	1.07	0.66	1.80	0.80-4.07
羊水過多症	0.68	0.40	2.44	1.02-5.84
妊娠高血圧症候群	0.15	0.19	1.50	0.29-7.87
他の合併症	25.91	12.61	2.62	2.15-3.20
貧血	1.26	2.1	0.68	0.38-1.19
前期破水	4.55	2.5	1.79	1.20-2.69

＊adjusted for maternal age and maternal weight gain
〔Coronado GD, et al：Complications in pregnancy, labor, and delivery with uterine leiomyomas：a population-based study. Obstet Gynecol 2000；95：764-769 より引用〕

表2 分娩時に起こる合併症

分娩時合併症	筋腫合併妊娠 % ($n=2,065$)	非合併妊娠 % ($n=4,243$)	多変量解析 OR	95% CI
陣痛異常	50.61	30.73	1.90	1.65, 2.18
微弱・過強陣痛	4.12	1.65	1.85	1.26, 2.72
遷延分娩	3.58	1.84	1.17	0.80, 1.71
大量出血	0.82	0.71	1.58	0.76, 3.29
分娩時合併症				
骨盤位	12.59	3.04	3.98	3.07, 5.16
急産	0.58	1.89	0.41	0.21, 0.81
帝王切開	58.31	17.51	6.39	5.46, 7.50

＊adjusted for maternal age and maternal weight gain
〔Coronado GD, et al：Complications in pregnancy, labor, and delivery with uterine leiomyomas：a population-based study. Obstet Gynecol 2000；95：764-769 より引用〕

1．保存的治療

妊娠中の筋腫核出の適応のない人，適応があるが手術を希望しない人，および妊娠中期以降に受診した人では保存的治療を選択する．その場合は，表1，2に示した合併症が起こる可能性があり，長期入院，早期娩出せざるをえない状況が起こるかもしれないことを十分説明しておく．諸症状が起これば対症療法を行う．

2．妊娠中の筋腫核出術

当科では現在までに妊娠中に筋腫核出術を行った症例は百数十例あるが，92例の時点でまとめたデータを紹介する[2]．

手術前の症状は表4に示すように92例に128症状がみられ，腹痛・腰痛・腹部緊満，巨大腫瘤・腫瘤増大そして性器出血が三大症状であった．筋腫核出により流産例を除き全例症状は軽

表3 妊娠合併子宮筋腫に対する保存療法と手術療法の利点と欠点

	保存療法	手術療法
メリット	1. 手術操作による流産の危険性はない	1. 術後87%以上の症例で症状が消失し，通常の生活が可能になる 2. 経腟分娩できる可能性が増す
デメリット	1. 切迫流早産徴候が持続し，長期入院の頻度が増加する 2. 妊娠中ずっと流早産の可能性があり，精神的ストレスが増す 3. 子宮筋腫増大の可能性がある 4. 子宮筋腫が変性を起こし疼痛のでることがある 5. 妊娠高血圧，流早産，前置胎盤，常位胎盤早期剥離などの頻度が増す 6. 胎児死亡を起こすことがある 7. 分娩障害を起こす可能性がある 8. 分娩時大出血の可能性がある 9. 帝王切開の頻度が増す	1. 手術に伴う流産の可能性がある 2. 手術時に大出血の可能性がある

表4 子宮筋腫核出前の症状

自覚症状	例数(%)
腹痛・腰痛・腹部緊満	53 (57.6)
巨大腫瘤・腫瘤増大	39 (42.4)
性器出血	27 (29.3)
筋腫による流産既往	3 (3.3)
多発筋腫で胎嚢変形	3 (3.3)
筋腫変性による疼痛反復	2 (2.2)
水腎症	1 (1.1)
計	128

(症状の重複あり)

表5 子宮筋腫合併妊娠の転帰

転帰	症例数(%)	例数
正期産	79 (85.9)	経腟分娩 34 (43%) 帝王切開 45 (57%)
早期産*	4 (4.3)	
流　産**	9 (9.7)	
計	92 (100)	

*双胎1例を含む
**5週後の子宮内胎児死亡，9週後の早剥を含む
したがって手術に起因する流産率は7/92 (7.6%)

快し，87%(72/83)の患者では術前の症状は完全に消失し通常の妊婦と同様の生活が可能であった．

妊娠の転帰(**表5**)は，正期産85.9%，早期産4.3%，流産9.7%であった．正期産のうち経腟分娩は43%，帝王切開は57%であった．以前の集計では経腟分娩が半数を占めていたが，近年，筋腫核出後は紹介医で妊婦健診している症例が多く，このため安全を考慮し帝切する例が増加しているものと思われる．流産は9例(9.7%)みられたが，そのうち1例は術後5週の臍帯過捻転による胎児死亡，もう1例は術後9週の早剥(胎盤と核出筋腫は離れていた例)であり，筋腫核出術が原因と考えられる流産は7例(7.6%)であった．

妊娠合併子宮筋腫の核出術の手技上の留意点の詳細は他稿[7)8)]を参照していただきたいが，おもな留意点には次のようなものがある．

①筋腫核を正しい剥離層で核出する．
②子宮収縮抑制剤を点滴しながら手術するが，軽度筋腫を牽引することが，正しい剥離層発見，核出時の出血量減少に有用である．
③仕上がった状態を常に頭に描き，切開の部位，方向，大きさを決定する．
④複数の筋腫核のある場合には，妊娠部の保護，手術操作のしやすさを考え，核出する順

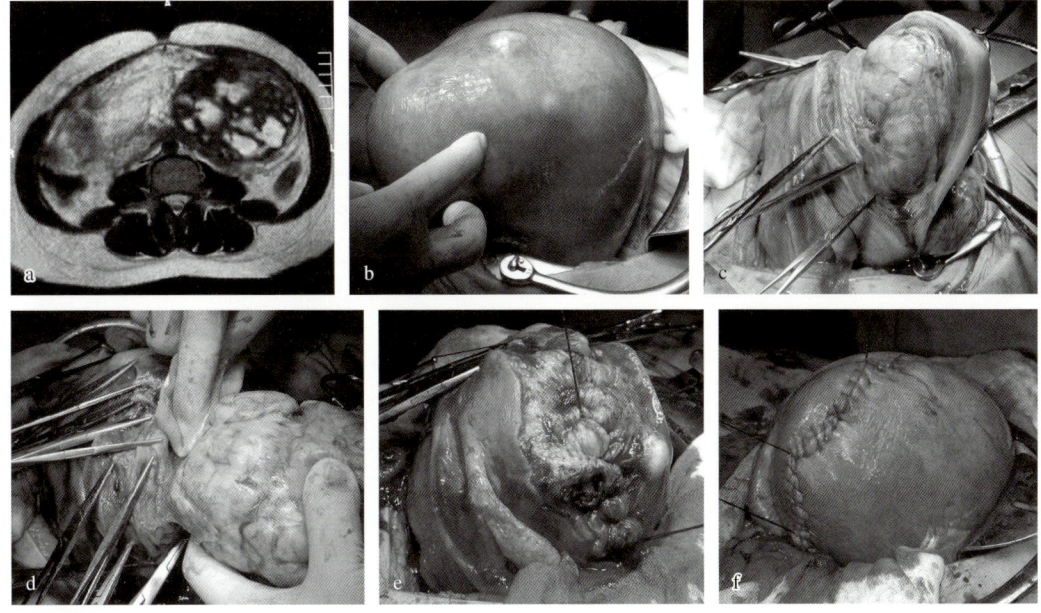

図1 妊娠時の筋腫核出（妊娠 15 週 4 日）（口絵 14）

a）b）子宮左前壁に 18×12×10 cm の変性筋腫を認め，筋腫は胎盤に接している．
c）子宮収縮抑制剤を点滴しながら，筋腫を軽度牽引しながら切開する．正しい層で剥離すればほとんど出血しない．
d）底部は胎嚢，胎盤に近いため慎重に操作する．
e）通常，合成吸収糸で 3 層縫合する．
f）筋腫核出後の子宮．本例では 13×12×10 cm，560 g と 7×5×5 cm，120 g の筋腫を核出した．

番を慎重に検討する．
⑤死腔や血腫を作らないように縫合する．このためには，まず死腔が残らないように糸をかけ，全部かけたあとで順次結紮．
⑥表層は癒着の起りにくい縫合を心がける．
⑦妊娠子宮は出血しやすいため，出血を減少させるためにも日頃から正しい層で，迅速な手術操作ができるよう身につけておく．
図1に症例提示する．

分娩時の取り扱い法

妊娠末期に筋腫の大きさ・位置・個数，胎児の大きさ，胎位，胎盤の位置，妊娠中に筋腫核出した場合はその時の創部の状態などを総合評価し，経腟分娩するか帝王切開するか決定する．当科では，妊娠中の筋腫核出術例でも条件が整えば経腟分娩し，帝切時に存在する筋腫はすべて核出の方針で管理している．

1．経腟分娩

経腟分娩する場合には，表2に示した陣痛異常，回旋異常，大量出血などの合併症が起こることを念頭において分娩管理する必要がある．

2．帝王切開[9)10)]

筋腫合併例の帝切は難易度の高い手術となる．留意点としては，下記のような多くのことがある．
①胎位，胎勢異常を伴うことが多い．
②胎盤位置異常を伴う場合がある．
③筋腫が子宮下部前壁，側壁にある場合は通常の子宮下部横切開では娩出できない可能性がある．
④下部横切開できたとしても，破水と同時に胎位異常を起こすことがある．
⑤筋腫のために児の先進部が浮遊していることが多く，うまく先進部を把持しないと，児娩

出が困難になる．
⑥筋腫のために血管が豊富になり，子宮壁切開時に出血量が多くなる可能性がある．また，壁が厚く切開部を伸展しにくい．
⑦児娩出後に子宮収縮不良で出血量が増す可能性がある．特に筋腫部に胎盤が付着していた場合には出血量が多くなる．

3. 帝切時の筋腫核出術[11]

当科では帝切時の筋腫は原則として全例核出しているが，これまで手術時の大量出血，術後の感染を心配し一般には行わない方がよいとされてきた．これまでの報告で許容される場合として，①非妊娠子宮の筋腫核出に習熟している術者が行う，②簡単に切除しうる有茎性漿膜下筋腫や術創にかかる筋腫，子宮前壁の筋腫で核出容易なものがある[11]．

しかし，帝切時に筋腫を残したままにすると，症例に提示したように，①子宮収縮不良，②悪露の滞留，持続，③子宮内膜炎，④残した子宮筋腫の増大，⑤月経異常，⑥不妊症，⑦入院，手術回数の増加，⑧次回，妊娠時の流産，

表6　帝切時の筋腫核出術（5 cm 以上の筋層内筋腫）

年齢	33.4±3.1 歳	
初経産	初産婦　39 例	経産婦　19 例
手術週数	37.5±1.43 週	
早期産	8 例	8/58（13.8%）
核出個数	2.0±1.2	（1〜11 個）
最大筋腫径	7.8±2.4 cm	（5〜13 cm）
全体出血量	773±331 mL	（198〜1,880 mL）
筋腫核出の出血量	240±135 mL	（13〜1,370 mL）
手術時間	69.5±18.3 分	

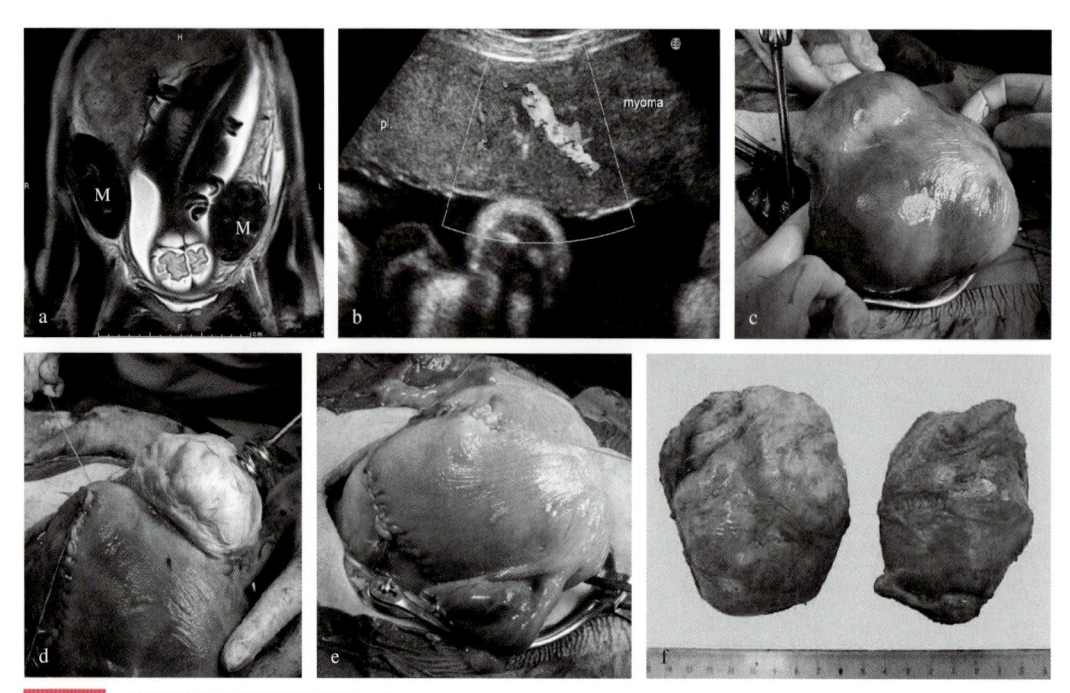

図2　帝切時の筋腫核出（口絵 15）

a）子宮下部側壁からその上方にかけて，左 9×5×7 cm，右 11×5.5×7 cm の筋腫（M）を認めた．
b）胎盤は筋腫の上にあり豊富な血流を認める．
c）児娩出直後の状態を示す．
d）子宮収縮剤を点滴し強く牽引することにより正しい層が発見でき，出血を軽減できる．
e）手術終了時の状態を示す．
f）2 個の筋腫を帝切時出血（羊水込み）900 mL，筋腫核出時出血 190 mL で終了した．

早産，子宮内胎児死亡の可能性，⑨次回妊娠時に長期入院の可能性など多くのデメリットが考えられる．

当科で，帝切時に筋腫は全例核出を決定するにあたり，88例の帝切時の筋腫核出を行った時点でレビューしてみた．このうち，特に問題になりそうな5 cm以上の筋層内筋腫核出例の58例のデータを表6に示す．1〜11個の筋腫を核出し，その最大筋腫径は5〜13 cmであった．筋腫核出に伴う出血は240±135 mL（13〜1,370 mL）で，1,000 mL以上の出血は2例あり1例は頸部後壁の13 cmの筋腫，もう1例は10 cmの筋腫が2個ありその一つが頸部後壁筋腫であった．本例では，自己血600 mL輸血した．最近の大きな筋腫6例は自己血を準備して手術しており，58例のうち保存血輸血例はなかった．

帝切時の筋腫核出術についてもその手技上の詳細は他稿[10)11)]を参照いただきたいが，難易度の高いものでは自己血を準備し，前述した妊娠時の筋腫核出術の注意点のほかに，子宮収縮剤を使用することと，強く牽引しながら行うことが要点である．図2に1例提示する．

●●● おわりに ●●●

妊娠に合併した筋腫の取り扱いに関しては現在でも保存的療法が主流であるが，筋腫核出が非常に有効な症例がかなりあるのも事実である．手術が敬遠されるおもな理由は手術時の大量出血と流産の危険性であるが，自験例では妊娠中の筋腫核出手術が原因と考えられる流産は7.6％であり，決して高いものでなく，いくつかの点に注意すれば安全に手術でき，87％の患者では術前にみられた症状が術後には完全に消失し通常の妊婦と同様の生活が可能になるためメリットは大きいと考える．

帝切時の筋腫核出についても，記載したいくつかの点に留意して行えば，安全に実施できる手術であり，一定の技量をもった術者のいる施設では実施してよいと考える．

●文　献

1) 平松祐司：婦人科腫瘍合併妊娠の取り扱い―子宮筋腫．日産婦会誌 2007；59：N545-550．
2) 平松祐司：子宮筋腫合併妊娠の管理．平松祐司（編著）：子宮筋腫の臨床．メジカルビュー社，2008：pp227-235．
3) Rice JP, et al：The clinical significance of uterine leiomyomas in pregnancy. Am J Obstet Gynecol 1989；160：1212-1216.
4) Phelan JP：Myomas and pregnancy. Obstet Gynecol Clin North Am 1995；22：801-805.
5) Lev-Toaff AS, et al：Leiomyomas in pregnancy：sonographic study. Radiology 1987；164：375-380.
6) Coronado GD, et al：Complications in pregnancy, labor, and delivery with uterine leiomyomas：a population-based study. Obstet Gynecol 2000；95：764-769.
7) 平松祐司：妊娠時の子宮筋腫核出術．平松祐司（編著）：子宮筋腫の臨床．メジカルビュー社，2008：pp189-195．
8) 平松祐司：妊娠中の筋腫核出術．櫻木範明（編）：OGS NOW4 産科手術．メジカルビュー社，2010：pp106-113．
9) 平松祐司：子宮筋腫と帝王切開．産と婦 2007；74：150-153．
10) 平松祐司：帝王切開時の対応 子宮筋腫に関連した出血．竹田　省（編）：OGS NOW10 産科大出血．メジカルビュー社，2012：pp144-153．
11) 平松祐司：帝王切開時の子宮筋腫核出術．平松祐司（編著）：子宮筋腫の臨床．メジカルビュー社，2008：pp196-203．

各論 ● 第2章 子宮内膜症

1 発生機序

生水真紀夫　柿沼敏行
千葉大学大学院医学研究院生殖医学

> **Point**
> - 子宮内膜症は，慢性全身性の疾患である．
> - 内膜症は多因子遺伝であり，複数の遺伝子と環境因子とが関与して発生する．
> - 子宮内膜症腹膜病変の発生機序としては，経卵管性自家移植説と体腔上皮化生説が有力である．
> - チョコレート嚢胞・ダグラス窩深部病変・腺筋症の発生には，それぞれ異なる機序が推定されている．

子宮内膜症の発生機序には，子宮内膜の自家移植，体腔上皮の化生，Müller管遺残など諸説がある．さらに，同じ子宮内膜移植でも，移植ルートや移植細胞の起源により複数の説があり，混沌としている．本稿では，これらの発症機序について，若干の私見を交えて概説する．

内膜症の発生機序に示唆を与える臨床的観察

子宮内膜症の原因あるいは発生機序は，主として臨床病理学的観察と動物実験モデルを用いた検証をもとに提唱されてきた．最近の臨床的観察のうち，注目すべき視点を二つ指摘しておく（図1）．

慢性全身性の疾患

子宮内膜症は良性疾患であるが，転移や播種・再発をきたすなど悪性腫瘍に似た特徴を有しており，類腫瘍に分類される．卵巣癌にはしばしば子宮内膜症の合併がみられることが以前から知られていたが，最近ではチョコレート嚢胞が実際に悪性腫瘍の発生母地となることが確認され，いわゆる前癌病変としての理解が進んでいる．K-ras変異の関与など悪性腫瘍の視点から発生機序へのアプローチが始まっている．

また，将来の動脈硬化などの発症につながる慢性炎症性疾患としての性格をもち合わせた病態であることも最近明らかにされつつある[1]．

このような前癌病変，慢性炎症性疾患としての性格は，性成熟期を過ぎても継続されるものであり，内膜症が単にエストロゲン依存性で閉経後に自然治癒する疾患とはいいきれないことを示している．すなわち，内膜症の発生には，異所性内膜の発育を許可・促進する微小環境（micro environment）だけでなく，全身的な環境や遺伝的な背景も重要である．性成熟期の活動性内膜症としての視点に加え，生涯を通じて様々な病態を引き起こす生活習慣病的な視点からも内膜症をとらえる必要がある．

排卵とエストロゲンは独立した病態関連因子

子宮内膜症治療には，GnRHアゴニスト，低用量経口避妊薬（oral contraceptive：OC），プロゲスチンなどが用いられる．GnRHアゴニスト

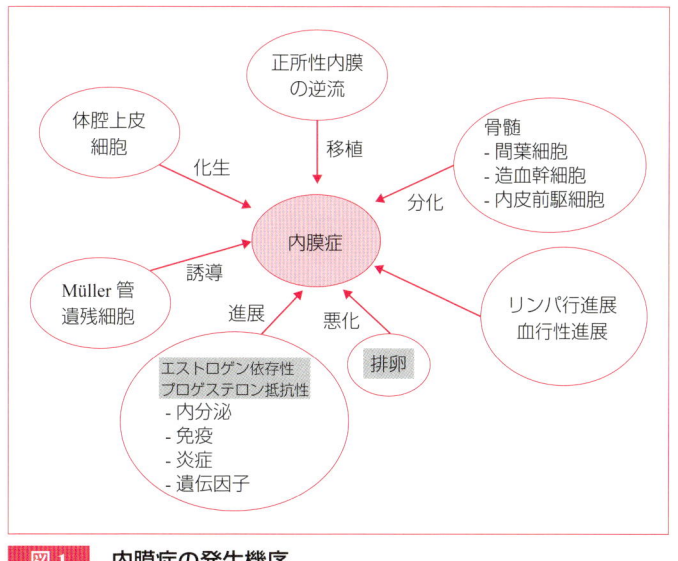

図1 内膜症の発生機序

〔Burney RO, et al：Pathogenesis and pathophysiology of endometriosis. Fertil Steril 2012；98：511-519 より引用・改変〕

は早期に内膜症病巣の萎縮と症状の消失をもたらすが，プロゲスチンは長期継続投与により内膜症組織の萎縮を誘導する．一方，低用量OCの内膜症縮小効果は弱い．このように，同じ無排卵を引き起こす薬剤でありながらこれらの3薬剤には病変の萎縮効果や症状の緩和効果に大きな違いがある．この差異は，エストロゲンレベルの違いと関連しているように思われる．すなわち，GnRHアゴニストはエストロゲンレベルを強く低下させるのに対し，プロゲスチンによるエストロゲン低下はGnRHアゴニストより軽微である．低用量OCでは，逆にエストロゲンを投与する．このように，子宮内膜症の病態や症状に排卵の存在が重要であることに疑いはないが，さらにこれとは独立してエストロゲンが病態に関与していると考えられる．内膜症の発生や病態，さらには治療戦略を考えるにあたり，排卵抑制とエストロゲンの二つの因子を分けて考えるのがよいと思われる．

たとえば，エストロゲン単独の補充投与は閉経後のダグラス窩深部内膜症病変を悪化させる可能性がある．逆に，このような症例ではエストロゲン合成酵素阻害薬が奏効することがある．

子宮内膜症発生機序（図2）

1. 子宮内膜の自家移植

Sampsonによって提唱された説で，月経血中の正所性子宮内膜組織が卵管を経由して，骨盤腔内に至り，腹膜に生着して浸潤・増殖することにより内膜症が発生するという（図2a）．生着後，腹膜側からの新生血管により血液が供給され，腺組織が増殖して活動性病変（赤色病変）を形成する[2]．その後，増殖した腺組織の一部が剝脱し，腹腔内遊離片となって再び腹膜に生着し，播種性進展（転移）に寄与すると考えられている．一方で，剝脱後に腹膜に残った病巣では，再生と剝離がくり返され，炎症性反応と線維化が進行して瘢痕が形成されていく．やがて，血管を失いヘモジデリンが沈着して非活動性病変（黒色病変）へと推移していく．さらに，瘢痕化が進むといわゆる白色病変となる．

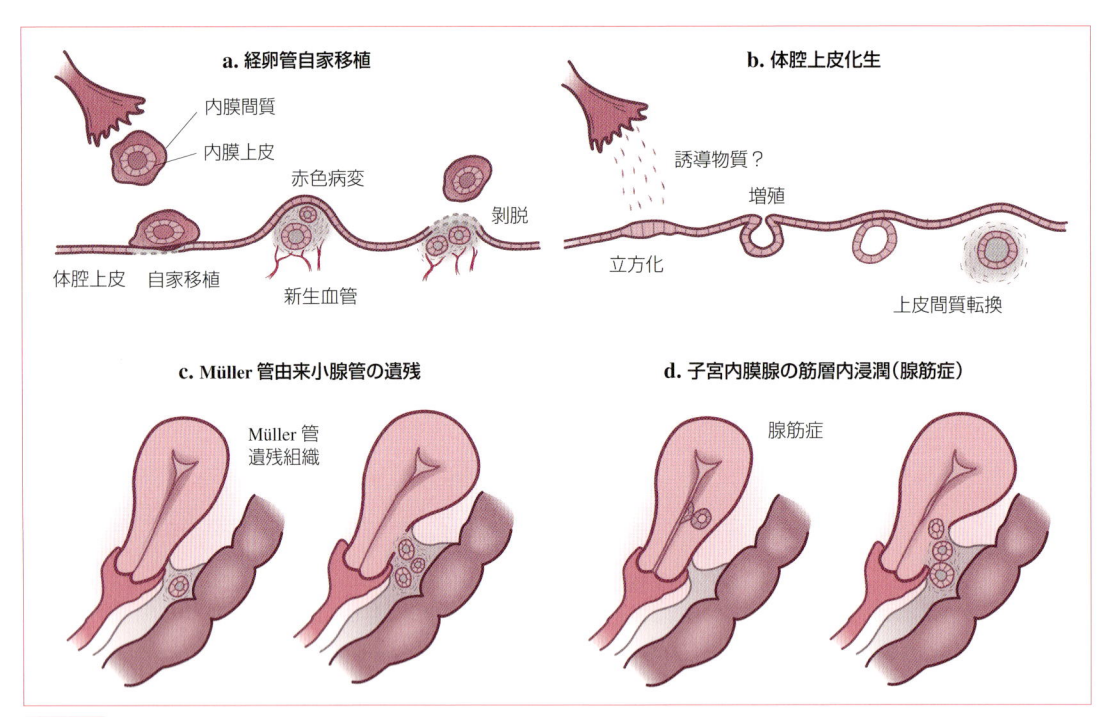

図2　内膜症の発生機序仮説

a）経卵管自家移植：腹膜に生着した内膜組織は，新生血管からの血流を受けて活動性病変（赤色病変）を形成する．体腔側に増生した組織の剝脱と再生をくり返しながら線維化（瘢痕化）が進行する（非活動性病変）．
b）体腔上皮化生：体腔上皮が，立方化を経て子宮内膜上皮様細胞に化生する．さらに，上皮間質転換により内膜間質様細胞が生じる．逆流血に含まれる何らかの因子が，局所で化生のプロセスを促進している可能性がある．
c）Müller管由来小腺管の遺残：胎生期にはMüller管下端と泌尿生殖洞との癒合部分に複数の腔が現れ，それらが融合することで，最終的に両者が連続する．この小腺管の一部が癒合せず遺残し，何らかの機序で成人期に発育を開始して深部病変を形成する．遺残は小腺管そのものではなく，小腺管への分化能を有する細胞とする考えもある．
d）子宮内膜腺の筋層内浸潤（腺筋症）：正常子宮では，何らかの機序により正所性子宮内膜が基底層を越えて筋層に浸潤することが阻止されている．この機序が破綻すると（搔爬や手術などの物理的な操作も原因となる），内膜が筋層内に侵入して腺筋症が形成される．

　実際，月経血の逆流は，70〜90％の女性に認められる．また，月経血および月経中の女性骨盤内貯留液中に増殖可能な子宮内膜細胞が含まれていることが確認されている．

　子宮内膜症は，左側に多く，広靱帯後面・直腸腟靱帯・ダグラス窩腹膜などにみられることが多いが，これは移植片が腹腔内液の左回りの流れに乗って腹腔内を移動することで説明できる[3]．上腹部の子宮内膜症では，しばしば右横隔膜下面に認められる理由も腹腔内の腹水流を考慮すると移植説により説明が可能である[4]．機能性子宮内膜を有する副角症例では，月経血の逆流側の卵管采近傍（頭側）に内膜症病変を認めることが多いことも経卵管自家移植説を支持する．

　腹膜深部（＞5 mm）に及ぶ内膜症病変や直腸腟病変は，内膜症を発症してから年数を経た症例が多く，逆に若年者の多くは内膜表層病変のみを有する．これに対し，機能性副角症例により月経血逆流を生じた症例では，若年者においても高度の内膜症病変をみることがある．これらの観察は，腹膜表層に移植された内膜症病変が時間をかけて深部に浸潤していくこと，逆流が高度の症例では病態の進行が早いと考えることで経卵管自家移植説により説明できる．

　このように内膜症に関する臨床的観察事項の

多くを，経卵管自家移植説により説明することが可能である．しかし，月経血逆流のみられる女性すべてに子宮内膜症が発症するわけではないことから，月経血の逆流は子宮内膜症発症の必要条件であっても十分条件ではない．内膜の異所性生着を許容する免疫学的な異常が背景にあると推定されている．

さらに，卵巣のチョコレート囊胞の発生には，経卵管性逆流血のほかに，リンパ行性の逆流によるものが存在するとの指摘もある[5]．さらに，チョコレート囊胞では内膜症組織上皮細胞の供給源として正所性子宮内膜のほかに，後述する卵巣表層上皮からの化生上皮などの可能性も考えられている．

最近われわれは，内膜症発生機序に示唆を与える興味深い症例を経験した．10歳代から強い月経困難症があり，子宮体部右側筋層内に3 cmの単房性腺筋腫を認め若年性囊胞性腺筋腫（juvenile cystic adenomyoma）として管理されていた28歳の症例である．開腹したところ，非交通性右副角と痕跡的右子宮頸部とを認めた．両側の卵管は左子宮由来の子宮底に連続していて，子宮底および体部の形状は左右対称で正常形態であった．術前に若年性囊胞性腺筋腫と推定されていた囊胞性病変は，非交通性副角の機能性内膜であった．腹膜表層には内膜症病巣がみられなかったが，膀胱子宮窩腹膜の深部で側臍鞘帯に沿うように深部内膜症病変を認めた．この深部病変はその背側で副角に連続していたことから，副角からのリンパ行性あるいは血行性の進展が疑われる症例であった．比較的若年でありながら，腹膜下の深層に内膜症病変が存在したこともリンパ行性の進展と考えると説明ができる．しかしながら，炎症性細胞やそのメディエーターなどを介した体腔上皮の化生説（後述）による説明も可能かもしれない．

マウスでは，子宮内膜の自家移植により内膜症モデルが様々な手法で作成できることが，内膜症の移植説を支持する根拠の一つとなっている．正所性子宮内膜組織を免疫不全マウスに移植する方法のほか，最近では免疫学的に欠損のないマウスを用いた移植モデルも作成されている．K-rasをコンディショナルに活性化させた子宮内膜の剝奪片をC57BL/6野生マウスの腹腔内に移植すると高率に内膜症病変が形成される[6]．一方，K-rasを腹膜上皮で活性化させたマウスモデルでは内膜症は生じない．これらの観察は，子宮内膜の移植説を支持する[7]．

2. 体腔上皮化生

胎生期に，体腔上皮（coelomic epithelium）が陥入してMüller管が形成される．腹膜中皮や卵巣表層上皮も体腔上皮由来であることから，個体発生後に腹膜中皮や卵巣表層上皮が何らかの刺激によって，あらたにMüller管由来の内膜上皮および間質へと化生し，子宮内膜症の発生起源となる可能性がある（**図2b**）．卵巣表層上皮がK-rasの活性化により化生をきたし，子宮内膜症病巣を形成することがマウスで示されている[8]．後述するように，卵巣表層上皮の化生は，チョコレート囊胞の発生起源を説明する有力な仮説の一つとなっている．

3. Müller管遺残

胎生期にMüller管上皮に分化した細胞が成人期まで遺残しており，何らかの刺激で内膜細胞に分化・増殖し，内膜症が発生するとの説である．腹膜上皮（体腔上皮）のうちMüller管上皮，さらには子宮内膜への分化が運命づけられているがいまだ分化を完了していない細胞をMüller管遺残細胞と理解すると，化生説に近い．家兎で，このような細胞の存在が証明されているが，ヒトでの証拠は得られていない．

一方で，Müller管由来小腺管の遺残が深部病変の起源となっている可能性がある（**図2c**）．胎児骨盤臓器の組織学的観察によれば，直腸腔中隔・直腸固有筋層・子宮体下部筋層内にサイトケラチン7とCA125陽性のMüller管由来の遺

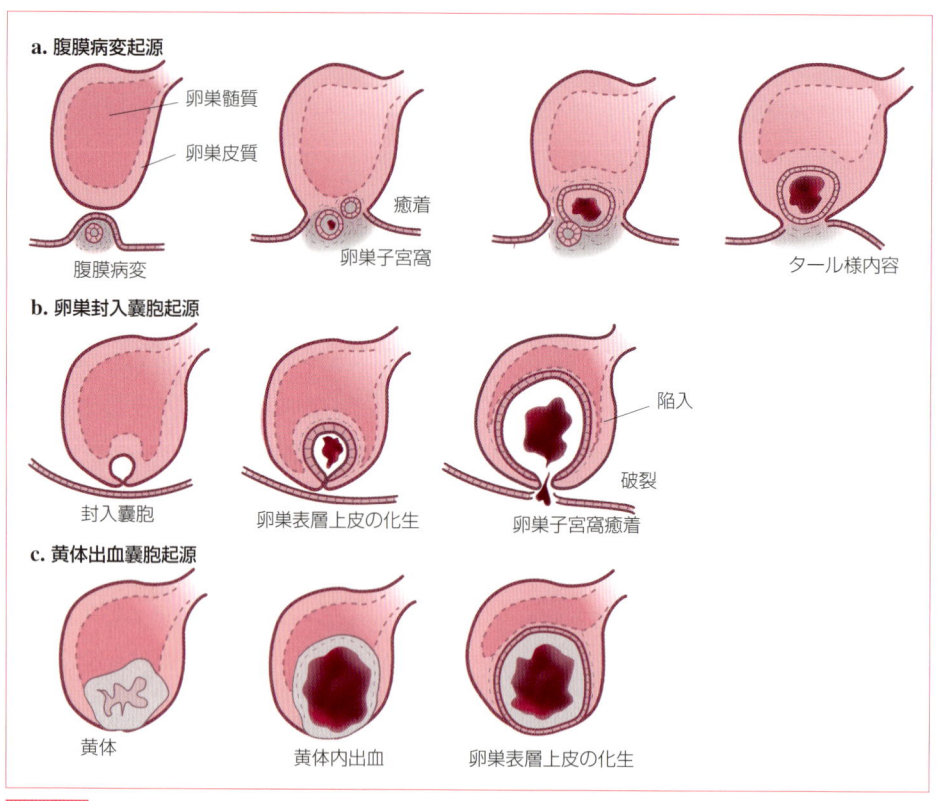

図3 チョコレート嚢胞の発生機序仮説

〔Nisolle M, et al：Peritoneal endometriosis, ovarian endometriosis, and adenomyotic nodules of the rectovaginal septum are three different entities. Fertil Steri 1997；68：585-596．Vercellini P, et al：'Blood On The Tracks' from corpora lutea to endometriomas. BJOG 2009；116：366-371 より引用・改変〕

残腺管上皮が高頻度に認められる．その周囲にはCD10陽性で，内膜間質細胞の特徴を示す間質が存在している．この部位は，胎生期に多中心性に発生した小腺管が相互に癒合して最終的に泌尿生殖洞とMüller管の交通が形成される部位にあたる．癒合の際に取り残された小腺管が，直腸腟中隔に存在する深部病変や腺筋症の発生機序となっている可能性がある[9]（図2c）．

月経血などに含まれる何らかの生理活性物質により体腔上皮やMüller管上皮への分化が外因性に誘導されるとの考えによれば，移植説の解説の項で述べた月経血の逆流と内膜症発生部位との関連性を，体腔上皮化生説やMüller管遺残説によって説明することが可能である．

4. 骨髄由来細胞の分化

骨髄（間葉細胞，造血幹細胞前駆細胞，血管内皮前駆細胞など）由来細胞が子宮内で子宮内膜上皮に分化しうることが示されている．機能性子宮内膜をもたないRokitansky-Küster-Hauser症候群の患者やエストロゲン治療を受けた男性の前立腺癌患者に発生する異所性子宮内膜（内膜症）の発生機転を説明できる．

5. チョコレート嚢胞

チョコレート嚢胞の多くが，骨盤側壁との間に癒着を有し，この部位から卵巣皮質が陥入を形成している[10]．これらの観察に基づき，チョコレート嚢胞の発生機序はおおむね以下のように推定されている．

先に述べたように，リンパ流や腹水の貯留な

どの理由から，内膜症腹膜病変を有する患者の多くが仙骨子宮靱帯付近の骨盤壁に腹膜病変を有している[11]．この部位は卵巣窩の下端に近く，卵巣の遊離縁が骨盤壁に生理的に接する部位である．腹膜の内膜症微細病変に生じた炎症の結果，この部位で卵巣表面との間に癒着が生じ，内膜症病変が卵巣皮質で被包されると，月経血が貯留した偽性嚢胞が形成される（図3a）．貯留液の蓄積により偽性嚢胞は増大し，偽性嚢胞壁として取り込まれた卵巣嚢胞壁は進展し菲薄化していく．幸いなことに，病変の初期に骨盤壁との癒着面に取り込まれた卵巣皮質が偽性嚢胞壁を形成するので，これに関与しなかった卵巣皮質は，極端に増大したチョコレート嚢胞によって伸展されることがない限りおおむね正常な卵巣皮質として残存できる．

偽性嚢胞壁の内膜様組織の由来として，腹膜病変のほかに卵巣表層上皮の化生上皮，子宮内膜からのリンパ行性あるいは血行性転移なども考えられる．このうち，卵巣表層上皮の化生説によれば，無症候性の卵巣にみられる封入嚢胞（inclusion cyst）が起源である[2]（図3b）．この説によれば，骨盤側壁との癒着のないチョコレート嚢胞や，機能性子宮内膜をもたないRokitansky-Kuster-Hauser症候群患者にチョコレート嚢胞が形成される理由なども説明できる．腹膜病変由来の癒着をその起源とする説では癒着によって形成される偽性嚢胞（チョコレート嚢胞）のほとんどが単房性であることは説明しにくいのに対し，卵巣表層の封入嚢胞由来説では初期のチョコレート嚢胞のほとんどが単房性に発生する理由を説明できる．また，チョコレート嚢胞では，手術既往例を除くと卵巣実質に深く入り込むような病変をみることがほとんどない理由もよく説明できる．封入嚢胞の表層上皮由来化生細胞がチョコレート嚢胞の起源とする説では，チョコレート嚢胞と骨盤壁との癒着や腹膜病変との共存は，チョコレート嚢胞の破綻により形成されると推定される．

このほかに，大きなチョコレート嚢胞は卵巣の機能性嚢胞が内部に内膜様組織を取り込んで形成されたものであるとの説がある．また，チョコレート嚢胞摘出術後の再発経過の超音波断層法による観察などから，黄体およびその出血嚢胞が起源となり，その中に既存の内膜症細胞が取り込まれて再発チョコレート嚢胞を形成する可能性が指摘されている[12]（図3c）．卵巣出血が起源とする考えは，タール様血液が認められるのは卵巣チョコレート嚢胞にほぼ限られることを説明しやすい．腹膜病変にタール様内容の貯留を認める症例はまずないことから，チョコレート嚢胞の起源を腹膜病変に求めることには無理があるとの指摘がある（図3a）．

このように，子宮内膜症発生起源には諸説があり，結論が得られていない．これまでは子宮内膜移植説を支持する研究者が多かったが，最近では化生説を支持する研究者も増え，腹膜病変・卵巣チョコレート嚢胞・ダグラス窩深部病変で発生機序が異なっていると考える研究者も多くなっている．異なる複数の発生機序を想定する一方で，しばしば認められる腹膜病変とチョコレート嚢胞との合併，直腸腟中隔の深部病変と子宮後壁腺筋症との連続性病変などについても発生機序の面から理解が始まりつつある（図2d）．

いずれの発生機序においても，子宮内膜症の発育進展には環境要因（内分泌を含む），遺伝的要因，正所性子宮内膜の変化，腹腔内環境異常，免疫学的因子，子宮内膜症組織での遺伝子変化など種々の要因が関与していると考えられている（図1）．実際には，これらが単独であるいは共同して内膜症の発生および進展に関与しているものと推定される[7]．

以下に，内膜症の発症および進展に関連する因子について概説する．

子宮内膜症の発症および進展に関連する因子

1. 免疫監視機構

子宮内膜の異所性生着，その後の浸潤性増殖や局所の炎症性反応など複数のステップに免疫機構が関与している．

腹腔内や卵巣表面など子宮内腔外に存在する正所性子宮内膜由来細胞は，通常異物として認識されて免疫学的に排除される．ところが，内膜症患者ではこの免疫監視機構が機能せず，内膜の排除能が低下している．

内膜片が排除を免れる機構については，複数のメカニズムが想定されている．第一は，solubule intercellular adhesion molecule-1 (ICAM-1) による機序である．正常者では，腹腔内リンパ球が lymphocyte function-associated antigen-1 (LFA-1) を発現しており，これが腹腔内に逆流してきた正所性内膜が発現する ICAM-1 に結合し，NK 細胞に提示することで，正所性内膜細胞を排除していると考えられている．内膜症患者の子宮内膜では，組織内の内膜間質細胞が solubule ICAM-1 を産生し，これがリンパ球の LFA-1 をマスクすることで NK 細胞が細胞障害性に作用できなくなるという機序である．第二は，子宮内膜細胞が B-cell CLL/lymphoma 2 (BCL2) の発現を亢進させてアポトーシスを回避する機序である．第三の機序は，Fas receptor ligand (FasL) を介する機序で，内膜細胞は FasL 発現を亢進させ，これが Fas 陽性 T 細胞に作用してアポトーシスを誘導する．この結果，T 細胞からの攻撃を免れることができる．内膜細胞で発現が亢進する HLA class I も，内膜細胞の免疫学的攻撃からの回避に寄与していると考えられている．

このように内膜症患者では，腹腔内の逆流内膜組織片に対する免疫学的監視・排除機構が低下して，内膜組織の長期生存を許容する状況にあると推定されるが，一方で，腹腔内マクロファージ等の免疫担当細胞は「活性化」状態にあり炎症性サイトカインや血管増生因子などを多量に産生する．これに加えて，増加した炎症メディエーターに対する内膜症上皮間質細胞の反応性も亢進している．この結果，内膜症病変では強い炎症反応が惹起され，癒着や疼痛などの症状の原因となっているほか，内膜症上皮間質細胞自体の増殖や浸潤を促進している可能性がある[13]．

子宮内膜症患者では，しばしば自己免疫疾患の合併が認められることも，免疫系の内膜症発症への関与を示唆する所見である．正所性内膜の自家移植は免疫学的寛容ととらえることができるが，自己免疫疾患の病態はむしろ非寛容であり，内膜症における免疫系の変調が単純ではないことが示唆される．免疫抑制剤を長期投与し内膜症の発生が増加しないことも，内膜症における免疫異常が単純でないことを示している．

2. 炎症性サイトカイン

子宮内膜症では，腹腔内マクロファージなどからのサイトカイン産生が亢進しており，腹水や循環血液中での濃度が上昇している．これらのサイトカインは，先に述べた免疫学的監視機構のほか，細胞の増殖・分化・遊走，血管新生などを介して，子宮内膜症の病態形成に関与している．

このようなサイトカインには，IL-1β, IL-2, IL-6, IL-8, IL-10, IL-13, IL-15, IL-17, IL-18, tumor necrosis factor-alpha (TNFα), platelet activating factor (PAF), fibroblast growth factor (FGF), macrophage derived growth factor (MDGF), hepatocyte growth factor (HGF), vascular endothelial growth factor (VEGF), 等がある．

IL-1 は，単球やマクロファージで産生され，正常な免疫反応や炎症反応に重要な役割を担っている．内膜症患者の腹水や内膜症組織で増加

しているIL-1βはsoluble ICAM-1の産生を増加させて免疫監視機構の変調に関与している(前述).また,regulated on activation normal T cell expressed and secreted(RANTES)を誘導して,単球の遊走を促進する.遊走した単球やマクロファージはIL-1を分泌するので,炎症反応はますます増強される.

IL-6は,免疫担当細胞のほか,子宮内膜上皮や内膜間質でも産生される.子宮内膜上皮や内膜間質では,エストロゲンおよびIL-1・TNFαなどがIL-6産生を促進し,産生されたIL-6がケモカイン(IL-8, monocyte chemotactic protein-1〔MCP-1〕)や接着分子(ICAM-1, vascular cell adhesion molecule-1〔VCAM〕など)を誘導して炎症反応を惹起する.すなわち,IL-6は内分泌シグナル(エストロゲン)と免疫炎症シグナル(IL-1, TNFα)の接点(ゲートウェー)に位置するサイトカインである.内膜症患者では,IL-6の血中レベルが高いとする報告と差がないとする報告とがある.

IL-8は,単球やマクロファージで産生され,白血球を遊走させる.また,VEGFとともに新生血管を誘導する.腹膜病変のうち,自家移植後早期に移植片と腹膜との接着面に形成される新生血管が病変の活動性に重要な役割を果たしていると考えられている.この新生血管が透見されることから,この活動性病変は赤色病変として観察される.

TNFαは,内膜症細胞の増殖を刺激するほか,IL-8をはじめ様々なサイトカインを誘導することで内膜症の初期病態の形成に関与する.内膜症患者では,TNFαの血中濃度が上昇しており,腹水中濃度は内膜症の重症度に比例するとされる.

VEGFも,内膜症の重症度に比例して腹水中濃度が上昇する.内膜症細胞の増殖を刺激するほか,血管新生を誘導する.抗VEGF抗体やsoluble flt-1(VEGF受容体アゴニスト)の投与により,内膜症の発症進展が抑制されることが動物実験で示されている.

3. 遺伝的素因

内膜症には家族内集積性が認められる.第1度近親者に内膜症患者がいる場合の罹患リスクは7倍に上昇する.

近年Genome-Wide Association Studiesなどによる網羅的なsingle nucleotide polymorphism(SNP)解析が盛んに行われた結果,子宮内膜症の発症に関する因子として*interleukin 1α(IL-1A)*や*VEGF*,*E-cadherin(CDH1)*,*CDKN2B antisense RNA 1(CDKN2B-AS1)*,*nuclear factor (erythroid-derived 2)-like 3, homeobox A10, wingless-type MMTV integration site family, member 4(WNT4)*,*Rho family GTPase 3, fibronectin1, inhibitor of DNA binding 4, dominat negative heliz-loop-helix protein*などが同定された[14]〜[20].内膜症は,これらの複数の疾患感受性遺伝子に環境要因が作用して発症する多因子遺伝疾患と理解される.

*WNT4*は,*WNT*遺伝子ファミリーに属する遺伝子で,発生の特に性決定の初期に精巣形成を抑制し,雌への分化を促進する重要な遺伝子である.腫瘍形成にも関連していることが示唆されている.*WNT4*変異のホモが46, XX Sex Reversal with dysgenesis of Kidneys, Adrenals, and Lungs(SERKAL)症候群をきたすこと,ヘテロが腎低形成となることなども最近明らかにされている.しかし,*WNT4*がどのようにして内膜症の発症と関連するのかはわかっていない.

*CDKN2B-AS1*は,強い心血管疾患リスク因子として同定された遺伝子で,ある種の癌や2型糖尿病との関連も認められている.SNPが本遺伝子の発現量を変えることが知られており,疾患感受性の機序の一つと推定されている.その他,polycomb repressive complex-1(PRC1)と結合してエピジェネティックな転写抑制をもたらす,スプライシングバリアントがnon-coding RNAとして転写抑制に働くなどの機序も知られている．しかし，内膜症のリスク因子となる理由はわかっていない．

4．ステロイドホルモン

1）エストロゲン

内膜症は，初経から閉経までの有経期に発症し，例外特に初経前の発症は少ない[21]．したがって，卵巣機能が内膜症の発育進展に関与していると考えられている．

エストロゲンは，それ自体が内膜細胞の増殖を促進するとともに炎症性サイトカインやケモカインあるいはPGE2などの生理活性物質の産生を促して内膜症局所での病態形成に重要な役割を果たしている．GnRHアゴニストなどの内膜症治療効果は，おおむね血中エストロゲン濃度の低下に相関していることは先に述べた．エストロゲンを含む低用量OCは排卵を抑制するが，内膜症の縮小効果は軽微である．これに対して，排卵抑制に加えてエストロゲンを著しく低下させるGnRHアゴニストでは，内膜症縮小効果は高い．一方，プロゲスチンの投与では，排卵は抑制され，エストロゲン値もGnRHアゴニスト投与ほどではないが低下する．したがって，その治療効果は，エストロゲンを投与する低用量OCと，高度にエストロゲンを低下させるGnRHアゴニストの間にある．

子宮内膜症に供給されるエストロゲンは，主として卵巣により産生されるが，そのほかに内膜症組織自体からも産生されている．後者が産生するエストロゲン（*in situ* estrogen）は卵巣に比し少量ではあるが，内膜症病変局所では相対的に強いエストロゲン効果を示す．これは，産生細胞の近傍で作用するために，血液による希釈や結合蛋白との結合による不活化を受けないためと考えられる．まれではあるが閉経後に直腸腟内膜症が進展して強い疼痛をきたす例があり，*in situ* で産生されるエストロゲンが発育促進因子となっていると推定されている．このような症例では，アロマターゼ阻害薬投与により局所でのエストロゲン産生を抑制することで症状の軽減が得られる[22]．内膜症腹膜病変などに対するプロゲスチン投与時に，アロマターゼ阻害薬を併用すると，疼痛や性交痛などの軽減効果が高まることが確認されている[23]．

2）黄体ホルモン

黄体ホルモンは，内膜組織の分化を誘導し増殖を阻止するのみならず，免疫抑制に働く．黄体ホルモンは，炎症促進とアポトーシス抑制作用とをもつ転写因子NF-κBの作用を阻止することで，免疫および炎症抑制作用を発揮する．炎症性サイトカインによるシグナルは，NF-κBを誘導することでさらに炎症反応を亢進させる．すなわち，炎症とNF-κB相互作用を介して，炎症反応を拡大し，内膜症の病変を進行させると考えられる．これに対して，黄体ホルモンはNF-κBを抑制することでこの悪性サイクルを断ち切る．

このように，エストロゲンが細胞増殖を刺激し，炎症促進性サイトカインやPGE2などを誘導して内膜症の発生に有利な組織内微小環境をもたらすのに対し，黄体ホルモンは細胞増殖の停止・炎症反応の阻止に働いて内膜症が発生しにくい環境を創出している．ところが，内膜症患者の内膜組織では，プロゲステロン受容体アイソフォームB（PR-B）が低下しているために，黄体ホルモンによる炎症抑制効果が低下しているという[24][25]．正常者では黄体ホルモンが多核白血球の内膜内遊走を抑制しているのに対し，内膜症患者では抑制が効かず，細胞外マトリックスのリモデリングが進み炎症反応が亢進する．

内膜細胞だけでなく，NK細胞やマクロファージなど免疫担当細胞にもPRとエストロゲン受容体（estrogen receptor：ER）が存在していることが明らかになっている．したがって，内膜症患者においては，全身の細胞で黄体ホルモンの炎症抑制効果が低下している可能性がある．内

膜症が，腹膜などに限局した性成熟期の一時的疾患ではなく，生涯を通じて心血管系リスクを上昇させるなど全身性の生活習慣病的な側面をもつことを説明する所見である．

このように，内膜症はエストロゲン作用が黄体ホルモン作用を上回っている状態あるいは，黄体ホルモン作用が相対的に低下している病態ととらえられることができる．前者にはエストロゲン合成酵素の局所発現などが，後者にはPR-Bの発現低下などが関与している．後者は，内膜症の特徴を黄体ホルモン抵抗性（progesterone resistance）としてとらえるもので，最近注目を集めている．

3）環境ホルモン

1976年のイタリアSevesoでポリ塩化ビフェニル（PCB）汚染後の住民調査やその後の報告などから，PCBをはじめとする環境ホルモンが内膜症発症に関与している疑いが生じた．その後の報告では，ダイオキシン類と内膜症の発症について，関連があるとする報告とないとする報告があって決着をみていない．サルを用いた前方視的実験でも，ダイオキシン類との関係を疑わせる報告と関連がないとする報告とがある．

ダイオキシン類はCYP1A1やAryl-hydrocarbon receptor（AhR）の発現を亢進させるが，内膜症組織ではこれらの遺伝子発現が亢進しており，内膜症組織がダイオキシン類の作用亢進状態にあることを示唆する所見と考えられている．ダイオキシン類（2, 3, 7, 8-tetrachorodibenzo-p-dioxin：TCDD）は，ERと拮抗することでPR-Bの発現を低下させる，AhRと結合してNF-κBをはじめとする様々な遺伝子発現を変化させてNK細胞の細胞傷害性を低下させる，胸腺萎縮とT細胞のアポトーシスを誘導するなどの作用があり，内膜症発症との関連が疑われてきた．しかし，環境ホルモンが内膜症の原因であることを示す確証はない．

4）NF-κB，鉄

NF-κBは，各種のサイトカインの転写亢進や細胞増殖亢進，アポトーシスの抑制に働き，内膜症における転写調節のマスターレギュレーターの一つと考えられている[26]．

内膜症病変に過剰に蓄積した鉄は，NF-κBの活性化を介して炎症反応を増強させる．長期の炎症反応が，チョコレート囊胞の悪性化に関与している可能性がある．

内膜症とエピジェネティクス制御

これまで述べてきたように，子宮内膜症組織では様々な遺伝子発現の変化が認められ，内膜症の進展に関与している．この遺伝子発現の変化とその維持に，エピジェネティクス制御がかかわっていることを示唆する報告が集積されている．

エピジェネティクス制御は，ゲノムDNAの塩基配列に依存せずに遂行される遺伝子発現制御で，体細胞分裂を経て生じる娘細胞に母細胞から安定して伝達される．シトシン（DNA）のメチル化修飾，ヒストン蛋白のメチル化あるいはアセチル化修飾の変化などがその本体である．

子宮内膜症では，ステロイドホルモン代謝酵素やその受容体（PR-B，ERβ）およびその発現制御にかかわる転写因子（steroidogenic factor-1）などにシトシンメチル化による制御に変化が生じていることが報告されている．また，細胞周期調節にかかわる因子（$p16^{INK4a}$，$p21^{Waf1/Cip1Waf1}$）にもヒストン蛋白（H3，H4）の脱アセチル化による制御の変化が報告されている．これらの遺伝子個別のエピジェネティクス制御の変化のほかに，DNAメチル化機構そのものにも変化が生じている可能性がある．

DNA(シトシン)メチル化修飾の変化

シトシンメチル化修飾は，CG 配列のシトシンの5位の炭素にメチル基が付加され CpG となったものである．ゲノム上には，このような CpG 配列が近接して頻繁に現れる数百 bp から 1 kbp の長さの領域(CpG アイランド)が多数存在する．ヒト遺伝子のおよそ70％が，そのプロモーター領域や遺伝子発現制御領域に CpG アイランドを有している．一般に，プロモーター領域の CpG アイランドが低メチル化状態のとき遺伝子発現が亢進し，高メチル化状態のときに遺伝子発現は抑制される．以下に，子宮内膜症の発育進展にかかわっている可能性のある遺伝子のメチル化制御について述べる．

1. Steroidogenic factor-1 遺伝子(SF-1)

SF-1 はオーファン核内受容体の一つで，steroidogenic acute regulatory protein (StAR) やアロマターゼなどエストロゲン合成にかかわる酵素など，多数のステロイド代謝関連遺伝子の発現を誘導する．正常子宮内膜細胞では SF-1 のプロモーター領域および exon 1 に存在する CpG アイランドがメチル化され，その発現は抑制されている．

最近，exon 2-3 領域に存在する CpG アイランド(約 600 bp)のメチル化状態も SF-1 の転写制御に関与している可能性が報告された．この領域は，正常者の子宮内膜では低メチル化状態にあるのに対し，内膜症性(間質)細胞では高メチル化状態にある．この領域のメチル化状態は mRNA 発現量と正の相関が認められることから，内膜症細胞における SF-1 の発現亢進が，exon 2-3 領域の CpG アイランドの高メチル化に基づくと推定された[27]．

2. アロマターゼ遺伝子(CYP19A1)

CYP19A1 には，プロモーター領域とそれ以外の領域にそれぞれ CpG アイランドが存在している．正所性子宮内膜では，これら CpG アイランドは高メチル化状態にあり，アロマターゼはほとんど発現していない．これに対して，子宮内膜症(チョコレート嚢胞由来間質細胞)では両方の CpG アイランドが低メチル化状態にあり，アロマターゼの転写活性が亢進している．一方，内膜症由来間質細胞をメチル化転移酵素阻害薬である 5-Aza-dC で処理すると，アロマターゼ mRNA の発現が亢進することから，子宮内膜症におけるアロマターゼ遺伝子の発現制御に CpG アイランドのメチル化状態が関与していると推定されている[28]．

3. プロゲステロン受容体遺伝子(PGR)

PGR には少なくとも二つの異なるプロモーターがあり，上流プロモーターの転写産物から PR-B が，下流プロモーターの転写産物から N 末端が 164 アミノ酸だけ短いアイソフォーム A (PR-A)が合成される．PR-B が，いわゆるプロゲステロン作用のおもな担い手である．

先に述べたように，子宮内膜症細胞では PR-B の発現が低下しているが，これは上流のプロモーター領域にある CpG アイランドが高度にメチル化されているためと推定されている[29]．

4. エストロゲン受容体β遺伝(ESR2)

子宮内膜症組織では，正所性子宮内膜と比較して ERβ がより強く発現している．子宮内膜症間質細胞では，ESR2 プロモーター領域の CpG アイランドが低メチル化状態となっているために，ESR2 の転写が亢進し，ERβ が増加する．

正常子宮内膜では，PGR のプロモーター領域にある estrogen responsive element (ERE) にエストロゲン受容体α (ERα)が結合して，転写を正に調節している．子宮内膜症組織では，ERα の代わりに増加した ERβ が結合することで PGR の発現を低下させていると考えられている．

5. ホメオボックスA10遺伝子（*HOXA10*）

*HOXA10*は，ホメオボックス遺伝子ファミリーの一つで，分泌期中期に内膜に発現し，着床に関与する．*HOXA10*欠損マウスは着床における間質細胞の脱落膜化を欠き不妊である．*HOXA10*の転写はエストロゲンとプロゲステロンにより促進される．子宮内膜症患者において子宮内膜での*HOXA10*の発現が低下しており，着床不全の原因と推定されている．*HOXA10*のプロモーター領域におけるDNAメチル化が，遺伝子発現量の低下と関連していると考えられている[14]．

6. E-カドヘリン遺伝子（*CDH1*）

子宮内膜症では細胞間接着分子であるE-カドヘリンの発現が欠如しており，子宮内膜の自家移植や浸潤に寄与していると考えられている．不死化子宮内膜症細胞において，*CDH1*のメチル化と発現の低下が確認されている．

7. シクロオキシゲナーゼ2（*PTGS2*）

子宮内膜症の正所性子宮内膜および子宮内膜症細胞では，*PTGS2*発現が亢進しており，産生されるプロスタグランジンが疼痛と関連している．*PTGS2*プロモーターの低メチル化により遺伝子発現が亢進していると考えられている[30]．

8. DNAメチル化酵素（DNMT）

DNAをメチル化する酵素には，非メチル化CpG配列に新しくメチル基を付加するde novoメチル化酵素3Aと3B（DNMT3A，DNMT3B）と，DNA複製時に新たに作られたDNA鎖にメチル基を付加する維持メチル化酵素（DNMT1）がある．子宮内膜症病変においてこれらの三つの酵素の発現が亢進している．

われわれも，チョコレート囊胞由来間質細胞では脱落膜化に伴ってDNMT3Bの発現が亢進することを確認している．子宮内膜症細胞がDNAメチル化を蓄積しながら次第に自らの性格を変化（進化）させていく可能性を示唆している．

● ヒストン化学修飾の変化

ゲノムDNAは，ヒストンオクタマーに巻き付いて安定した3次元構造（ヌクレオソーム）を形成している．ヒストンオクタマーは，4種類のヒストン蛋白（H2A, H2B, H3, H4）が2分子ずつ（計8分子）集まって構成される．おのおののヒストン蛋白のN末端（ヒストンテール）は，メチル化・アセチル化・リン酸化などの化学修飾を受けることでクロマチン構造を変化させ，遺伝子発現に影響を及ぼす．

ヒストン蛋白（4種類）のうち，ヒストンH3，H4のアセチル化とH3の4番目のリシン（H3K4）のメチル化などは，クロマチン構造を緩めて遺伝子の転写を活性化する．逆に，ヒストンH3，H4の脱アセチル化，H3の9番目や27番目のリシン（H3K9, H3K27）のメチル化は，クロマチンを凝縮（ヘテロクロマチン）させ，転写を抑制する．ヒストンの脱メチル化酵素ががんの転移に関与することが知られているが，内膜症の進展（転移）への関与については今後の検討が必要である．

ヒストンのメチル化と脱メチル化にはそれぞれ複数の酵素がかかわっていることが知られている．ヒストンのアセチル化と脱アセチル化のバランスは転写因子がもつhistone acetyltransferase（HAT）と histone decetylase（HDAC）活性のバランスによって調節されている．

子宮内膜症細胞では，p16^{INK4a}遺伝子およびp21$^{Waf/Cip1}$遺伝子プロモーター領域のヒストンH3およびH4の脱アセチル化が生じ，これらの細胞周期抑制遺伝子の発現が抑制されている．近年，子宮内膜症において，HAT，HDACの阻害作用を有する薬剤の有効性を示唆する報告がされ，新たな機序による内膜症治療薬の開発が期待されている．

文献

1) Kinugasa S, et al：Increased asymmetric dimethylarginine and enhanced inflammation are associated with impaired vascular reactivity in women with endometriosis. Atherosclerosis 2011；219：784-788.
2) Nisolle M, et al：Peritoneal endometriosis, ovarian endometriosis, and adenomyotic nodules of the rectovaginal septum are three different entities. Fertil Steri 1997；68：585-596.
3) Jenkins S, et al：Endometriosis：pathogenetic implications of the anatomic distribution. Obstet Gynecol 1986；67：335-338.
4) Vercellini P, et al：Asymmetry in distribution of diaphragmatic endometriotic lesions：evidence in favour of the menstrual reflux theory. Hum Reprod 2007；22：2359-2367.
5) Ueki M：Histologic study of endometriosis and examination of lymphatic drainage in and from the uterus. Am J Obstet Gyneco 1991；165：201-209.
6) Cheng CW, et al：Activation of mutated K-ras in donor endometrial epithelium and stroma promotes lesion growth in an intact immunocompetent murine model of endometriosis. J Patho 2011；224：261-269.
7) Burney RO, et al：Pathogenesis and pathophysiology of endometriosis. Fertil Steril 2012；98：511-519.
8) Dinulescu DM, et al：Role of K-ras and Pten in the development of mouse models of endometriosis and endometrioid ovarian cancer. Nat Med 2005；11：63-70.
9) Signorile PG, et al：New evidence of the presence of endometriosis in the human fetus. Reprod Biomed Online 2010；21：142-147.
10) Hughesdon PE：The structure of endometrial cysts of the ovary. J Obstet Gynaecol Br Emp 1957；64：481-487.
11) Brosens IA, et al：Reconstruction of the ovary containing large endometriomas by an extraovarian endosurgical technique. Fertil Steril 1996；66：517-521.
12) Vercellini P, et al：'Blood On The Tracks' from corpora lutea to endometriomas. BJOG 2009；116：366-371.
13) Kyama CM, et al：Role of cytokines in the endometrial-peritoneal cross-talk and development of endometriosis. Front Biosci(Elite Ed)2009；1：444-454.
14) Guo SW：Epigenetics of endometriosis. Mol Hum Reprod 2009；15：587-607.
15) Painter JN, et al：Genome-wide association study identifies a locus at 7p15.2 associated with endometriosis. Nat Genet 2011；43：51-54.
16) Adachi S, et al：Meta-analysis of genome-wide association scans for genetic susceptibility to endometriosis in Japanese population. J Hum Genet 2010；55：816-821.
17) Albertsen HM, et al：Genome-wide association study link novel loci to endometriosis. PLoS One 2013；8：e58257.
18) Pagliardini L, et al：An Italian association study and meta-analysis with previous GWAS confirm WNT4, CDKN2BAS and FN1 as the first identified susceptibility loci for endometriosis. J Med Genet 2013；50：43-46.
19) Hata Y, et al：A nonsynonymous variant of IL1A is associated with endometriosis in Japanese population. J Hum Genet 2013；doi：10.1038/jhg.2013.32.[Epub ahead of print]
20) Zhao H, et al：Genetic association studies in female reproduction：from candidate-gene approaches to genome-wide mapping. Mol Hum Reprod 2013；[Epub ahead of print]
21) Brosens I, et al：Endometriosis：a life cycle approach? Am J Obstet Gynecol 2013；209：307-316.
22) Pavone ME, et al：Aromatase inhibitors for the treatment of endometriosis. Fertil Steril 2012；98：1370-1379.
23) Ferrero S, et al：Use of aromatase inhibitors to treat endometriosis-related pain symptoms：a systematic review. Reprod Biol Endocrinol 2011；9：89.
24) Attia GR, et al：Progesterone receptor isoform A but not B is expressed in endometriosis. J Clin Endocrinol Metab 2000；85：2897-2902.
25) Igarashi TM, et al：Reduced expression of progesterone receptor-B in the endometrium of women with endometriosis and in cocultures of endometrial cells exposed to 2,3,7,8-tetrachlorodibenzo-p-dioxin. Fertil Steril 2005；84：67-74.
26) Gonzalez-Ramos R, et al：Nuclear factor-kappaB：a main regulator of inflammation and cell survival in endometriosis pathophysiology. Fertil Steril 2012；98：520-528.
27) Xue Q, et al：Hypermethylation of the CpG island spanning from exon II to intron III is associated with steroidogenic factor 1 expression in stromal cells of endometriosis. Reprod Sci 2011；18：1080-1084.
28) Izawa M, et al：Demethylation of a nonpromoter cytosine-phosphate-guanine island in the aromatase gene may cause the aberrant up-regulation in endometriotic tissues. Fertil Steril 2011；95：33-39.
29) Wu Y, et al：Promoter hypermethylation of progesterone receptor isoform B(PR-B)in endometriosis. Epigenetics 2006；1：106-111.
30) Wang D, et al：DNA hypomethylation of the COX-2 gene promoter is associated with up-regulation of its mRNA expression in eutopic endometrium of endometriosis. Eur J Med Res 2012；17：12.

各 論 ● 第2章 子宮内膜症

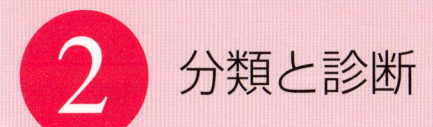

2 分類と診断

前田長正
高知大学産科婦人科

Point

- 子宮内膜症は「疼痛」と「不妊」の原因となるだけでなく「卵巣癌」のリスクも高い疾患である.
- 子宮内膜症の診断には自覚症状, 内診・直腸診所見と画像を駆使することが重要である.
- 子宮内膜症の最終的な診断は, 腹腔鏡下検査または組織診断による.
- less common site および rare site に発生する子宮内膜症を「稀少部位子宮内膜症」とよぶ.

子宮内膜症は,「子宮内膜および類似組織が子宮内膜層以外の骨盤内臓器で増殖する」疾患である. おもに骨盤腹膜に病巣が形成され, 炎症をくり返し, 慢性化すれば癒着を形成する. このため月経時痛・下腹部痛・腰痛・性交時痛・排便時痛などの「疼痛」を生じる. また, 腹腔内病変は卵管障害や卵子の質の低下, 精子運動能低下などから「不妊症」の原因ともなる. さらに近年, 内膜症性嚢胞に「悪性卵巣腫瘍合併」のリスクが高いことが重要な問題となっており, このように子宮内膜症は女性のQOLを著しく損なう疾患と考えられる.

子宮内膜症の診断には, 腹腔鏡下あるいは開腹手術による所見および組織検査など侵襲的な手技を必要とすることから, 正確な罹患率を知ることは難しい. 欧米における手術症例の検討では, 子宮内膜症の罹患率は生殖年齢女性の10～15％, 不妊患者の25～35％と推測されている. わが国では平成9年の厚生省班研究全国調査において, 子宮内膜症の受診患者数は約12万人と報告され[1]. その結果から統計学的に推測すると生殖年齢女性の約10％, つまり約260万人が子宮内膜症に罹患していると推測されたが, 現在ではさらに増加しているものと考えられる.

子宮内膜症の分類

1. 発生部位による分類

子宮内膜症の発生部位は, 卵巣, ダグラス窩, 仙骨子宮靱帯, 子宮漿膜など骨盤内臓器に比較的高い頻度で発生するが, 全身の諸臓器（組織）に発生することも報告されている. Irvingらは, 子宮内膜症の発生部位について, common site, less common site, rare site に分類した[2]. less common site および rare site に発生した子宮内膜症に対して2012年から「稀少部位子宮内膜症」という用語が使用されている.

1）common site

卵巣, 子宮靱帯, 仙骨子宮靱帯, 円靱帯, 直腸腔中隔, ダグラス窩, 腹膜, 子宮, 卵管, 直腸, S状結腸, 尿管, 膀胱

卵巣に発生したものは卵巣チョコレート嚢胞, 子宮筋層に発生した場合は子宮腺筋症とよぶ.

2）less common site

大腸, 小腸, 虫垂, 子宮頸部, 腟, 卵管, 皮膚, 創瘢痕部, 臍, 外陰, 会陰, 鼠径, 尿管, 膀胱, 大網, 骨盤リンパ節, 鼠径部, 鼠径管など

3）rare site

肺, 胸膜, 軟部組織, 乳房, 骨, 上腹部腹膜,

表1 アメリカ生殖医学学会分類改訂版（R-ASRM分類）

病巣			～1cm	1～3cm	3cm～	points
腹膜		表在性	1	2	4	
		深在性	2	4	6	
卵巣	右	表在性	1	2	4	
		深在性	4	16	20	
	左	表在性	1	2	4	
		深在性	4	16	20	

癒着			～1/3	1/3～2/3	2/3～	points
卵巣	右	フィルム様	1	2	4	
		強固	4	8	16	
	左	フィルム様	1	2	4	
		強固	4	8	16	
卵管	右	フィルム様	1	2	4	
		強固	4*	8*	16	
	左	フィルム様	1	2	4	
		強固	4*	8*	16	
ダグラス窩閉鎖		一部	4			
		完全	40			

*卵管器が完全に閉塞している場合は16点とする
赤色 R(　　)% 白色 W(　　)% 黒色 B(　　)%
Ⅰ期：1～5，Ⅱ期：6～15，Ⅲ期：16～40，Ⅳ期：40以上

胃，膵臓，肝臓，尿道，腎臓，前立腺，精巣周囲，坐骨神経，くも膜下腔，脳など

2．子宮内膜症の進行期分類

腹腔鏡下手術が一般的ではなかった時代では内診によるBeecham分類が使用されていたが，現在では基本は直視下（開腹・腹腔鏡下）で行うR-ASRM分類を用いる[3]．

1）Beecham分類

StageⅠ：散在性の1～2cmの内膜症小斑点．開腹時に初めて診断

StageⅡ：仙骨子宮靱帯，広靱帯，子宮頸部，卵巣が固着し，圧痛，硬結を生じ軽度に腫大

StageⅢ：StageⅡに加え卵巣が正常の2倍以上に腫大

StageⅣ：仙骨子宮靱帯，直腸，付属器の癒合．ダグラス窩の消失

2）R-ASRM分類

直視下（開腹・腹腔鏡下）に観察した腹膜や卵巣の病巣の深度や大きさ，癒着の程度，ダグラス窩の閉鎖をスコア化し，合計点数によってStageⅠ～Ⅳの4段階に分類する．腹膜，卵巣表面の色素性病変の評価：Red(Red, Red-pink, Clear)，White(White, Yellow-Brown, Peritoneal defect)，Black(Black, Blue)に分類し，これら病巣の占める割合を百分率(%)で記載する[3]（表1，図1）[4]．

子宮内膜症の診断

1．自覚症状

子宮内膜症は，腹膜病変，卵巣深部病変あるいは癒着病変といった多彩な病変を呈する．このため子宮内膜症の症状としては，月経時の下腹部痛や腰痛などの月経痛と腹腔内環境に伴う不妊があげられる．確定診断された子宮内膜症患者を対象とした日本子宮内膜症協会の調査では，月経痛は90％と高頻度にみられる．また月経時以外の疼痛として下腹部痛，腰痛，性交痛，排便痛なども子宮内膜症に特有な症状として認められる．また不妊を訴えるものはおよそ38％存在している（図2）[5]．頻度は高くないが，病変が骨盤内臓器以外に広がった場合は消化器，尿路あるいは月経随伴気胸のような呼吸器症状などがあらわれる．このような特徴的な症状から，問診である程度子宮内膜症の存在を推し量ることができる．

2．内診所見と直腸診所見

子宮内膜症による腹膜病変と二次的に生じる癒着病変はダグラス窩や付属器周辺に多いことから，内診所見は特徴的なものとなる．平成9年厚生省心身障害研究「リプロダクティブヘルスからみた子宮内膜症の実態と対策に関する研究」の成績では，内診所見として子宮の可動性制限，子宮後屈，圧痛，ダグラス窩硬結および

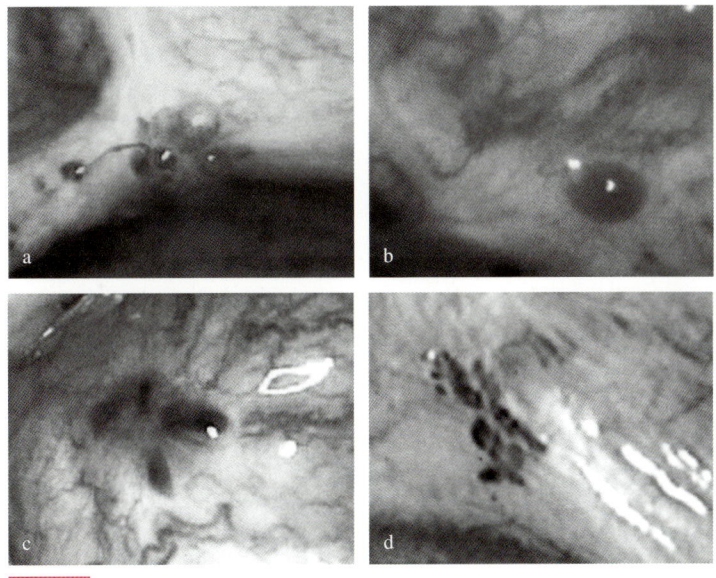

図1 色素性病変（口絵16）
a) red-pink
b) red
c) blue
d) black

〔日本産科婦人科学会（編）：子宮内膜症取扱い規約 第2部 治療編・診療編 第2版．2010より抜粋して引用〕

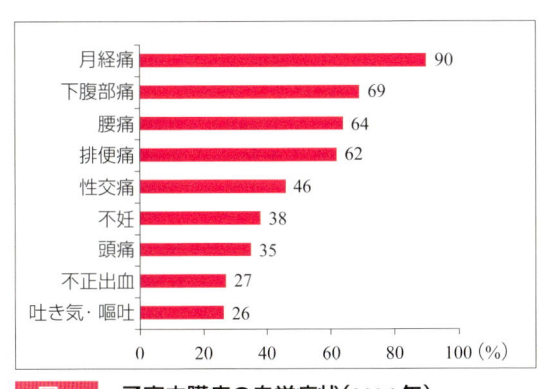

図2 子宮内膜症の自覚症状（2006年）

- 月経痛 90
- 下腹部痛 69
- 腰痛 64
- 排便痛 62
- 性交痛 46
- 不妊 38
- 頭痛 35
- 不正出血 27
- 吐き気・嘔吐 26

〔子宮内膜症協会：http://www.jemanet.org/08_medical/より引用・改変〕

卵巣腫大が子宮内膜症患者で高率にみられた．直腸腟内膜症の診断においては，直腸診でダグラス窩病変を圧痛を伴う硬結として触れることがあるため，直腸診は重要な診察手技となる．

3．血液生化学検査

子宮内膜症の診断に用いられる血液生化学的マーカーとしては，血清CA125とCA19-9が代表的である．CA125は子宮内膜，頸管腺，卵管，腹膜などに存在する．厚生省（当時）心身障害研究では子宮内膜症患者で血清CA125が異常値を示す率は46％であり，子宮内膜症のない患者の26％に比して高率であった[1]．一方，CA19-9は両者で差を認めなかった[1]．軽症（Ⅰ，Ⅱ期）子宮内膜症では陽性率11.6％と低いが，中等度以上（Ⅲ，Ⅳ期）では52.8％で陽性となる[6]．

このように子宮内膜症診断においてCA125の感度と特異度は必ずしも高いものではないが，本症の補助診断と，薬物および手術療法後のフォローアップに有用である[7]．

4．超音波所見

超音波検査は，子宮内膜症の診断や経過の把握の手段として重要である．子宮内膜症はR-SARM分類にみられるように腹腔内病巣が多彩であり，そのため多彩な超音波所見を呈し，超音波診断が困難なことも多い．しかし経腟超音波の解像度が向上し診断可能な症例が多くなっている（図3）．

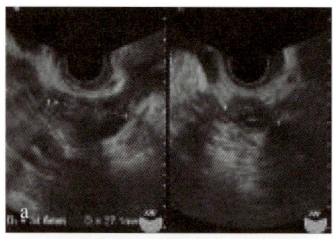

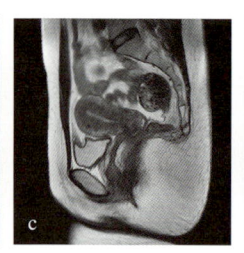

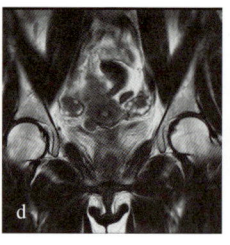

超音波所見　　　　　　　　　　　MRI 所見

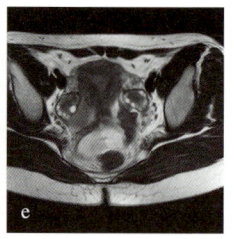

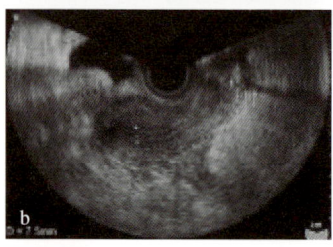

子宮は後屈している．ダグラス窩癒着や子宮内膜症を疑わせる異常信号領域は認めない．子宮には腫大なく，junctional zone は明瞭．

図3　子宮内膜症 I 期症例：25 歳　0 経妊　主訴：不妊症

1）卵巣チョコレート嚢胞の超音波所見

経腟超音波により，内部エコーのみならず嚢胞の辺縁や輪郭の解像度が向上し，壁の厚さや不整さらに周辺組織との癒着の判定もより正確に行えるようになってきた（**図4, 5**）．しかし，嚢胞内の貯留血液は陳旧性のものが多く，また不規則な凝血塊やヘモジデリン沈着を起こしているものもあり，特に皮様嚢腫や卵巣癌との鑑別が困難な症例も多く存在し，超音波診断のみでの確実な鑑別は容易ではない．

①嚢胞の位置

卵巣チョコレート嚢胞の超音波所見は，ほぼ円形もしくは楕円形の単房または多房性嚢腫として認められ，多くは子宮に密着して子宮の後方，またはダグラス窩に位置することが多い．

②嚢胞超音波所見

a. 壁のエコー

一様に薄い壁は少なく，肥厚像を示すものが多い．しかし肥厚像は腫瘍性肥厚ではなく，血塊やフィブリン塊のことが多く，上皮性腫瘍にみられるような乳頭状増殖は示さない．

b. 内部エコー

卵巣チョコレート嚢胞の内部は貯留血液で形成されているため，浮遊血液の密度によって低，中，高輝度を示す．均一なびまん性，または輝度の低い点状〜斑点状エコーが腫瘤全体か腫瘤の下方に認められることが多い．フィブリン析出のある場合には様々な高エコー域，充実性エコーを認める．体位変換により流動性を示すこともある．

嚢胞内部に比較的低エコーの充実エコーを認めることがある．壁に近接して存在することもあり，皮様嚢腫や卵巣癌との鑑別に留意する．皮様嚢腫の毛髪塊や皮脂，癌の乳頭状増殖は高エコーを示すことが多い．

嚢胞は単胞性のことが多いが，2, 3 胞性のものもありその場合は隔壁が描出される．隔壁の表面は比較的平滑で隔壁からの樹枝状，乳頭状増殖は認めない．隔壁が厚くて不整なものは卵巣癌との鑑別に留意する（**図6, 7**）．

また同側卵巣に，漿液性嚢胞や皮様嚢腫を合併する混合性腫瘍がまれに存在する．複数の異なったエコーパターンの場合には混合型嚢胞を考慮しなければならない．

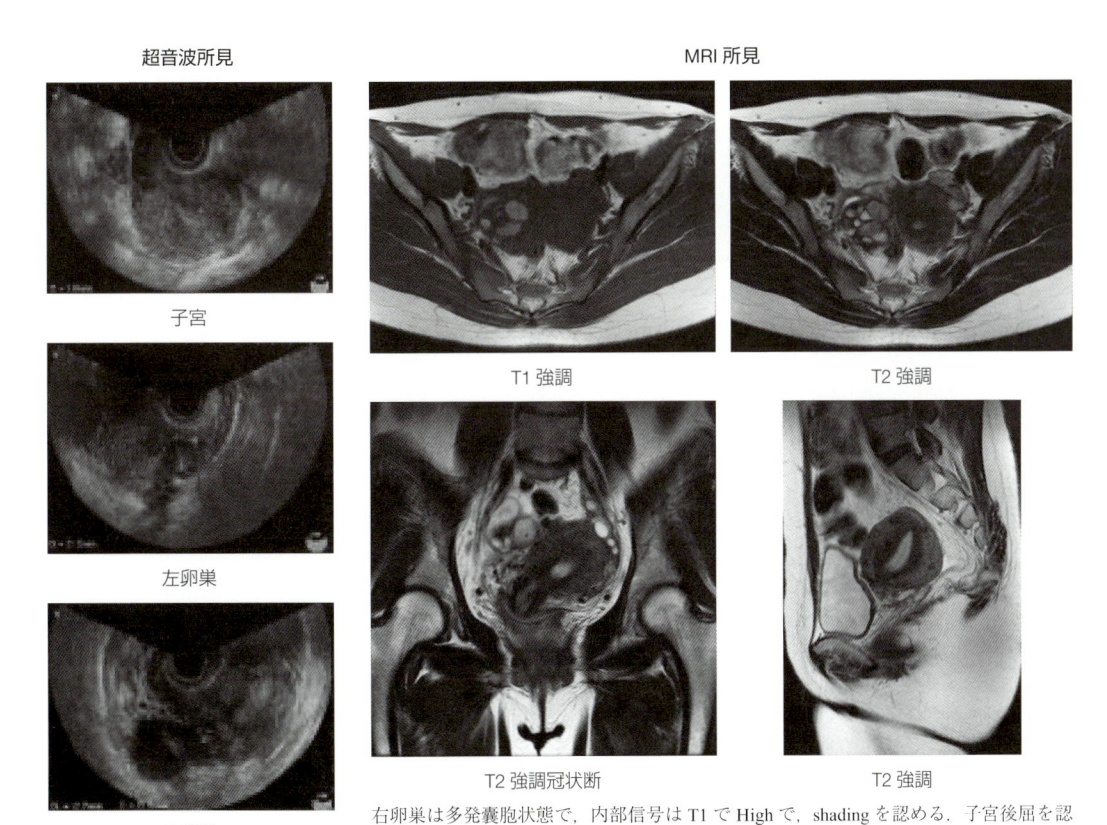

図4 子宮内膜症Ⅳ期症例：39歳　2回経産婦　主訴：月経困難症

右卵巣は多発囊胞状態で，内部信号はT1でHighで，shadingを認める．子宮後屈を認める．

図5 子宮内膜症Ⅳ期症例：30歳　1回経産婦　主訴：月経困難症

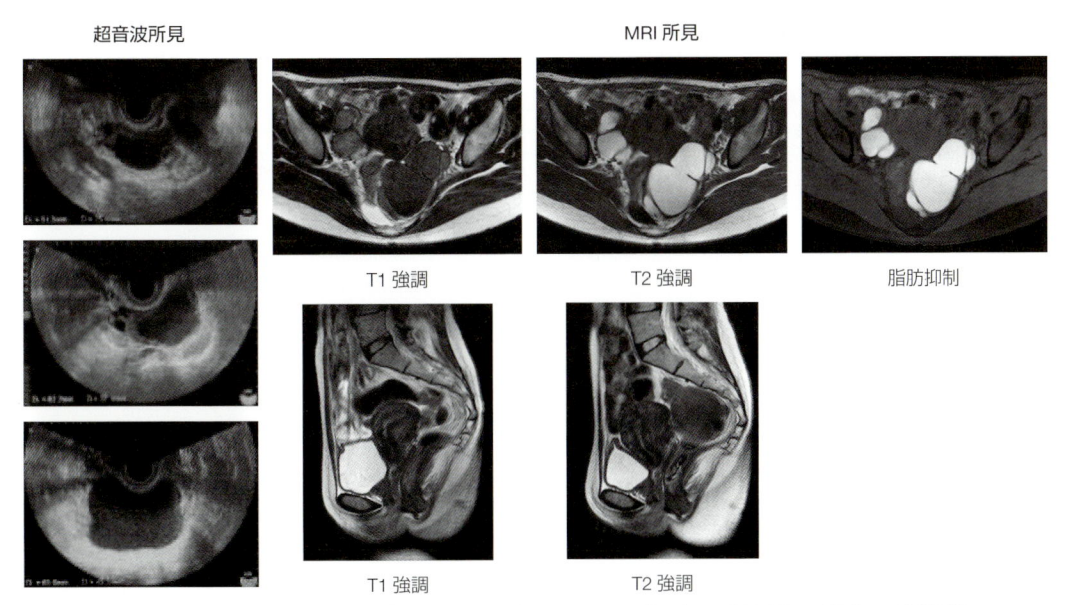

両側付属器に多房性囊胞性病変を認める．いずれもT1強調画像で高信号，T2強調画像でshadingを伴う低～高信号を呈している．

超音波所見　　　　MRI所見　　　　　　　　　　　　PET-CT所見

T1強調　　　　　T2強調

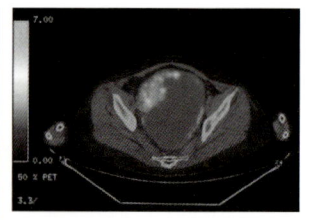

MRIで見られた充実部分に一致してFDGの高集積を認める．（口絵17）

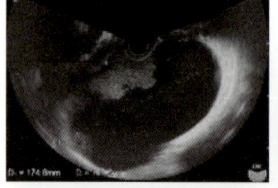

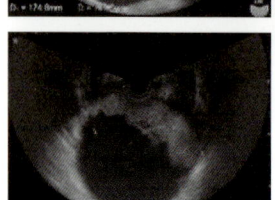

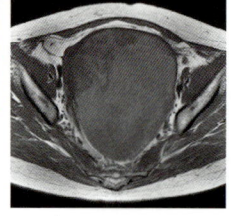

単胞性の囊胞と壁在結節を認める．

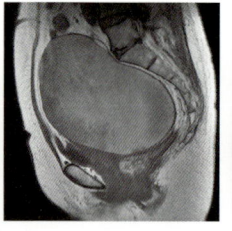

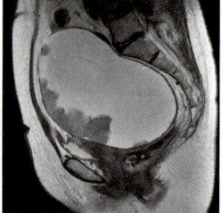

T1強調　　　　　T2強調

単房性骨盤内腫瘤で内部はT1強調画像でやや高輝度，T2強調画像で高輝度で壁在の充実部分を伴う．壁在結節は強い増強効果を認める．

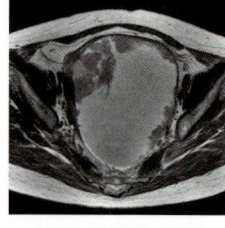

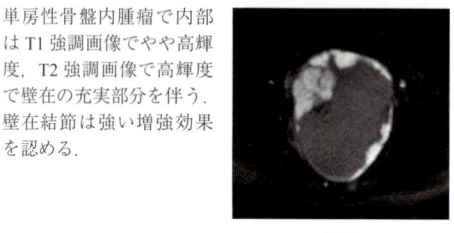

造影

図6 卵巣癌症例：63歳　卵巣癌Ⅰ期（明細胞腺癌）

超音波所見　　　　　　　　MRI所見

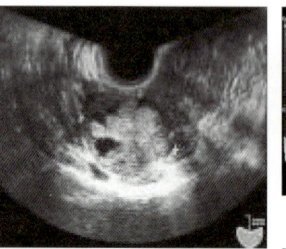

囊胞内の充実性腫瘤を認める．

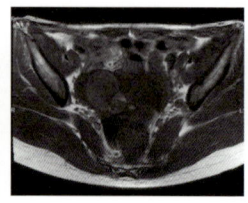

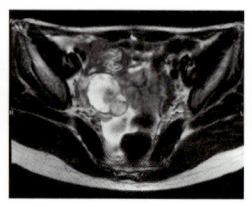

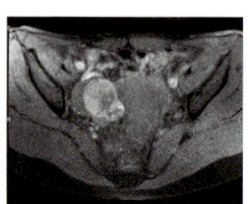

T1強調　　　　T2強調　　　　造影

右卵巣由来の多房性病変を認める．内部信号は軽度．囊胞性病変の辺縁には，造影効果を有する不整な構造物を認める．

図7 卵巣癌症例：39歳　卵巣癌Ⅱ期（類内膜腺癌）

2）子宮の超音波所見

①進行子宮内膜症

直腸と子宮の癒着のためダグラス窩の短縮や閉鎖が生じる．このため子宮は後傾後屈のことが多い．また，腹水貯留を多くの症例に認める．

②子宮腺筋症

子宮筋腫との鑑別が必要であるが，困難な症例も多い．子宮腺筋症の超音波像は子宮内膜が子宮のほぼ中央に位置し筋層が均等な球状腫大で左右対称なことが多いが，子宮体部後壁のみ腫大した症例も比較的多くみられる（図8, 9）．筋腫核とは異なる境界不鮮明で輝度の不均一な腫瘤陰影を認めた場合は子宮腺筋症を強く疑う．パワードプラ法では腫瘤にびまん性の不規

則な血流像を認め，筋腫との鑑別に有用である．

子宮壁の所見としては，筋層内に高輝度の点状～小囊胞状の血液エコーを多数認める場合もある．

3）子宮周囲の超音波所見

病巣範囲の広がり，重症度によって所見は異なるが，特にダグラス窩の所見は重要である．腹膜面の平坦な病変の描出は不可能であるが，子宮後壁と直腸前面に囲まれたスペースの境界不明瞭で扁平不整形の小囊胞状エコーは癒着部の浸出液や小囊胞を反映する．ダグラス窩が完全閉鎖してない場合には，通常よりも多くの腹水を認める場合が多い．

近年，経直腸的な超音波検査による deeply infiltrating endometriosis の診断が行われつつある．子宮腟部の左右に直腸を囲むように伸びる仙骨子宮靱帯の 15 mm 以上の肥厚は，仙骨子宮靱帯深部の子宮内膜病変の可能性が高い．

また，膀胱腫瘍との鑑別が困難な膀胱子宮内膜症の場合，内部に微細な小囊胞構造を多数認め不均一であることが特徴とされる．

5. MRI 診断

MRI 診断の原理については，子宮内膜症取扱い規約にその詳細が記述されている[4]．

MRIによる内膜症性囊胞とそれ以外の付属器腫瘍鑑別の正診率は 96％ときわめて高く，MRI は内膜症の診断に大きな役割を果たしている[8]．一方，腹膜病変や膜様癒着の診断は困難である[9]．

MRIは初期内膜症の診断や進行期判断は困難であるが（図3），内膜症性囊胞を診断する有用な検査法であるとともに，手術アプローチに情報を与えるものとして有用である．また，深部病変，膀胱，直腸内膜症などに対しては確かな診断方法がないため MRI 診断は有用となる[10]（図4）．

MRIは同一断面におけるT1強調画像とT2強調画像を基本とする．脂肪抑制画像は腹膜病変の描出に役立つこともある（図5）．また，内膜症性囊胞の中の凝血塊と，卵巣癌を疑う充実性組織の鑑別のためには造影が必須となる．

内膜症性囊胞とはT1強調画像で皮下脂肪と同様の高信号を呈し，脂肪抑制画像で信号の抑制されない囊胞を認める場合，あるいは同じ囊胞がT2強調画像で不均一な低信号を示す（shading）ことである[9]（図1）．

血液と脂肪はともにT1強調画像で著しい高信号を呈するが，両者は脂肪抑制画像を用いることで鑑別される．脂肪は信号が抑制され低信号となり，一方出血は高信号のままである[10]（図5）．

内膜症性囊胞内には明細胞腺癌，類内膜腺癌等がまれに発生することが知られている（図6，7）．腫瘍内に充実部分が認められる場合は卵巣癌を疑う．壁在結節と，壁に固着した凝血塊との鑑別が診断に貢献しうる．凝血塊は血流をもたず造影されず，一方充実性の壁在結節は強く造影される．PET-CT検査では，MRIでみられた充実部分に一致してFDG（2-Fluoro-2Deoxy-D-Glucose）の高集積を認める（図6）．

子宮腺筋症では，子宮体部後壁に腫瘤状肥厚を認めることが多く，T2強調画像でまだらな高信号を呈する．同部はT1強調画像で筋層とほぼ等信号で，その内部に筋層内病変と出血に伴う高輝度領域を認めることがある．Junctional zone は不明瞭化していることが多く，病変により子宮内膜は圧排を受ける（図8，9）．

6. 腹腔鏡検査

子宮内膜症の確定診断には，肉眼的・組織学的に内膜症病巣を確認することが必要である．開腹術より低侵襲でかつ病変部を拡大して詳細に把握できる腹腔鏡は子宮内膜症の診断にきわめて有用な方法である．また診断およびその重症度を判定する方法のみならず，同時に内膜症病巣除去を行えることからその有用性は高い．

子宮内膜症の重症度は，1997年より国際的に，R-ASRM分類[3]が汎用されている．腹膜病

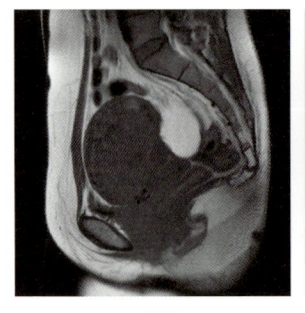

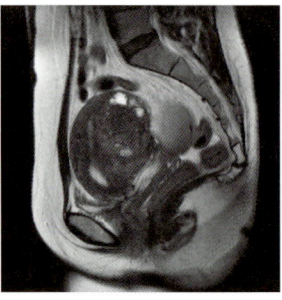

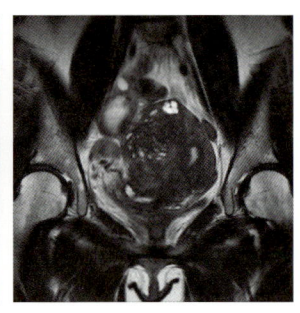

MRI 所見

図8 子宮腺筋症症例：38歳　2回経産婦，主訴：月経困難症

T1 強調　　T2 強調　　T2 強調冠状断

子宮体部後壁〜側壁に腫瘤状肥厚を認め，同部は T1 強調画像で筋層と等信号で一部高輝度．T2 強調画像でまだらな高信号を呈している．病変により junctional zone の不明瞭化がみられる．病変により子宮内膜は圧排を受けている．

MRI 所見

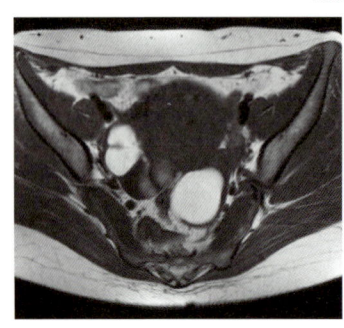

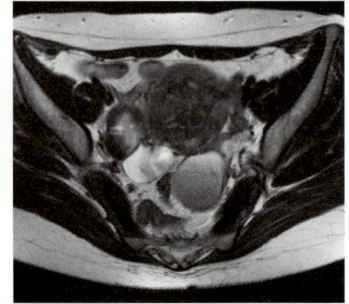

図9 子宮腺筋症症例：35歳　1回経産婦，主訴：月経困難症

T1 強調　　T2 強調

両側付属器領域に T1 強調画像で高信号，T2 強調画像で shading を伴う高〜低信号を呈する囊胞性病変を認める．子宮は T2 強調画像でまだらな高信号を呈している．T1 強調画像にも一部高輝度を示す．

変の拡がり，子宮付属器(卵巣・卵管)の癒着の程度，ダグラス窩閉塞の有無などにより進行期(Ⅰ〜Ⅳ期)が決定される．またこの分類には子宮内膜症の色素性病変の範囲も加味されている．しかしながら，進行期と疼痛・不妊の関連性が明確でないという意見もあり，今後分類方法が見直される可能性もある．

R-ASRM 分類には以下の診断基準が含まれている．

1）卵巣チョコレート囊胞の評価

組織診による診断か，次の特徴を有する．大きさ 12 cm 未満，骨盤壁・広靱帯への癒着，卵巣表面の子宮内膜症病巣の存在，チョコレート様内容液

2）ダグラス窩閉塞の評価

仙骨子宮靱帯の下に正常腹膜がみえる場合は部分閉鎖，同靱帯の下に腹膜がみえない場合を完全閉鎖

3）腹膜，卵巣表面病巣の評価

Red (Red, Red-pink, Clear)，White (White, Yellow-Brown, Peritoneal defect)，Black (Black, Blue) に分類し，これら病巣の占める割合を百分率(%)で記載する[3]（**表1**，**図1**）[4]．

7．子宮内膜症性囊胞(卵巣チョコレート囊胞)と悪性腫瘍

子宮内膜症性囊胞は，子宮内膜症に伴う卵巣

表2 子宮内膜症性嚢胞における卵巣癌合併のリスク因子について

① 40歳以上で腫瘍径が10cm以上であれば卵巣癌合併率は急増する

② CA125のみでは卵巣癌との鑑別診断は困難である

③ 腫瘍径が10cm未満で画像上，充実性部分がなければほぼ良性である（全体で99.4％，40歳未満は99.7％）

④ 40歳未満で腫瘍径が10cm未満の症例で，充実性エコー内に血流を認める場合は83.3％が悪性であるが，血流が認められない場合も5％に境界悪性腫瘍を認める

⑤ 20歳代で腫瘍径が10cm未満でも，充実性部分を認めるときには悪性を疑って診断するべきである

〔日本産科婦人科学会(編)：子宮内膜症取扱い規約 第2部 治療編・診療編 第2版．2010より引用・改変〕

の類腫瘍病変で，子宮内膜細胞が卵巣内で異所性に増殖し月経時に出血をくり返すことで嚢胞が形成される．臨床的には，疼痛や不妊の訴えが多く，また近年悪性化のリスクも報告されている[11]．良性の類腫瘍病変に分類されているが，明細胞腺癌や類内膜腺癌へと悪性化することが知られており，40歳以上であることや腫瘍径が10cm以上であることが悪性化のリスク因子であるといわれている[12]．超音波上，嚢胞内に充実性部分を認める場合，すりガラス状の高輝度の内容が低輝度に変化した場合には悪性腫瘍の合併を疑う．「子宮内膜症取扱い規約 第2部 治療編・診療編 第2版」では，悪性化のリスク因子（表2）と，そこから導かれる各年代別のチョコレート嚢胞の取扱いが示されている[4]．20歳代では嚢胞の長径が10cm以上で手術摘出の適応となる．30歳代では嚢胞の長径4cmから卵巣癌の合併が認められ，血清CA125や画像診断など鑑別診断を行って手術適応を決める．40歳以上では，付属器摘出が望ましいが，嚢胞の長径が10cm未満で，充実性部分が認められなければ定期的な経過観察も可能とされているが，現在エビデンスが集積されつつあり今後の詳細な検討が待たれる．

●● おわりに ●●

以上，子宮内膜症の分類と診断について概説した．多彩な病変ではあるが，特徴的な症状を呈することから，臨床的には問診に注意して，その診断を考慮しつつ鑑別を進めて行くことが肝要であろう．内診，超音波検査，MRI検査を駆使して多くの情報を収集して診断を行い，観血的治療が必要な場合には，これらの情報をもとに腹腔鏡検査や腹腔鏡下手術，また開腹手術に臨むことが必要であろう．

● 文 献

1) 武谷雄二，他：厚生省心身障害研究 リプロダクティブヘルスからみた子宮内膜症の実態と対策に関する研究．平成9年度研究報告書，1998．
2) Irving JA, et al：Disease of the peritoneum. In：Kurman RJ, et al(eds)：Blaunstein's Pathology of the Female Genital Tract, 6th ed. Springer-Verlag 2011：pp625-678.
3) Revised American Society for Reproductive Medicine classification of endometriosis：1996. Fertil Steril 1997；67：817-821.
4) 日本産科婦人科学会(編)：子宮内膜症取扱い規約 第2部 治療編・診療編 第2版．2010.
5) 子宮内膜症協会：http://www.jemanet.org/08_medical/
6) Balbieri RL, et al：Elevated serum concentration of CA-125 in patients with advanced endometriosis. Fertil Steril 1986；45：630-634.
7) Halia H, et al：Ovarian cancer antigen CA-125 levels in pelvic inflammatory disease and pregnancy. Cancer 1986；57：1327-1329.
8) Togashi K, et al：Endometrial cysts：diagnosis with MR imaging. Radiology 1991；180：73-78.
9) Sugimura K, et al：Pelvic endometriosis：detection and diagnosis with chemical shift MR imaging. Radiology 1993；188：435-438.
10) Kinkel K, et al：Magnetic resonance imaging characteristics of deep endometriosis. Hum Reprod 1999；14：1080-1086.
11) Kobayashi H, et al：Risk of developing ovarian cancer among women with ovarian endometrioma：a cohort study in Shizuoka, Japan. Int J Gynecol Cancer 2007；17：37-43.
12) 小林 浩：子宮内膜症の癌化とその取り扱い方．産婦治療 2010；101：257-263.

各 論 ● 第 2 章 子宮内膜症

3 手術療法

工藤正尊
北海道大学大学院医学研究科生殖内分泌・腫瘍学分野

Point

- 開腹手術で見ているものとは若干異なる腹腔鏡下に見える骨盤の解剖を十分に理解する．
- 子宮マニピュレーターや円蓋部を押し上げるカップなどを用いて組織を十分に伸展し剥離，切開などの手術操作を行いやすくする．
- 丁寧な組織の分離を心がけ，血管損傷，尿管や直腸損傷，骨盤神経損傷を防ぐ．
- 術後の妊孕能低下を防ぐため，卵巣チョコレート嚢胞に対しては卵巣機能が低下しにくい方法を選択し，広範囲な腹膜欠損には癒着防止対策をしっかりと行う．

子宮内膜症に対する妊孕性温存手術

　子宮内膜症（が疑われる）症例が治療の対象となるには，疼痛，不妊，嚢胞性病変の少なくともどれかが存在する．これら3項目による症状の分析を行い治療方針を決める．ガイドライン[1]に示されるように，嚢胞性病変を伴わない場合，疼痛にはまず鎮痛薬（NSAIDs）による対症療法を行う．鎮痛薬の効果が不十分な場合や子宮内膜症自体への治療が必要な場合には，低用量経口避妊薬（oral contraceptive：OC），ジエノゲストを第1選択，GnRHアゴニストやダナゾールを第2選択として用いる．

　薬物療法が無効な場合や不妊症を伴う場合には，手術による子宮内膜症病巣の焼灼・摘除・癒着剥離を行う．不妊症の場合には，術後の積極的妊娠成立を期待し，自然経過または一般不妊治療を行う．挙児希望のない場合には再発予防のため，術後の低用量OCの投与が行われるが，症状によりジエノゲストやGnRHアゴニストも用いられる．子宮内膜症性嚢胞（チョコレート嚢胞）の治療としては，年齢，嚢胞の大きさ，挙児希望の有無を考慮して経過観察・薬物療法・手術療法のいずれかを選択する．破裂・感染・悪性化予防のためには手術療法を優先する．手術療法にあたっては，根治性と卵巣機能温存の必要性を考慮して術式を決定する．年齢，嚢胞の大きさ，充実性部分の有無により悪性化のリスクの高い症例では患側卵巣の摘出を選択する．

　慢性骨盤痛，特に性交痛，排便痛を訴える重症子宮内膜症で妊孕性温存を希望する場合にはダグラス窩の開放，深部病巣の除去が有効である．腹腔鏡下で拡大された出血の少ない視野での手術は徹底的な深部病巣の除去を可能にする．開腹術と比較した手術成績は，低侵襲で骨盤内の詳細な観察ができるという面で腹腔鏡下手術が優れている．一方，深部病巣の切除の際には，尿管，直腸，下腹神経や骨盤神経叢などの損傷リスクは高まる．そのため，骨盤深部の解剖を十分に理解した上での慎重な操作と手術手技の熟練が必要とされる．難易度の高い腹腔鏡手術ではあるが，解剖に基づく手術操作と手術機器の工夫も行うことで安全に施行可能と思われる．本稿では，われわれが定型化して施行

しているダグラス窩開放，仙骨子宮靱帯および直腸腟中隔切除を含めた広範囲な子宮内膜症病巣除去術式を紹介する．

手術の実際

手術の流れとしては，①麻酔下での腟・直腸診，②腹腔鏡のセットアップ，③子宮マニピュレーターの装着（腟円蓋部の観察），④腹腔内の観察，⑤癒着の状況の確認（重症度の確認，予定術式が遂行可能かの判断，特に直腸の癒着状況の評価），⑥直腸左側，左卵巣血管との癒着剝離（直腸の走行をまっすぐにする），⑦左右卵巣の暫定的癒着剝離，卵巣の腹壁への吊り上げ，⑧左右広間膜後葉腹膜越しに尿管を確認，⑧仙骨子宮靱帯の内側縁，外側縁の切開と仙骨子宮靱帯の分離・切断，ダグラス窩腹膜切除，⑨直腸側方間隙を展開，⑩正中部の直腸の癒着の切離，直腸の吊り上りの解除，ダグラス窩の完全開放，⑪直腸腟中隔切除，⑫チョコレート囊胞核出，⑬直腸エアーリークテスト，⑭円靱帯短縮による子宮の位置矯正，⑮癒着防止対策（フィブリン糊や酸化再生セルロース），⑯必要に応じドレーン留置，の順にある程度定型化された術式で行われる．

治療法の選択に関しては，患者の年齢，婚姻の有無，不妊の有無，疼痛の程度などに応じて手術療法が適しているかを十分に検討する．チョコレート囊胞がないかサイズが小さい場合には内分泌療法にてコントロールできないかどうかをまず考える．ここで述べる術式は挙児希望のある場合，または将来の妊孕性温存を希望する場合，挙児希望はないが子宮温存を強く希望する場合に行われる．それ以外では子宮摘出を考慮する．

卵巣チョコレート囊胞を有する不妊症症例では，卵巣周囲やダグラス窩の癒着が強い場合には，卵巣機能を低下させないように十分配慮した卵巣に対する処置のみ行い，ダグラス窩病巣は触らずにART（生殖補助医療）へ移行する方法もある．癒着の強いダグラス窩に対する手術では軽度の子宮内膜症に対するものよりも明らかに難易度が増し合併症のリスクも高まるため，治療法の選択においては十分なインフォームドコンセントが必要である．

卵巣チョコレート囊胞を合併しダグラス窩閉塞を伴っているR-ASRM分類Ⅲ〜Ⅳ期の子宮内膜症，または癒着が強くない場合でも子宮内膜症による内分泌療法で効果が得られない慢性骨盤痛の症例も適応となる．内科的な合併症等で手術療法のリスクが高い場合，直腸に明らかな子宮内膜症病巣がある場合にはメリットがデメリットを上回るかどうか十分検討する．直腸病巣の切除に関しては消化器外科医と適応について十分に相談する．

卵巣チョコレート囊胞に対しては悪性化の可能性もあるため，術前に画像検査等で十分評価しておくことも重要である．悪性の疑いが強い場合には開腹術を選択する．

術前準備としては，可能なら，あらかじめGnRHアゴニストやジエノゲストなどの術前投与を4カ月程度行う．通常は手術治療決定から手術までの待ち時間が3〜4カ月程度はあるため，この間に内分泌療法を施行する場合が多い．すぐに手術になる場合でも，排卵後の黄体期に手術を行うことを避けるため，月経周期の調整を行い，卵巣が生理的に腫大していない状態にする．手術時に黄体による卵巣腫大がある場合，卵巣周囲の癒着剝離時やチョコレート囊胞核出時に卵巣実質が裂ける，出血が起こり余計な止血操作が必要になるなど，卵巣機能の低下をより引き起こしやすくする可能性がある．一般的な腹腔鏡手術に対するのと同様に腸管ガスの貯留を減らすようにあらかじめ下剤の処方をし，また手術前日には浣腸や経口腸管洗浄剤を用いる．

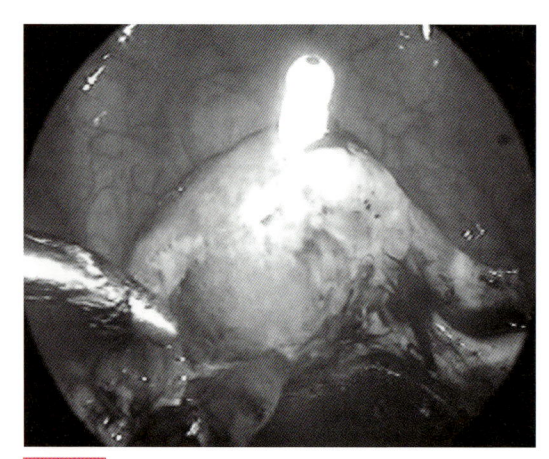

図1 子宮マニピュレーターの穿孔（口絵18）

1. 麻酔下での腟・直腸診

触診は意識下と麻酔下での両方が重要である．麻酔下での直腸診の方がダグラス窩，仙骨子宮靱帯の所見は得られやすい．しかし，痛みの訴えがないため，あらかじめ非麻酔時にも直腸診を行い，疼痛の部位や程度を確認しておく．それに応じて術中の病巣切除範囲を決定する参考とする．チョコレート嚢胞がある場合には，診察での強い圧迫による破裂に十分な注意を要する．腟直腸診所見と手術時の実際の所見を比較することをくり返すことで診察技術の向上に努めることも重要である．

2. 腹腔鏡のセットアップ

通常行われる腹腔鏡手術と同様で，子宮内膜症手術において特殊なことはない．臍部から5 mmのカメラポートを挿入する．骨盤高位12〜14度程度，気腹圧10 mmHgにする．左右下腹部に5 mmポート設置，さらに臍の右または左に5 mmポートを設置するパラレル法，または左右，正中下腹部に5 mmポートを設置するダイヤモンド法で行っている．組織回収がある場合には下腹部のポートを10〜12 mmサイズのものを用いる．腹腔鏡カメラ装置は解像度の高いハイビジョンシステムを用いることでより繊細な手術が可能となる．

3. 子宮マニピュレーターの装着

子宮は重症例では通常後屈していることが多い．子宮内膜症による癒着剥離，病巣除去にあたり，十分なトラクションをかけて組織の剥離，切除を行うことが安全に手術を行うのに重要である．そのためには子宮マニピュレーターの使用は必須と考えられる．手術開始時は子宮後方の癒着つまり癒着性後屈が強く子宮がマニピュレーターで起き上がりにくい．無理に子宮を前屈させようとすると，マニピュレーターの先端が子宮筋層に刺さり，さらには穿孔することがあるので注意を要する（**図1**）．子宮マニピュレーター装着時には腟鏡診にて腟円蓋部の観察も同時に行うことが好ましい．外来診療中に腟鏡診にて後腟円蓋部の所見を正確に視診するのは疼痛のため必ずしも容易ではない．重症例，特に直腸腟中隔に深部子宮内膜症がある症例では，腟壁側にも病巣部があり，ブルーベリースポットを観察することができる．手術時には，このような症例では腟壁も含めて切除する必要がある．

4. 腹腔内の観察

骨盤内の手術操作の前に，まず腹腔内の観察を行う．肝臓，横隔膜を中心に上腹部の観察を行う．横隔膜表面に子宮内膜症病巣が認められることがある．月経随伴性気胸もまれに起こるので，手術時観察しておくことは重要である．回盲部，特に虫垂の観察も行う．虫垂には約3％程度に子宮内膜症が存在するといわれている．われわれは，手術時に虫垂子宮内膜症の所見があれば，腹腔鏡下に虫垂切除も追加している[2]．

5. 癒着の状況の確認
　―重症度の確認，予定術式遂行可能かの判断，特に直腸の癒着状況の評価

上腹部の観察が済んだら，骨盤内の観察に移る．子宮マニピュレーターで子宮を軽く起こすようにしながらダグラス窩閉塞の程度，直腸の

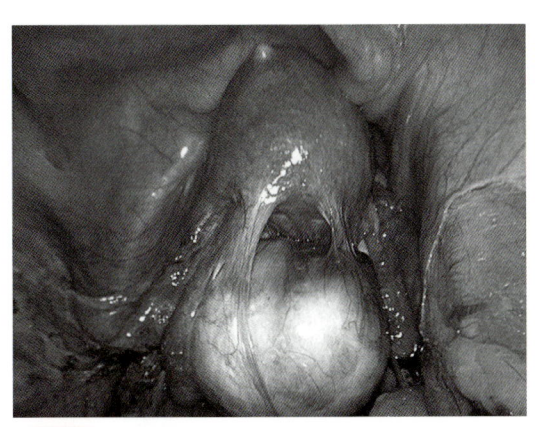

図2 卵巣チョコレート嚢胞を伴うダグラス窩閉塞症例（口絵19）

癒着の程度を観察する（**図2**）．腹腔鏡下での直腸診では，仙骨子宮靱帯周辺の正確な触知，直腸周囲の組織の硬結の認識，直腸と子宮との強固な癒着部位の境界部の認識などに役立つ．多数の重症子宮内膜症の症例を経験すると，あらかじめ術前に重症度の把握が可能になる．術者の技量の範囲を超えた手術を行うことは病巣の不完全摘出や臓器損傷につながる．想定していた癒着以上の場合には，状況によってはダグラス窩に対しては観察のみにとどめ，その所見を参考に，子宮内膜症手術のエキスパートによる手術を考えること，また他科との連携を考えることが重要である．

6. 直腸左側，左卵巣血管との癒着剥離 —直腸の走行をまっすぐにする

　直腸の左側はS状結腸～直腸移行部が左骨盤漏斗靱帯と癒着していることが多い．また，一部は左円靱帯付近にも癒着していることがある．ダグラス窩を開放する場合には，直腸がまっすぐに頭側に牽引できることが重要である．直腸がたるんだ状態での手術は，直腸の境界が不明瞭になり損傷のリスクが高くなる．ダグラス窩の閉塞が強度である場合には，直腸は著しく屈曲していることが多い．手術の基本は，この解剖学的偏位を矯正することである．そのためには，直腸の走行が十分わかるよう，まっすぐに引っ張れるようにするのが重要であり，あらかじめ，直腸の左側でS状結腸～直腸移行部と左骨盤漏斗靱帯と癒着部位の剥離をする．のちに，直腸内にプローブを入れる際にも，直腸の可動性が増すためこの剥離は重要である．ただし，直腸プローブはダグラス窩閉塞が強度で直腸の屈曲が強い場合には，手術の始まりから使用することは難しい．

7. 左右卵巣の暫定的癒着剥離，卵巣の腹壁への吊り上げ

　ダグラス窩の閉塞を伴う症例では，卵巣が広間膜後葉腹膜，仙骨子宮靱帯，直腸表面と癒着していることが多い．まずは，子宮後面（背面）の視野の確保のために左右の癒着した卵巣の剥離から始める．チョコレート嚢胞がある症例では，ほとんどこの段階で嚢胞は破れ内容がリークする．内容液を吸引し，嚢胞内を洗浄したのちに，丁寧に卵巣が裂けないように癒着面から剥離する．この際，無理な力での剥離で，卵巣固有靱帯の生理的付着レベルを超える剥離による組織の裂傷，子宮横の静脈や卵巣静脈の損傷を起こさないよう注意する．もう少し剥せそうな程度のところでやめておくのが無難である．腹腔鏡下での拡大画面で見る手術は組織の癒着の境界面が明瞭に観察できる．剥離面からoozingをみるが，バイポーラで暫定的に止血しておく．尿管が仙骨子宮靱帯に接近していることもあり，この時点での不用意な出血が起こると，止血操作の際に尿管損傷のリスクが高まるので注意を要する．左右ともに癒着が剥離され付属器の可動性が出たら，卵巣を腹壁に吊り上げる．腹壁からまず3-0の直針を通し卵巣を卵巣門の部位に注意して貫通させ，その後腹腔内から針を皮膚刺入部付近に戻す．または2-0吸収糸で卵巣に針糸を1針かけ縫合し，それを腹壁から出して卵巣を吊り上げる（**図3**）．卵巣からの出血は暫定的にバイポーラで焼灼し止血し

第2章　子宮内膜症　**109**

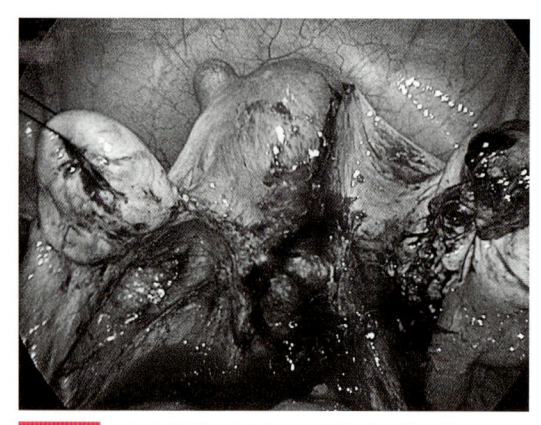

図3 左右卵巣の腹壁への吊り上げ（口絵20）

ておく．チョコレート囊胞をこの時点で核出することは可能であるが，われわれは，大きくて視野の邪魔になる場合以外はダグラス窩の操作が完了してから行っている．囊胞内容が抜けて少しでも時間がたつと，伸びた囊胞が縮小し，卵巣の実質の厚みが少しでも戻り，核出時に卵巣が裂けにくくなることを期待して，そのようにしている．

8. 左右広間膜後葉腹膜越しに尿管を確認

尿管は仙骨子宮靱帯付近の引きつれが強度になるほど仙骨子宮靱帯に接近する．広間膜の腹膜越しに尿管が透見でき仙骨子宮靱帯との距離が明らかに離れていれば尿管の剝離は不要であるが，ダグラス窩閉塞のある重症例では，固有靱帯と仙骨子宮靱帯の間の腹膜が引きつれてほぼ消失している．この場合には尿管を剝離して外側に逃がしておく必要がある．いきなりこの部位を開くと尿管損傷，出血の原因となるので，尿管の確認，剝離，展開は頭側より行う．先ほど述べた，左骨盤漏斗靱帯と直腸左側との癒着剝離時には結果的に卵巣血管周辺の腹膜が開放し後腹膜腔に自然と達することが多い．直腸を十分に頭側に牽引し，左広間膜後葉にテンションをかけ尿管を腹膜から剝していく．腹膜が引きつれていて子宮内膜症が存在する場合には腹膜も切除，摘出しながら尿管を剝離してい

くことも多い．尿管を子宮動脈交差部付近まで遊離しておくとあとの操作が安全に行える．周辺の組織が硬い場合にはこの時点で無理せず，できるところまでの暫定的な剝離でもよい．尿管周囲の小血管や尿管枝を損傷しないよう丁寧に剝離する．また，尿管の内側には仙骨子宮靱帯との間に静脈（浅子宮静脈）が並走している．これを損傷すると，尿管の遊離が不十分な段階での止血操作において，縫合結紮による尿管損傷，さらにはパワーソースによる尿管や骨盤神経叢の熱損傷が起こる可能性がある．われわれは全例で直腸側腔をあえて開放はしていない．開放しても，仙骨子宮靱帯側に浅子宮静脈が付着した状態になり，その背側には下腹神経〜骨盤神経叢がある一つの壁を作ることになる．のちに，子宮の可動性が増して，子宮マニピュレーターによる組織の伸展により，仙骨子宮靱帯と浅子宮静脈との間を分け入ることで，浅子宮静脈を外側に圧排し下腹神経〜骨盤神経叢と仙骨子宮靱帯深部の分離できる層への入り口ができるため，あえて直腸側腔を展開しなくても問題はない．ただし，剝離・展開の途中で直腸側腔に入っていくことはあるが，意図的に深く掘りこむことは必要ない．

9. 仙骨子宮靱帯の内側縁，外側縁の切開と仙骨子宮靱帯の分離・切断，ダグラス窩腹膜切除

この時点で子宮の可動性はいくぶん改善している．仙骨子宮靱帯にテンションをかけるためマニピュレーターの前屈を強くし，蝶番（ヒンジ）の部位が腟側から仙骨子宮靱帯遠位端に当たるように押し込むと仙骨子宮靱帯の走行がより明らかとなる．仙骨子宮靱帯の直腸側（内側）の腹膜を切開することで直腸が仙骨子宮靱帯から離れていく．重症子宮内膜症でダグラス窩閉塞が強いほど，仙骨子宮靱帯と直腸の間に介在する腹膜が消失していく．さらには，仙骨子宮靱帯の内側縁に直腸が固着するものもあるが，

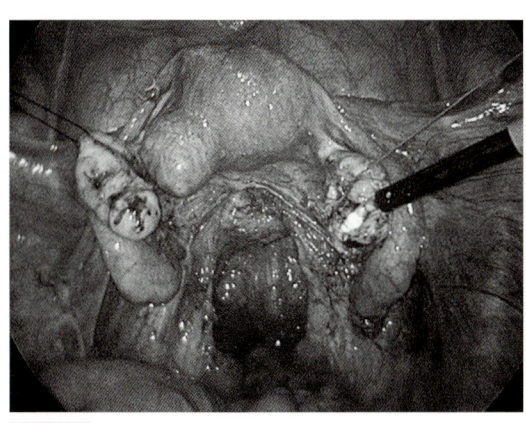

図4 仙骨子宮靱帯切除後（口絵21）

通常は間隙がある．ダグラス窩閉塞が完全ではない症例では，仙骨子宮靱帯のアーチの内側と直腸との間に腹膜が存在する．この腹膜を，脂肪組織を直腸側に残すよう切り取る．切り取る腹膜の直腸側は腹膜の折り返しで直腸から少し離れたところで妥協する．まさに折り返しの部位に子宮内膜症があり直腸漿膜面に近い場合には無理に切除していない．切除断端直腸側漿膜に子宮内膜症が少し残ることもある．この検体をダグラス窩腹膜として病理検査に提出する．不完全閉塞症例ではこの操作にて直腸が仙骨子宮靱帯の内側縁から離れていき，ある程度ダグラス窩が開放されたようになる．仙骨子宮靱帯の外側縁は尿管が腹膜越しに透見できれば尿管を剝離せず，また尿管の走行が仙骨子宮靱帯に接近している場合には先に述べたようにあらかじめ剝離しておいて，仙骨子宮靱帯と浅子宮静脈との間に切開を加えていく．子宮マニピュレーターによりテンションがかかると，切開されるにつれ，血管部は外側に逃げていく．腟壁に切り込まないギリギリの深さまで切開を入れ展開すると仙骨子宮靱帯の外側縁に出血しない間隙ができ，仙骨子宮靱帯が遠位端まできれいに腟から遊離される．この間隙の外側は浅子宮静脈，その背側の下腹神経，骨盤神経叢になる．内側深部は直腸周囲の脂肪層の外側縁である．

仙骨子宮靱帯を温存すべきか，少し切るべきか（図4），広く切るかは施設の方針によるが，仙骨子宮靱帯には子宮内膜症組織が通常は存在している．焼灼するのみでもいいが，子宮の可動性の改善，病巣の可及的除去，さらには再発のリスクの減少を期待して，われわれは仙骨子宮靱帯を広く切除している．すでに仙骨子宮靱帯の外側縁，内側縁は切開されているので，子宮マニピュレーターのヒンジの部分を利用し仙骨子宮靱帯を直線状に伸展させ，靱帯組織を子宮頸部付着部，腟円蓋部，腟管との付着箇所からそぎ取るように切除する．遠位端には，直腸横の脂肪組織が付着しており出血しやすいので凝固・止血しながら切離する．

10. 直腸側方間隙を展開

ダグラス窩完全閉塞の場合には仙骨子宮靱帯のアーチの内側縁に直腸が強固に癒着している．直腸を最終的には子宮との癒着部からはずす際は癒着部位よりも肛門側の直腸と腟壁の間が展開されれば付着（固着）部位がより明瞭になり安全に癒着部位を切離できる．そのため，中央部の強行突破ではなく，直腸側方の間隙を展開していく．すでに仙骨子宮靱帯が広く深く切除されているので直腸横の脂肪組織が露出している．子宮マニピュレーターによりヒンジを右または左に押し出し腟壁にテンションをかけると癒着した直腸の外側にヒンジの輪郭が腟壁を介して確認できる．腟管に付着する脂肪組織を直腸側に持っていくように剝離を進めると，腟管と直腸との間の疎な組織間隙に入ることができる．直腸を右左にずらしながら，また子宮マニピュレーターも左右に動かしながらその間隙を左右から分けていくと，両側から展開した間隙が最終的につながり，直腸と子宮の癒着は仙骨子宮靱帯のアーチ付近に収束した状態になる（図5）．

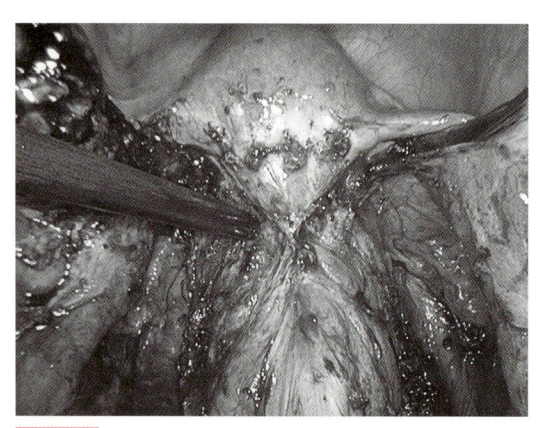

図5 ダグラス窩開放（口絵22）
左右から剝離を進め，正中部のみでの付着．

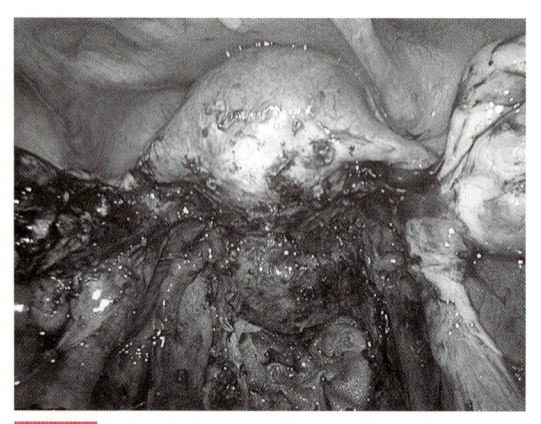

図6 広く開放されたダグラス窩（口絵23）

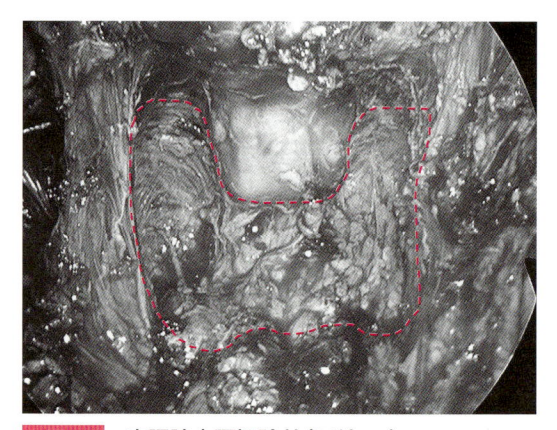

図7 直腸腟中隔切除前（口絵24）
ダグラス窩を広く開放後，破線部の直腸腟中隔を取り除く．

11. 正中部の直腸の癒着の切離，直腸の吊り上りの解除，ダグラス窩の開放

　この状態では左右側方，腹側より直腸の輪郭の全貌が明らかとなっている．癒着を切り離すには，子宮マニピュレーターのヒンジを用いテンションを癒着部の腟円蓋部の直下つまり仙骨子宮靱帯子宮付着部付近におくことで電気メスまたは鋏を用い安全に切離される．子宮マニピュレーターによる十分なテンションと直腸の頭側への牽引により，癒着の表面を薄く切開していくことで組織は離れていく．これにより直腸の吊り上りが解除され，ダグラス窩は広く開放される（図6）．

12. 直腸腟中隔切除

　これまでの操作でダグラス窩は広く開放されているので，通常これだけでも十分であるが，われわれは以前より直腸腟中隔の切除も行っているので紹介する．まず腟側から中隔組織を剝離する（図7）．腟管をしっかりと把持して中隔組織を剝ぐ操作を行う．まず中央部から始め側方へ剝離を進める．側方には腟に接する静脈があるのでこれに注意する．静脈の手前で剝離はやめる．次に剝離の方向を静脈に平行に尾側に進める．直腸から側方につらなる脂肪組織に達するまで剝離を進める．これよりさらに脂肪組織も切り込んでいくと，中直腸動脈を含む血管群が現れ出血しやすいので注意を要する．直腸をまっすぐ牽引して腟から遊離した直腸腟中隔組織を腹側に持ち上げると背側は直腸と薄い脂肪組織を含む蜘蛛の巣様の組織を介して付着している．蜘蛛の巣様組織を電気メスで直腸にスパークしないよう注意して切離していくと中隔組織が直腸からも外れてくる．肛門側に近いところに直腸から中隔に入る静脈がありこれを引き抜かないよう，バイポーラで止血する場合や，その手前で剝離をやめる場合もある．この操作により中隔は一枚の板状の構造物として認識できるようになり，その下端は，左右の直腸から側方につらなる脂肪組織（側方靱帯）から腟

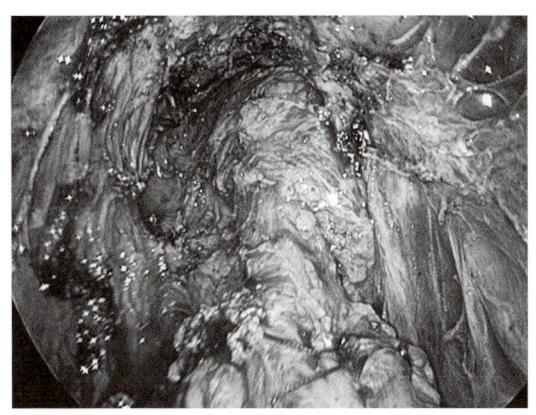

図8　直腸腟中隔切除後（口絵25）

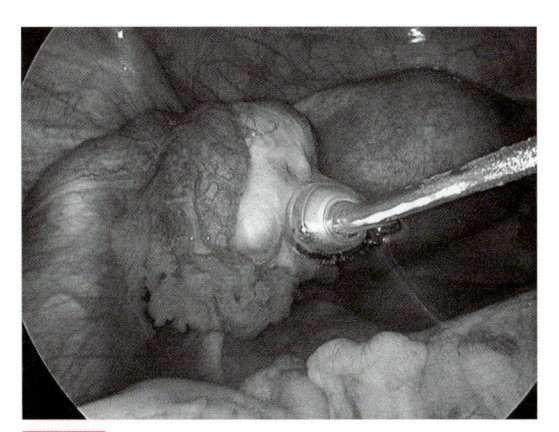

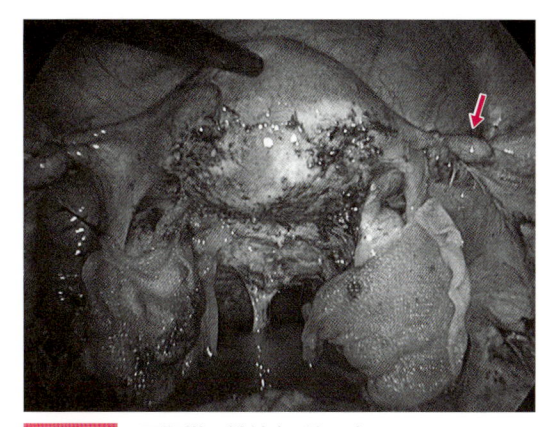

図10　円靭帯の縫縮（口絵27）
矢印のように左右の円靭帯を吸収糸を用いて縫縮し，一時的に円靭帯を短縮させると子宮の後屈が矯正される．

図9　卵巣チョコレート囊胞アルコール固定（口絵26）
腹腔鏡下に骨盤内に生理食塩水を満たし，S.A.N.D.バルーンを用いてアルコール固定を施行する．

と中隔と直腸が剝がれていない部位を結ぶラインに一致する．このラインの手前で中隔を切離する（図8）．

13．チョコレート囊胞の処置

　基本的には200倍希釈バソプレシンや20万倍希釈アドレナリンを用いて囊胞壁を液性剝離し，卵巣の実質を囊胞壁と一緒に取り除かないよう，また出血させないように丁寧に核出する．卵巣の機能を低下させないような配慮が重要である．剝離しにくい場合には無理せずバイポーラ焼灼またはアルゴンビームでの焼灼で済ませる．姑息的治療である囊胞アルコール固定術も症例により考慮してもよい．年齢やAMH値を考慮し，術後のART治療を考える場合などは，無理に核出は行わない方が無難である．また，現在挙児希望のない若年未婚者でも，たとえ核出しても再発する可能性はあるため，とりあえずアルコール固定術を行い，術後低用量OCやジエノゲストなどで再発予防のための維持療法を行うこともある．なお，アルコール固定を行う場合には，腹腔鏡下で経腟的に行うか，経腹的にS.A.N.D.バルーン（八光）を用いて行う（図9）．囊胞内容を吸引し洗浄後に無水エタノールで約10分間固定後に囊胞内を洗浄する．固定中はアルコールの腹腔内へのリークを考慮し生理食塩水で腹腔内を満たしておく．

14．直腸エアーリークテスト

　術中には十分に注意して操作を行ってはいるものの，念のために骨盤内を生理食塩水で満たし直腸を沈めた上で直腸内に入れた膀胱留置バルーン（または太いネラトンカテーテル）から50〜100 cc相当のエアーを入れ，リークのないことを確認する．また，直腸診で直腸壁が薄くなっていないことを確認する場合もある．損傷が確認された場合には消化器外科にコンサルトして適切な処置を仰ぐ．われわれは，最近は，腹腔内ドレーンを術後全例には留置していないが，安心のためにはインフォメーションドレー

第2章　子宮内膜症　113

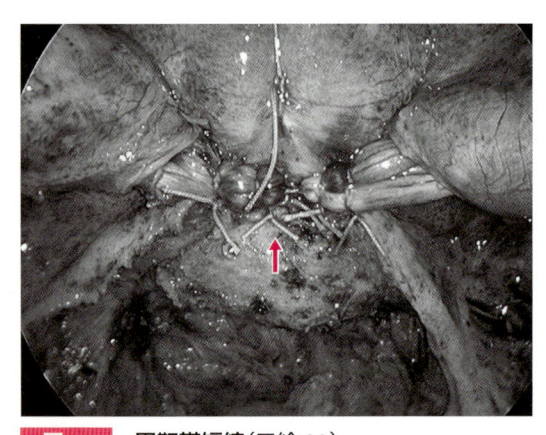

図11　円靭帯短縮（口絵28）
子宮後面（背面）に円靭帯を左右から引き込み中央部で縫合（矢印）.

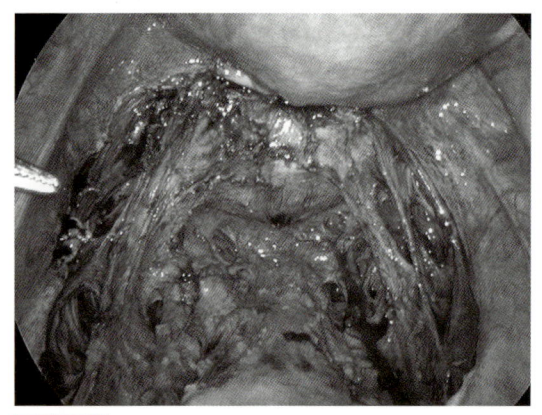

図13　ダグラス窩開放後の広範囲な腹膜欠損（口絵30）

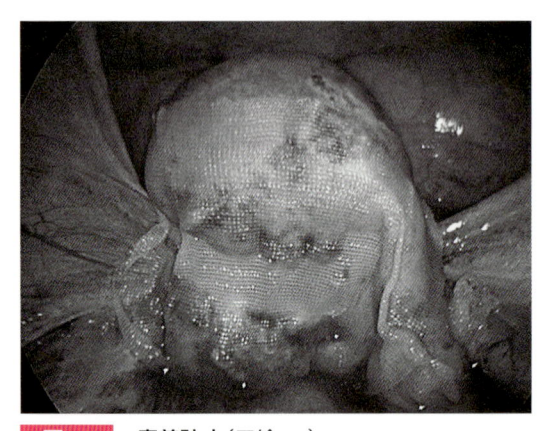

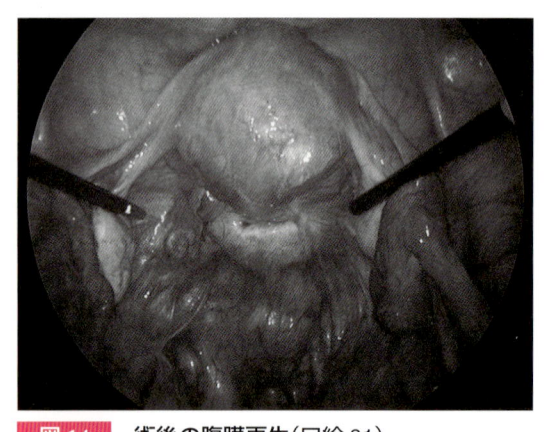

図12　癒着防止（口絵29）
酸化再生セルロースシートで子宮・卵巣・卵管を被覆したところ.

図14　術後の腹膜再生（口絵31）
図13の症例の1年後の腹腔鏡時のダグラス窩所見

ンとして入れておくのが無難であろう.

15. 円靭帯短縮による子宮の位置矯正

　子宮は通常後屈していることが多い．子宮の位置矯正も重要と考えている．簡便な方法としては左右の円靭帯をそれぞれ縫縮することで円靭帯が短縮し子宮が前屈方向に傾く（図10）．また開放したダグラス窩の空間に子宮が落ち込む（沈み込む）のも防ぐことができる．強度の後屈の場合には，Baldy-Webster法に則り，左右円靭帯を広間膜を通して子宮頸部中央後面で縫合する．さらに靭帯組織を1〜2カ所子宮頸部後面に縫合することで強い前屈子宮となる（図11）．縫合に用いる糸は，術後一時的なものでよいこと，その後に妊娠した場合の円靭帯の引きつれなどを考慮し1-0吸収糸を用いている．円靭帯を短縮しても術後に痛みを訴えることは経験しない．また，術後に妊娠し分娩に至った症例もあるが，円靭帯短縮による障害は出ていない．

16. 癒着防止対策―フィブリン糊や酸化再生セルロース

　腹腔鏡による手術では開腹手術に比べ癒着が減少することは明らかであるが，できるだけ癒着が起こらないように，より完全な止血，腹腔内に流出したチョコレート嚢胞内容液の除去，

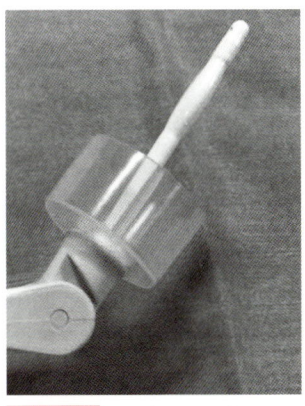

図15 子宮マニピュレーターとカップ
子宮マニピュレーターにカップを装着し，円蓋部の認識を容易にしマニピュレーターの先端の突き抜けを防止する．

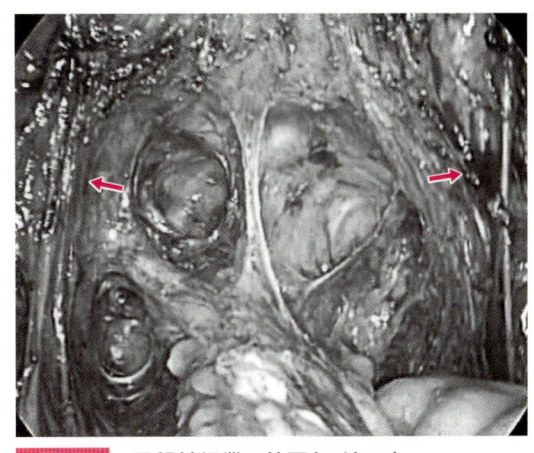

図16 骨盤神経叢の位置（口絵32）
矢印で示す位置に骨盤神経叢があるので注意を要する．

骨盤腔の可及的洗浄は必須である．また，フィブリン糊や酸化再生セルロースシートなどを用い広範囲に剝離した腹膜欠損部位に卵巣，卵管が癒着するのを防止することに努める（**図12**）．広範囲なダグラス窩開放で腹膜欠損が起こっても（**図13**），適切な癒着防止対策を行うと，きれいな腹膜の再生が認められる（**図14**）．

手術時の工夫と術後の注意点

1. マニピュレーターの操作が子宮，円蓋部，腟周囲の組織の剝離を容易にするポイントである

腟円蓋部を強く押すことが重要である．われわれは子宮マニピュレーターにカップを装着（**図15**）して手術操作を行っている[3]．カップは，50 mLのカテーテルチップ用シリンジなどを用いて容易に作成できる．カップを装着することで子宮マニピュレーターの先端が穿孔することが防げる．また，腟壁がカップによって均等に伸びた状態になり，術中鉗子でカップを触れることで腟壁の厚さを確認でき剝離がしやすい．実際にカップを装着するとカップの輪郭が腟から容易に認識できる．直腸の強固な癒着を子宮側から剝離する際に腟側がカップで硬く触れるので境界がよりわかりやすい．また，マニピュレーターで強く腟を押しながら中隔を切除すると腟壁が薄くなるため術後1カ月以上は性交渉を控える指導が必要である．止血のためにパワーソースでの焼灼により腟壁に熱傷ができ，遅発性に腟壁が開放することもある．この場合でも，感染に注意しながら保存的に治癒を待つ．

2. 排尿障害（神経因性膀胱）に注意する

子宮内膜症では仙骨子宮靱帯が肥厚している．仙骨子宮靱帯を分離する際に，外側は直腸側腔，内側は直腸側方間隙を展開し，その間の組織を深く切除すると下腹神経・骨盤神経叢も損傷する可能性がある．また，切除しなくても，この周辺の出血のためパワーソースでの凝固・止血でも熱損傷が起こる可能性もある．ダグラス窩開放時の骨盤深部は，腹腔鏡の術野では思っているよりも浅い位置に見えるので注意を要する（**図16**）．重症子宮内膜症では骨盤神経叢付近まで子宮内膜症による線維化が進んでいることも多い．術後は排尿状況についても確認する必要がある．排尿障害に関する自覚症状がなくても相当量の残尿を認めることがあるので，

エコーによる排尿後の膀胱収縮の確認や残尿量の測定は必要である．術中は骨盤神経叢の場所に注意しながら直腸腟中隔の側方の切除を行うことが重要である[4]．

再発予防のための低用量 OC

筆者の施設で行っている子宮内膜症に対する定型化された温存術式について述べた．どのような手術を行うかは，子宮内膜症のステージやそれによる症状，術者の技量によるが，重症の症例では局所コントロール目的で，本術式のような可及的病巣除去を行い，その後妊娠期待または低用量 OC などでの再発予防治療は有効と考えられる．

● 文 献

1) 日本産科婦人科学会，他（編）：産婦人科診療ガイドライン—婦人科外来編 2011．日本産科婦人科学会，2011．
2) 金野陽輔，他：腹腔鏡下子宮内膜症手術時に虫垂切除術を追加施行した 19 例の検討．日産婦内視鏡会誌 2010；26：560-564．
3) 田中理恵子，他：われわれの妊孕能温存希望のある症例に対して行う子宮内膜症病巣除去術式における子宮マニピュレーター操作の工夫．日エンドメトリオーシス会誌 2012；33：196-199．
4) 工藤正尊，他：子宮内膜症の腹腔鏡手術—血管損傷，神経損傷の回避．日エンドメトリオーシス会誌 2010；31：44-47．

各 論 ● 第 2 章　子宮内膜症

4　子宮内膜症による疼痛の取り扱い

小畑孝四郎
近畿大学医学部奈良病院産婦人科

Point

- 子宮内膜症性疼痛の発生機序としてプロスタグランジンや子宮内膜症自体の浸潤および癒着などの関与が指摘されており，これらの要因を取り除くことが治療戦略となる．
- 月経困難症に対する薬物治療は鎮痛薬（NSAIDs）が中心となるが，子宮収縮抑制薬および抗不安薬との併用が効果的である．また，漢方薬が月経困難症に有効な場合がある．
- 子宮内膜症性疼痛に対して低用量エストロゲン・プロゲスチン（LEP）療法，ジエノゲスト，ダナゾール，GnRH アゴニストなどが用いられる．
- 疼痛に対する手術療法としては，癒着剥離術，卵巣嚢腫摘出術，深部子宮内膜症病巣摘出術などが行われ，疼痛の除去を図っている．

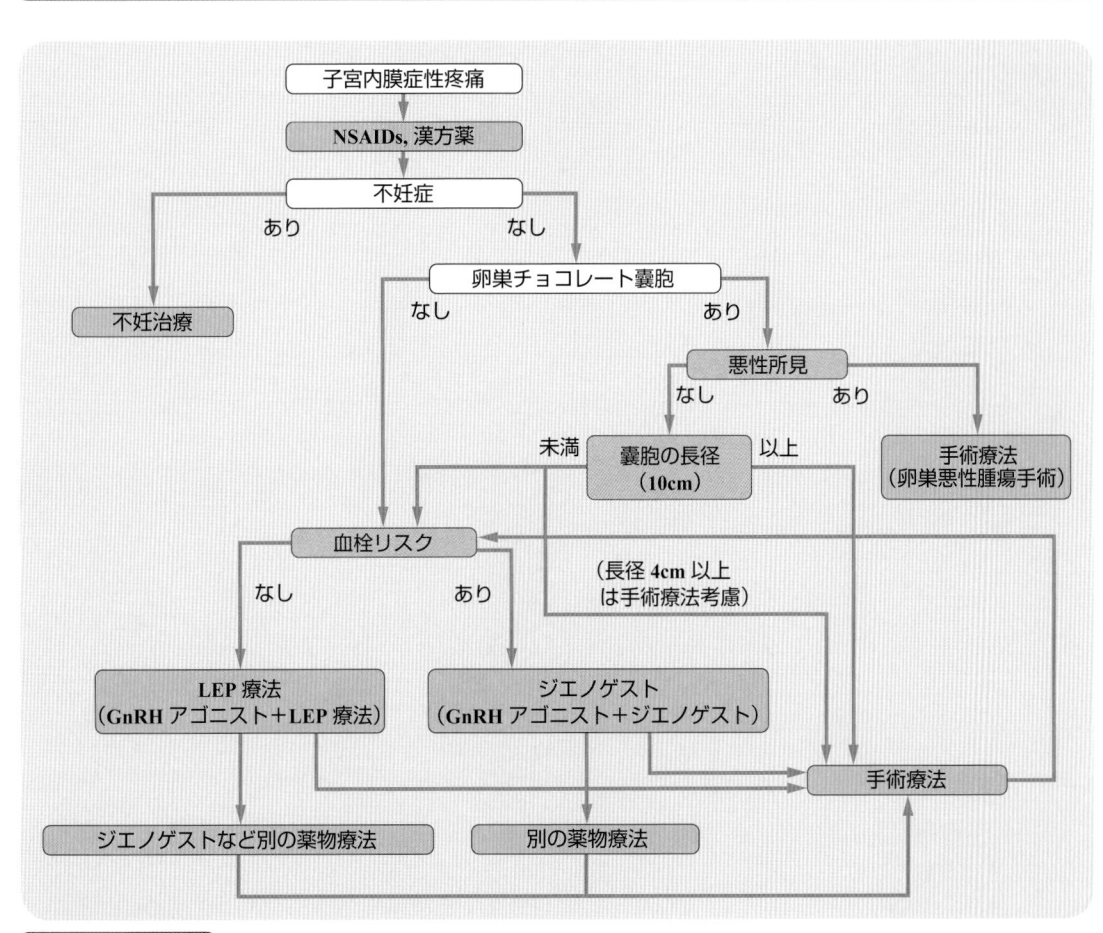

フローチャート　子宮内膜症性疼痛の管理

月経困難症

　平成12年度厚生労働省厚生科学研究こども家庭総合研究事業の10,000人の一般女性を対象としたアンケート調査[1]で20〜40歳代女性の27％が月経痛より鎮痛薬を飲まないと普通に生活が送れず，6％は飲んでも寝込んでしまい（勤労女性のQOLの低下），月経痛で半年間に1日でも仕事を減らしたり，休んだりする女性が27.3％存在することから，労働損失額は半年で1,890億円と推計され，月経困難症は大きな社会問題となっている．また，最近，若年者に子宮内膜症の増加が指摘されており，月経痛・月経困難症に対する取り扱いがクローズアップされている．

子宮内膜症性疼痛の発生機序

　月経痛の発生機序にプロスタグランジンの関与が指摘されている[2]が，骨盤子宮内膜症の赤色病変でより高いプロスタグランジンの産生が認められており[3]，子宮内膜症性疼痛の大きな原因の一つと考えられる．また，ロイコトリエンなどの産生源である肥満細胞の病巣への浸潤や局在が報告されており[4]，炎症細胞から放出されるサイトカインが痛みの悪循環を起こしている可能性がある．さらに，子宮内膜症病巣の浸潤は平滑筋化生と線維化を誘導し[5]，神経そのものの圧迫，損傷や平滑筋の収縮，癒着による骨盤臓器の可動性の制限により疼痛を起こすと考えられている[6]．

　これらの疼痛発生要因を取り除くことが，子宮内膜症性疼痛の治療戦略となる．

子宮内膜症性疼痛の薬物療法

1. 鎮痛薬（NSAIDs）

　疼痛の発生機序にプロスタグランジンの関与がいわれており，プロスタグランジン合成阻害剤（ロキソプロフェン，イブプロフェン，メフェナム酸など）が月経困難症の治療に用いられる．一般に，疼痛に対して最初に行う薬物療法であり，月経開始前に痛みが始まりかけた時から使用するとより効果的である．

2. 子宮収縮抑制薬

　プロスタグランジンによる子宮筋の過収縮により，子宮血流量の減少，虚血が起こり疼痛が増強されることから，平滑筋収縮抑制剤（臭化ブチルスコポラミンなど）が月経困難症に有効な場合がある．鎮痛薬との併用を行うと，鎮痛薬単独の場合より有効なことが多い．

3. 抗不安薬

　日常生活がまったくできないほどの強い疼痛を伴うことがあり，一度強い痛みを経験するとその恐怖心から痛みが増強し長引くこともある．ジアゼパムなどのマイナートランキライザーの使用で月経痛は軽減することがあり，鎮痛薬，子宮収縮抑制薬，抗不安薬を併用するとより効果的である．われわれはこの三者併用を月経困難症の治療の基本としている．

4. 漢方薬

　漢方薬は副作用が少ないことから思春期から用いられ，鎮痛薬との併用効果がみられることが多い．月経困難症に有効な漢方薬を表1に示す[7)8]．当帰芍薬散は体力，体質が弱く，冷え症，易疲労感を訴えるものに使用する．虚証では奏効する頻度が最も高い．当帰建中湯は体質が弱く，月経開始時よりは終了近くに疼痛が増悪するものに使用する．当帰芍薬散が奏効しない場合に当帰建中湯に変更するとよい．温経湯は体力，体質が弱く，冷え症，肩こりがひどい

表1 月経困難症に用いられる漢方製剤

	証	
	陰陽	虚実
当帰芍薬散	陰	虚
当帰建中湯	陰	虚
温経湯	陰	虚
温清飲	中	中
桂枝茯苓丸	陽	中〜実
桃核承気湯	陽	実

ものに有効である．基礎体温が低いものに投与すると，基礎体温が上昇する．桂枝茯苓丸は体力，体質ともに中等度以上のものに使用する．実証では奏効する頻度が最も高いが，経血量が増加することがあるので注意が必要である．桃核承気湯は体力，体質ともに中等度以上で便秘傾向を認めるものに使用する．月経開始時期に疼痛が激しく，月経開始とともに症状が軽減する症例に有効である．芍薬甘草湯は鎮痙効果，抗プロラクチン作用，抗アンドロゲン作用をもつ．当帰芍薬散（2週間），芍薬甘草湯（2週間）の周期投与が有効な場合がある[9]．偽アルドステロン症やミオパチーに対する注意が必要である．

5．低用量エストロゲン・プロゲスチン療法（LEP療法）（ルナベル®，ヤーズ®）

月経困難症に対してLEP療法が保険適用となり，さらに，「産婦人科診療ガイドライン―婦人科外来編2011」[10]で鎮痛薬の効果が不十分な場合や子宮内膜症自体への治療が必要な場合はLEP療法がジエノゲストとともに第一選択の薬剤と位置づけられたため，子宮内膜症性疼痛に対する薬物療法の中心となってきている．月経困難症に対するLEP療法の作用機序としては子宮内膜の菲薄・萎縮に伴いプロスタグランジンの子宮内膜からの分泌低下が考えられているが，プラセボ対照のランダム化比較試験（RCT）により子宮内膜症性疼痛に対するその有用性が示された[11]．比較的長期間の投与が可能であるが，血栓症・肝機能障害などに注意が必要で，喫煙者や40歳以上の症例に血栓症リスクが高いとされており慎重な投与が必要となる．

6．ジエノゲスト（ディナゲスト®）

第4世代のプロゲスチン製剤で強い子宮内膜分化作用をもつ．ゴナドトロピン分泌抑制作用や抗エストロゲン作用は弱く，比較的強い抗アンドロゲン作用を有している[12]．LEP療法とともに子宮内膜症に対するホルモン治療の第1選択薬として用いられている．子宮内膜症性疼痛に対してのジエノゲストの有用性はGnRHアナログを対照としたRCT[13]により示されている．不正性器出血を起こす頻度が比較的高く，子宮筋腫や子宮腺筋腫症を合併している症例には慎重な投与が必要となる．

血栓症を起こす頻度が極めて低く，血栓症リスクの高い症例には使いやすい．

7．ダナゾール

以前は子宮内膜症の薬物療法の中心であったが，GnRHアナログの台頭により最近はあまり使われない傾向にあるようであるが，治療効果に関しては両者間に明らかな差は認められない[14]．しかしながら，ダナゾールは子宮内膜症病変への直接作用があることや骨塩量の低下を防止できることから最近見直されつつある．ダナゾールの副作用として体重増加，男性化徴候，肝機能障害，血栓症などがあり，これらの特徴を考慮に入れると，ダナゾールはpeak bone massに達していない若年女性や長期間の治療を要する比較的やせた婦人に適していると思われる．ダナゾールによる月経痛，性交痛，下腹部痛の軽減効果は高く，その有効率は70〜90％であるが，約半数に比較的短期間（6〜12カ月）の再発が認められている．投与量は600〜800 mg/日の高用量群と400 mg/日の中用量群や100〜200 mg/日の低用量群との間には自・他覚症状の改善率に大きな差は認められず[15)16]，さらに，わが国での用量設定試験から，ダナ

ゾールの使用量は200〜400 mg/日に設定されている．さらに，最近では，低用量でも月経痛などの症状が改善されるとの報告[17]もあり，中用量で6カ月投与後，低用量でダナゾールを長期間投与する試みも行われている．

8. GnRH アナログ

GnRHアナログは作動薬（アゴニスト）と拮抗薬（アンタゴニスト）の2つに分類される．アンタゴニストは現在臨床治験中であり，現在日本で市販されているものは作動薬（アゴニスト）である．GnRHアゴニストには数種類が市販されているが，その投与量や投与方法は種類によって異なっている．酢酸ブセレリン（スプレキュア®）は両側鼻腔に1日3回，各300 μg（1日量900 μg），酢酸ナファレリン（ナサニール®）は片側鼻腔に1日2回，各200 μg（1日量400 μg）を噴霧投与する．酢酸リュープロレリン（リュープリン®）は3.75 mgまたは1.88 mgを，また，酢酸ブセレリン（スプレキュア®MP）を4週間に1度皮下注射する．投与開始日は必ず月経周期の1〜5日目とし，投与期間はすべて4〜6カ月である．自覚症状（月経痛，性交痛，骨盤痛）の改善率は80〜100％に達し，GnRHアゴニスト投与開始後2カ月頃より効果が見られ，骨盤痛や性交痛は12〜16週頃から改善するとされている．GnRHアゴニストの副作用としては，のぼせ，ほてり，性欲減退，不眠，頭痛，肩こり，発汗など低エストロゲン状態による卵巣ホルモン欠落症状と骨量の減少があり，本剤は長期投与には適していない．また，ダナゾールと同様に，治療終了後の症状の再発率が高いのが問題である．しかしながら，最近ではadd-back療法を併用してGnRHアナログの長期投与が試みられているが，この時には定期的な骨量の計測とコレステロールと血中 E_2 の測定が必要である．

9. ロイコトリエン受容体拮抗薬

最近，ロイコトリエン受容体拮抗薬が子宮内膜症の新しい治療薬として注目されはじめている．プロスタグランジン阻害薬が奏効しない症例やロイコトリエンが子宮収縮のkey substanceとなっている症例に対してロイコトリエン受容体拮抗薬が有効である場合があると報告されている[18]．ロイコトリエン受容体拮抗薬は喘息の薬として市販されている．

10. レボノルゲストレル徐放型子宮内避妊システム（LNG-IUS）（ミレーナ®）

プロゲスチンの一つであるレボノルゲストレルを20 μg/日を5年間にわたり定常的に放出させるもので，LNG-IUSを子宮腔内に挿入することで骨盤痛，月経困難症の改善には効果的であったと報告している[19]．しかしながら，現時点では保険適用となっていない．

11. 副作用軽減を目的とした多剤併用療法

表2におもなホルモン療法の長所と短所を示した．子宮内膜症に対するホルモン療法の第一選択としてLEP療法とジエノゲストがあげられているが，これらの薬剤の頻度の高い副作用に不正性器出血がある．この副作用を軽減する目的でこれらの薬剤の投与前に比較的不正出血の出現頻度や出現期間の少ないGnRHアゴニストを3〜6カ月先行投与し，その後引き続きLEP療法やジエノゲストを投与すると副作用を軽減できると報告している[20,21]．

子宮内膜症性疼痛対する手術療法

子宮内膜症に対しては主に腹腔鏡下手術が行われ，卵巣嚢腫の摘出手術，癒着剥離術，子宮内膜病巣の電気凝固・焼灼術などの治療が行われ，さらに，疼痛の除去を目的として仙骨子宮靱帯切断（LUNA）が追加されることがある．特に薬物療法がほとんど効かない深部子宮内膜症に対して，徹底した病巣の摘出が疼痛除去および再発の防止につながると考えられる（詳細は

表2　子宮内膜症に対するおもなホルモン療法の長所・短所の比較

薬剤	長所	短所
ジエノゲスト	病巣に対する直接作用がある アンドロゲン作用がない 低エストロゲン症状が少ない 症状改善作用が比較的強い 長期投与が可能	不正出血が多い
LEP療法 (経口避妊薬)	低価格 低エストロゲン作用がない 投与終了後の排卵回復が早い 疼痛に対して有効 長期投与が可能	病巣萎縮作用が弱い 症状改善作用が弱い 不正出血
ダナゾール	不妊症(免疫因子)治療に有効 内膜症に対する直接作用もある	アンドロゲン作用 (男性化，ニキビ，体重増加) 肝機能障害が多い 長期投与に適さない
GnRHアゴニスト	アンドロゲン作用，肝機能障害 不正性器出血などの副作用が少ない	長期投与に適さない 低エストロゲン症状が強い 投与終了後の排卵回復が遅い

手術療法の項を参照されたい)．子宮内膜症取扱い規約では，「子宮内膜症に伴う疼痛に対して，腹腔鏡下手術により子宮内膜症の病巣を切除・焼灼することは有用である．また，卵巣チョコレート囊胞に対しては，穿刺吸引や焼灼術に比較して囊胞摘出術の方が疼痛改善効果が高く，再発率が低い．仙骨子宮靱帯切除術や仙骨前交感神経切断術などの神経切断術を併用することの有用性を示すエビデンスは不十分であり，リスクが高いため有用性は低い」と記載されている[12]．

子宮内膜症性疼痛に対する治療方針

子宮内膜症は疼痛，不妊，卵巣チョコレート囊胞の癌化を考えながら治療戦略をたてなければならず，その治療方針はそれぞれの症例について考える必要もあり，一般化することは困難であるが，疼痛に対する基本的な取り扱いを**フローチャート**に示した．

●文　献

1) 平成12年度厚生労働省厚生科学研究こども家庭総合研究事業；10,000人の一般女性を対象としたアンケート調査．
2) Powell AM, et al：Menstrual PGF2α, PGE2 and TXA2 in normal and dysmenorrheic women and their temporal relationship to dysmenorrhea. Prostaglandins 1985；29：273-290.
3) Vernon MW, et al：Classification of endometriotic implants by morphologic appearance and capacity to synthesize prostaglandin F. Fertil Steril 1986；46：801-806.
4) Fujiwara H, et al：Localization of mast cells in endometrial cysts. Am J Reprod Immunol 2004；51：341-344.
5) Itoga T, et al：Fibrosis and smooth muscle metaplasia in rectovaginal endometriosis. Pathol Int 2003；53：371-375.
6) Berek JS：Novaks Gynecology. 13th ed. Lippincott Williams & Willkins, 2002；pp931-972.
7) 高松　潔，他：月経困難症と漢方．産婦治療 1997；75：529-533.
8) 玉舎輝彦：月経困難症．産婦の世界 1990；42(増刊号)：63-68.
9) 田中哲二：子宮内膜症および子宮腺筋症に対する漢方療法．産婦治療 2001；82：321-328.
10) 日本産科婦人科学会，他(編)：産婦人科診療ガイドライン―婦人科外来 2011．日本産科婦人科学会，2011；pp59-61.
11) Harada T, et al：Low-dose oral contraceptive pill for dysmenorrhea associated with endometriosis：a placebo-controlled, double-blind, randomized trial. Fertil Steril 2008；90：1583-1588.
12) 日本産科婦人科学会(編)：子宮内膜症取扱い規約 第2部 治療編・診療編(第2版)．金原出版，2010；pp25.
13) Harada T, et al：Dienogest is as effective as intranasal buserelin acetate for the relief of pain symptoms associated with endometriosis—a randomized, double-blind, multicenter, controlled trial. Fertil Steril 2009；91：675-681.
14) Shaw RW：A risk benefit assessment of drugs used in the treat-

ment of endometriosis. Drug Saf 1994 ; 11 : 104-112.
15) Biberoglu KO, et al : Dosage aspects of danazol therapy in endometriosis : short-term and long-term effectiveness. Am J Obstet Gynecol 1981 ; 139 : 645-654.
16) Young MD, et al : The use of danazol in the management of endometriosis. J Int Med Res 1977 ; 5 (Suppl3) : 86-91.
17) Vercellini P, et al : Very low dose danazol for relief of endometriosis-associated pelvic pain : a pilot study. Fertil Steril 1994 ; 62 : 1136-1142.
18) 藤下　晃, 他：子宮内膜症の薬物療法. 産婦治療 2004 ; 88 (増刊号) : 175-181.
19) Bahamondes L, et al : Use of the levonorgestrel-releasing intrauterine system in women with endometriosis, chronic pelvic pain and dysmenorrhea. Contraception 2007 ; 75 (6 Suppl) : S134-139.
20) Kitawaki J, et al : Maintenance therapy involving a tapering dose of danazol or mild/low doses of oral contraceptive after gonadotropin-releasing hormone agonist treatment for endometriosis-associated pelvic pain. Fertil Steril 2007 ; 89 : 1831-1835.
21) Kitawaki J, et al : Maintenance therapy with dienogest following gonadotropin-releasing hormone agonist treatment for endometriosis-associated pelvic pain. Eur J Obstet Gynecol Reprod Biol 2011 ; 157 : 212-216.

各論 ● 第2章 子宮内膜症

5 子宮内膜症合併不妊の取り扱い

沖 利通
鹿児島大学病院女性診療センター

> **Point**
> - 子宮内膜症は癒着と炎症により，様々な妊娠過程に影響を及ぼし，妊孕性を低下させる．
> - 薬物療法は痛みの改善には有効だが，妊孕性を改善する点では効果がない．
> - 手術療法により子宮内膜症患者の妊孕性改善を期待できる一方，チョコレート嚢胞摘出術により卵巣機能が低下する可能性も考慮する．
> - 手術療法とARTを含む不妊治療の適切なタイミングと選択が重要である．

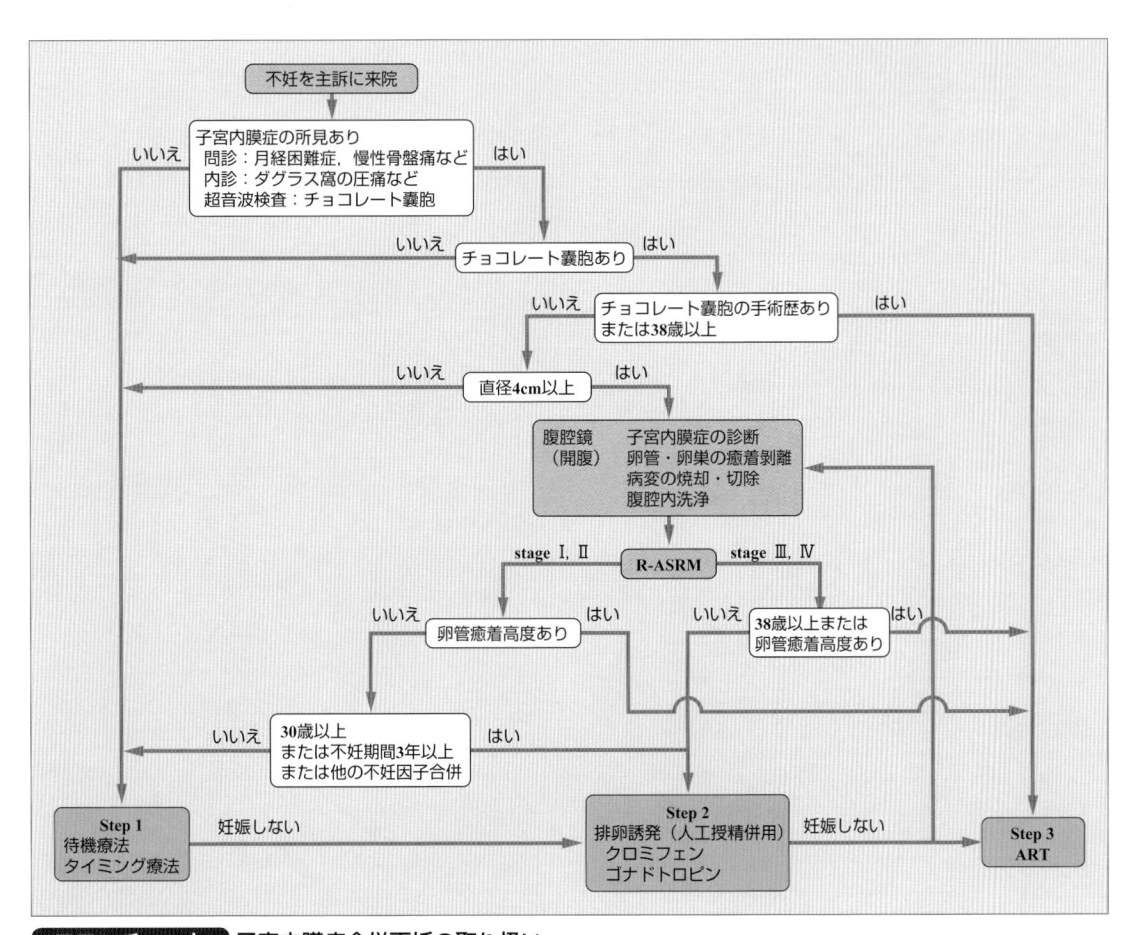

フローチャート 子宮内膜症合併不妊の取り扱い

近年，子宮内膜症は慢性炎症性疾患と考えられ，骨盤痛・不妊・付属器腫瘍を合併する．子宮内膜症の不妊治療に関する問題は多く，未解決のままである．子宮内膜症の治療コンセンサスに関しては，欧州生殖医学会(ESHRE)[1]や米国生殖医学会(ASRM)の2012年のガイドライン[2]だけでなく，日本でも2010年に子宮内膜症取扱い規約[3]が改訂され，その問題点が整理されつつある．本稿では，子宮内膜症合併不妊患者のどのような症例に，どのようなタイミングで，どのような不妊治療や手術を行えばよいかを概説する．

子宮内膜症と不妊

骨盤内臓器の変位や癒着を子宮内膜症は引き起こし，不妊原因になりうる．健常のカップルが1回の性交で妊娠する確率(fecundability)は15～20%と想定されている[4]．一方，子宮内膜症のカップルは2～10%と低い[5]．

子宮内膜症の進行期

チョコレート嚢胞は超音波所見からでも診断は可能であるが，子宮内膜症診断のgold standardはいまなお腹腔鏡である．不妊患者に腹腔鏡を行うか否かは，子宮内膜症の診断と不妊治療に対する腹腔鏡の潜在的利点も併せて判断すべきである．

子宮内膜症の病変は非常に多彩である．R-ASRM分類が全世界で最も広く用いられている分類法[6]である．しかし，その重症度は妊孕性を必ずしも反映するものではなく[7]，2010年には妊孕性を加味したスコアも提唱されている[8]．

子宮内膜症による不妊の生物学的メカニズム

1. 骨盤内臓器の変位

子宮内膜症は腹膜や卵巣・卵管に強い炎症を起こし，骨盤内臓器の癒着を進行させる．癒着の進行とともに，骨盤内臓器の解剖学的位置は徐々に変位し，卵巣からの卵子放出や，卵管における卵子のピックアップや輸送を障害する[9]．

2. 腹膜組織の機能変化

子宮内膜症患者では，腹水中の炎症性サイトカイン・プロテアーゼ・プロスタグランジンなどの濃度が上昇し，血中のサイトカイン濃度も上昇するとも報告されている[10]．これらのサイトカインは骨盤内だけでなく全身性炎症を引き起こし，さらに，卵子・精子・受精卵・卵管機能自体にも悪影響を及ぼしている[11]．

3. 内分泌と細胞を介した機能変化

抗体やある特定のリンパ球が子宮内膜症患者の骨盤内では増加し，これらの抗体やリンパ球が子宮内膜症の発生や進展にかかわる可能性が報告されている[11]．

4. 内分泌と排卵障害

内膜症自体が，黄体化未破裂卵胞(luteinized unruptured follicle：LUF)や黄体機能不全，premature LHサージ(しかも多発)を引き起こすとの説もある[9]．

5. 着床障害

着床にかかわる接着分子の発現が弱い[12]ことも報告されている．

6. 卵子あるいは受精卵の質低下

卵胞内のプロゲステロンやサイトカイン濃度が内膜症患者では変化する[13]．卵管性不妊患者より，内膜症患者の体外受精(IVF)では胚発育が遅い[14]．重症子宮内膜症患者への卵子提供IVFの妊娠率は，通常の不妊患者を対象とした妊娠率と同じである．逆に，内膜症患者からの提供卵を，卵管不妊患者に提供すると明らかに

妊娠率が低くなる[15)]ので，卵胞内環境の悪化が原因で内膜症患者の卵や受精卵の質は低下していると考えられている．

7．子宮卵管輸送の異常

ヒステロサルピンゴシンチグラフィーでは，造影剤の輸送障害が，内膜症群64％，対照群（男性不妊）32％にみられる[16)]．

子宮内膜症に対する治療法とその臨床成績

以上のように，子宮内膜症は多元的に妊孕性を障害する．いったん低下した卵の質を向上させる方法は困難かもしれないが，外科的に解剖学的位置を正常化させ内膜症病変を極力除去することが，子宮内膜症患者の妊孕性向上につながる．

1．薬物療法

薬物療法は痛みの改善には有効だが，妊孕性を改善する点では効果がない．Minimal-mild内膜症（R-ASRM分類stage I II）では多くのランダム化比較試験（RCT）が行われ[17)]，いずれの薬物療法もその有効性を証明できていない[18)]．重症の子宮内膜症においても同様である．したがって，GnRHアナログやダナゾールなどの薬物療法は妊娠時期を遅らせるだけでなく，薬物療法後の妊娠の期待値も低下させるため，妊娠目的の薬物療法は行ってはならない．

2．外科的療法

外科的に骨盤内臓器の位置を正常化させ内膜症病変を縮小させることは，子宮内膜症患者の妊孕性改善を期待できる．しかし，手術を行う場合は，過剰な手術により卵巣機能が低下あるいは廃絶する可能性があることも術前に説明し，患者に十分に認識してもらう必要がある．

1）R-ASRM分類別の手術成績

I～II期では，内膜症病変焼灼や癒着剥離が妊孕性向上につながる[19)]．しかし，純粋にランダマイズしたRCTの報告は二つしかない．カナダのグループの報告[20)]では，無処置の群と蒸散あるいは切除群の術後36週までの妊娠率（20週以降の妊娠継続率）はそれぞれ17.7％（29/169）と30.7％（50/172）と有意差がある．しかし，イタリアのグループの報告[21)]では有意差がない．様々な報告のメタアナリシスによると，内膜症病変の蒸散や切除により8％程度の妊娠率向上しか見込めない．

III～IV期の重症子宮内膜症に対する癒着剥離術の有効性は否定的だが，一部では示唆されている[22)]．重症子宮内膜症の216例を手術し術後2年以内に腹腔鏡45％，開腹63％が妊娠した報告がある[23)]．

2）チョコレート嚢胞の手術法別成績

4cm以上のチョコレート嚢胞においては，ドレナージと蒸散法に比較して嚢胞摘出法は再発が少なく，妊孕性も向上する[24)]．

重症子宮内膜症症例でも内膜症以外の不妊原因がなければ妊孕性の向上が可能[7)]であるが，妊孕性改善を支持するエビデンスは少なく，また，嚢胞摘出による卵巣皮質（卵子）の喪失にも注意が必要であり，不必要な手術は避ける．2回目以上の手術では卵巣機能低下は避けられず，手術より生殖補助医療（ART）を優先させる[25)]．

3）薬物療法と手術療法の併用

①術前投薬

妊孕性を向上させるメリットはない．不妊治療の開始を遅らせるだけである．

②術後投薬

微小病変のコントロールには有効かもしれないが，妊孕性を向上させるエビデンスはない．

4）過排卵と人工授精（intra-uterine insemination：IUI）の有効性

Minimal-mild内膜症では，タイミング療法（クロミフェン併用IUI〔妊娠率：9.5％vs 3.3％：タイミング療法〕）[26)]，hMGのみ（妊娠率：7.3％vs 2.8％：タイミング療法）[27)]，hMG-IUI（15％

vs 4.5％：治療なし)[28]の順に妊娠率が向上する．30歳未満では妊娠の期待値は必ずしも低くないので，当初はタイミング療法で経過をみてもよい．

5）ARTに関して

ASRMの統計では内膜症例が特に妊娠率が低いというわけではないが，メタアナリシスでは以下のことが報告されている．

①内膜症関連性不妊では，卵管性不妊よりARTで妊娠しにくい（odds比0.56)[29]．

②重症子宮内膜症の方が軽症よりARTの妊娠率が低い（odds比0.60)[29]．

③重症子宮内膜症患者において，IVFは妊娠を可能にする有効な手段ではある．

④チョコレート嚢胞がIVF成績にどのような影響を与えるのかは不明でもある．チョコレート嚢胞摘出あるいは吸引でもIVFの成績は向上しない[30]．

⑤GnRHアナログの3〜6カ月間投与は妊孕性を向上させる可能性がある（odds比4.28)[31]．

⑥嚢胞摘出術：嚢胞摘出のメリット・デメリットを熟考して手術をするかどうか検討する．

片側嚢胞摘出後のIVF成績では，総FSH投与量は有意に増加し，採卵数は減少するが最終的妊娠率は嚢胞摘出群と非嚢胞摘出群で差はないと報告している[32]．しかし，両側嚢胞摘出術後では明らかに成績が低下する[33]．

嚢胞摘出のメリット：チョコレート嚢胞の破裂を予防，潜在的卵巣癌の診断，採卵を容易にする[34]．採卵後の感染を予防する効果もある．

嚢胞摘出のデメリット：外科的侵襲，高コスト，潜在的卵巣機能低下の可能性があり，妊娠成績を向上させるエビデンスが不足している[35]．

産科合併症[36]

内膜症患者からの妊娠例では，産科合併症（早期産，妊娠高血圧症候群〔PIH〕，胎盤異常，帝王切開率が高い）が増えるエビデンスがある．

子宮内膜症合併不妊患者の管理法

「子宮内膜症取扱い規約 第2部 治療編・診療編 第2版」では，**図1**のようなフローチャートで管理することが推奨されている．すなわち，原則として腹腔鏡を施行して子宮内膜症の確定診断を行った上で，治療の選択を行うことになっている．しかし，不妊女性の30％以上に子宮内膜症が認められること，不妊女性が高齢化しており治療を急ぐ必要があることなどから，すべての症例で診断時に腹腔鏡を実施することが困難である．また，最新のガイドラインではチョコレート嚢胞摘出術を推奨する流れになっているが，嚢胞摘出前に卵巣予備能が低下している症例には嚢胞摘出術を行わないような工夫も今後は必要であろう．そこで，本書では取扱い規約を参考に新たな**フローチャート**を提示する．また，チョコレート嚢胞の悪性の可能性が否定されたことを前提に話を進める．

1．子宮内膜症合併不妊患者のfecundabilityの特徴（図2）と基本的考え方

年齢以外の要素を除外すると，健常カップルのfecundabilityは時間の経過とともに低下することはない．子宮内膜症を合併しない一般不妊カップルのfecundabilityは，黄体機能不全の治療，男性不妊に対する薬物療法などを行うと，徐々に上昇し妊娠に至る（図2a）．

一方，子宮内膜症合併の不妊カップルのfecundabilityはもともと非常に低い．内膜症以外の不妊因子を合併していれば，排卵誘発・乏精子症に対する薬物療法などでfecundability上昇がいくらか見込める．しかし，健常者のレベルには届かない．軽症子宮内膜症患者の内膜症病変除去や癒着剥離を腹腔鏡で行い，術後に一過性の8％程度のfecundability上昇が期待できる．しかしながら，子宮内膜症は進行性の炎症

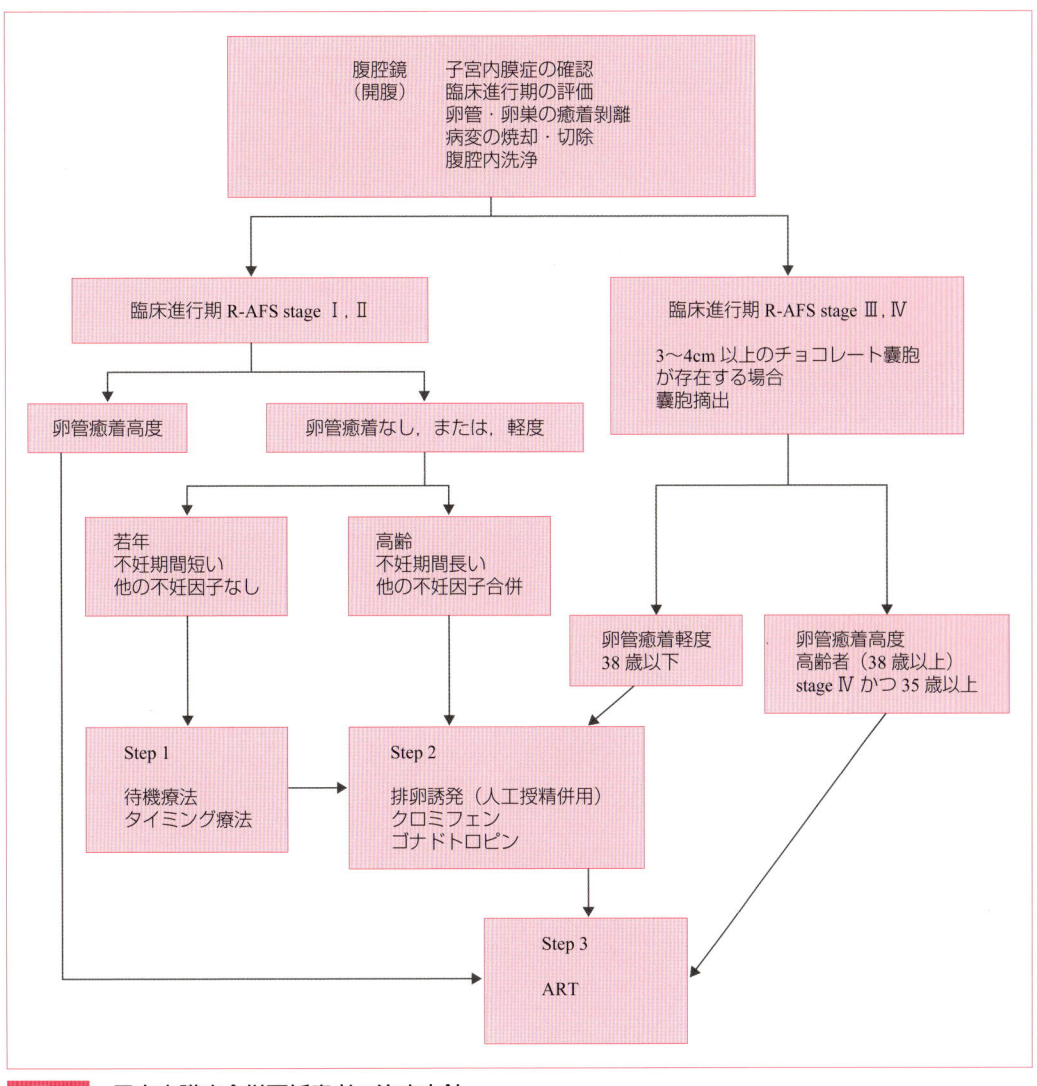

```
┌─────────────────────────────────────────────────────────────────────┐
│                    腹腔鏡    子宮内膜症の確認                        │
│                    （開腹）  臨床進行期の評価                        │
│                              卵管・卵巣の癒着剥離                    │
│                              病変の焼却・切除                        │
│                              腹腔内洗浄                              │
│                          ┌────────┴────────┐                        │
│         臨床進行期 R-AFS stage Ⅰ,Ⅱ    臨床進行期 R-AFS stage Ⅲ,Ⅳ   │
│                                         3～4cm以上のチョコレート囊胞 │
│                                         が存在する場合              │
│                                         囊胞摘出                    │
│         ┌──────┴──────┐                                             │
│      卵管癒着高度   卵管癒着なし，または，軽度                       │
│         │         ┌────┴────┐                                       │
│         │       若年       高齢                                     │
│         │       不妊期間短い 不妊期間長い                           │
│         │       他の不妊因子なし 他の不妊因子合併                   │
│         │                     ┌──────┴──────┐                      │
│         │                  卵管癒着軽度   卵管癒着高度              │
│         │                  38歳以下     高齢者（38歳以上）          │
│         │                               stage Ⅳ かつ 35歳以上      │
│         ▼           ▼                                               │
│      Step 1      Step 2       排卵誘発（人工授精併用）              │
│      待機療法    クロミフェン                                       │
│      タイミング療法 ゴナドトロピン                                  │
│                     │                                               │
│                     ▼                                               │
│                   Step 3                                            │
│                   ART                                               │
└─────────────────────────────────────────────────────────────────────┘
```

図1　子宮内膜症合併不妊患者の治療方針
〔日本産科婦人科学会（編）：子宮内膜症取扱い規約 第2部 治療編・診療編 第2版．金原出版，2010：p61 より引用〕

性疾患であるため，術後も病勢は悪化し続ける．卵管や卵巣周囲は再癒着し，腹膜病変も復活・進展し，fecundability を低下させ，妊孕性を蝕んでいく（図2b）．

2．初診のときに

フローチャートのように，不妊患者が来院したとき，子宮内膜症を疑う所見（チョコレート囊胞・月経痛・内診時疼痛など）の有無を確認する．明らかな子宮内膜症の所見であるチョコレート囊胞がなければ，症状や内診で子宮内膜症が疑われても，まず，一般不妊治療を優先する．

チョコレート囊胞の直径が4cm未満で若年者であれば，step 1のタイミング療法などを行う．直径4cm以上のチョコレート囊胞は，現在のガイドラインでは腹腔鏡手術の適応になるが，その詳細については後述する．それ以外の高齢者やチョコレート囊胞手術歴のある症例はARTを優先する．

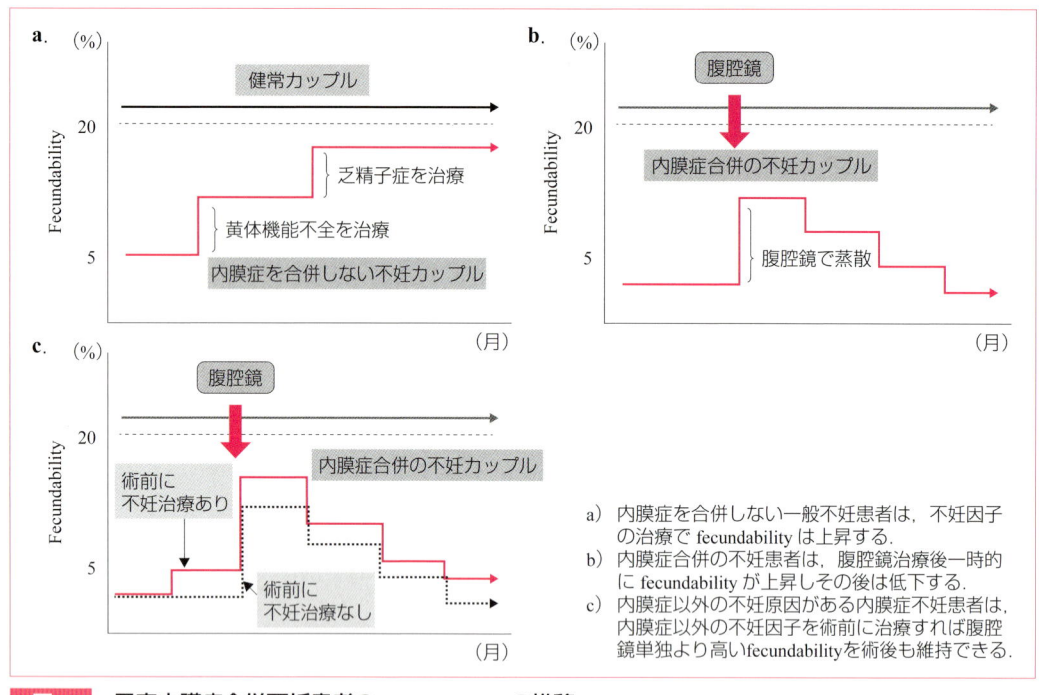

図2 子宮内膜症合併不妊患者のfecundabilityの推移

a) 内膜症を合併しない一般不妊患者は，不妊因子の治療でfecundabilityは上昇する．
b) 内膜症合併の不妊患者は，腹腔鏡治療後一時的にfecundabilityが上昇しその後は低下する．
c) 内膜症以外の不妊原因がある内膜症不妊患者は，内膜症以外の不妊因子を術前に治療すれば腹腔鏡単独より高いfecundabilityを術後も維持できる．

3．ホルモン療法

ホルモン単独療法は，妊孕性を改善する効果はなく行わない．

4．外科療法

1）腹腔鏡のタイミング

外科的治療の妊孕性向上効果(ART以外の累積妊娠率)は，術後12～24カ月以降でプラトーに達する[3]．子宮内膜症は進行性の炎症性疾患であるため，術後も再燃と悪化をくり返し，ART以外の不妊治療成績を低下させていく(図2b)．そのため，累積妊娠率がプラトーに達した以降はIVFが必要になってくる．

腹腔鏡のタイミングには，不妊検査・治療後に妊娠しないため行う場合と，月経痛や内診の痛み・チョコレート嚢胞などの明らかな内膜症の臨床所見があり診断確定を目的に行う場合がある．前者の場合は，腹腔鏡を行う時点で内膜症以外の不妊原因がすでに治療されておりfecundabilityが最大の状態にある(図2c実線).

しかも軽症内膜症のことが多く，術後の妊娠率の向上が期待できる．後者の場合は，術前にすでにチョコレート嚢胞と診断されていることが多い．超音波などの画像診断で直径3cm以上のチョコレート嚢胞があった時点でR-ASRM分類で最低でも20点ありstageⅢ(moderate)になる可能性が高い．

「子宮内膜症取扱い規約 第2部 治療編・診療編第2版」の治療方針に従うと，直径4cm以上のチョコレート嚢胞は，まず，腹腔鏡により嚢胞摘出することになる．不妊検査前に嚢胞摘出を行えば，内膜症以外の不妊因子が無治療のまま放置される(図2c点線)．IVFを希望しないカップルでは特に，内膜症以外の不妊因子があれば術前になるべく治療し，子宮内膜症カップルの2～10%と非常に低いfecundabilityを術直後にピークにもっていく必要がある(図2c実線)．反復手術を考える症例には，まずARTを優先させる．

2）手術方法

子宮内膜症の確定診断とR-ASRMスコアの評価，そして，可能な範囲で①卵巣・卵管周囲・卵管采周囲の癒着を剝離，②腹膜病巣の焼却と蒸散，③腹腔内洗浄を十分に行う．さらに，④チョコレート囊胞に対しては，囊胞摘出や切開・蒸散などを行う．

3）術後の不妊治療の進め方

①軽症子宮内膜症

a．年齢30歳未満，不妊期間3年未満，他の不妊原因がない

無治療でも妊娠が期待できるので，待機療法やタイミング療法をまず考慮する．

3～6カ月で妊娠が成立せず，早期の妊娠を希望する場合にはクロミフェン-IUIを3周期，HMG-IUIを3周期，IVFへとステップアップする．

b．年齢30歳以上，不妊期間3年以上，または他の不妊原因がある

排卵誘発-IUIを積極的に行い，早期にARTへステップアップする．卵管癒着が高度な症例では早期にARTを考慮する．

②重症子宮内膜症

a．38歳未満かつ卵管癒着が軽度

クロミフェン-IUIを3周期，HMG-IUIを3周期，IVFへとステップアップする．

b．卵管癒着が高度または38歳以上

最初からIVFを行う．

●文献

1) Kennedy S, et al：ESHRE Special Interest Group for Endometriosis and Endometrium Guideline Development Group：ESHRE guideline for the diagnosis and treatment of endometriosis. Hum Reprod 2005；20：2698-2704.
2) Practice Committee of the American Society for Reproductive Medicine：Endometriosis and infertility：a committee opinion. Fertil Steril 2012；98：591-598.
3) 日本産科婦人科学会（編）：子宮内膜症取扱い規約 第2部 治療編・診療編 第2版．金原出版，2010；pp53-64.
4) Schwartz D, et al：results of artificial insemination in 2193 nulliparous women with azoospermic husbands. Federation CECOS. N Engl J Med 1982；306：404-406.
5) Hughes EG, et al：A quantitative overview of controlled trials in endometriosis-associated infertility. Fertil Steril 1993；59：963-970.
6) Revised American Society for Reproductive Medicine classification of endometriosis：1996. Fertil Steril 1997；67：817-821.
7) Schenken RS：Modern concepts of endometriosis. Classification and its consequences for therapy. J Reprod Med 1998；43：269-275.
8) Adamson GD, et al：Endometriosis fertility index：the new, validated endometriosis staging system. Fertil Steril 2010；94：1609-1615.
9) Schenken RS, et al：Etiology of infertility in monkeys with endometriosis：measurement of peritoneal fluid prostaglandins. Am J Obstet Gynecol 1984；150：349-353.
10) Bedaiwy MA, et al：Prediction of endometriosis with serum and peritoneal fluid markers：a prospective controlled trial. Hum Reprod 2002；17：426-431.
11) Lebovic DI, et al：Immunobiology of endometriosis. Fertil Steril 2001；75：1-10.
12) Lessey BA, et al：Aberrant integrin expression in the endometrium of women with endometriosis. J Clin Endocrinol Metab 1994；79：643-649.
13) Garrido N, et al：Follicular hormonal environment and embryo quality in women with endometriosis. Hum Reprod Update 2000；6：67-74.
14) Pellicer A, et al：Exploring the mechanism(s) of endometriosis-related infertility：an analysis of embryo development and implantation in assisted reproduction. Hum Reprod 1995；10：91-97.
15) Garrido N, et al：The endometrium versus embryonic quality in endometriosis-related infertility. Hum Reprod Update 2002；8：95-103.
16) Kissler S, et al：Diminished pregnancy rates in endometriosis due to impaired uterotubal transport assessed by hysterosalpingoscintigraphy 2005；112：1391-1396.
17) Thomas EJ, et al：Successful treatment of asymptomatic endometriosis：does it benefit infertile women？ Br Med J（Clin Res Ed）1987；294：1117-1119.
18) Hughes E, et al：(2004) Ovulation suppression for endometriosis（Cochrane Review）. In The Cochrane Library, Issue 3. John Wiley & Sons Ltd, Chichester, UK.
19) Jacobson TZ, et al：(2004b) Laparoscopic surgery for subfertility associated with endometriosis（Cochrane Review）. In The Cochrane Library, Issue 3. John Wiley & Sons Ltd, Chichester, UK.
20) Marcoux S, et al：Laparoscopic surgery in infertile women with minimal or mild endometriosis. Canadian Collaborative Group on Endometriosis. N Engl J Med 1997；337：217-222.
21) Parazzini F：Ablation of lesions or no treatment in minimal-mild endometriosis in infertile women：a randomized trial. Gruppo Italiano per lo Studio dell'Endometriosi. Hum Reprod 1999；14：1332-1334.
22) Osuga Y, et al：Role of laparoscopy in the treatment of endometriosis-associated infertility. Gynecol Obstet Invest 2002；53：33-39.
23) Crosignani PG, et al：Laparoscopy versus laparotomy in conservative surgical treatment for severe endometriosis. Fertil Steril 1996；66：6-11.
24) Chapron C, et al：Management of ovarian endometriomas. Hum Reprod Update 2002；8：591-597.
25) Pagidas K, et al：Comparison of reoperation for moderate（stageⅢ）and severe（stageⅣ）endometriosis-related infertility with in vitro fertilization-embryo transfer. Fertil Steril 1996；65：791-795.
26) Deaton JL, et al：A randomized, controlled trial of clomiphene citrate and intrauterine insemination in couples with unex-

plained infertility or surgically corrected endometriosis. Fertil Steril 1990 ; 54 : 1083-1088.
27) Kemmann E, et al : Does ovulation stimulation improve fertility in women with minimal/mild endometriosis after laser laparoscopy? Int J Fertil Menopausal Stud 1993 ; 38 : 16-21.
28) Fedele L, et al : Superovulation with human menopausal gonadotropins in the treatment of infertility associated with minimal or mild endometriosis : a controlled randomized study. Fertil Steril 1992 ; 58 : 28-31.
29) Barnhart K, et al : Effect of endometriosis on in vitro fertilization. Fertil Steril 2002 ; 77 : 1148-1155.
30) Garcia-Velasco JA, et al : Removal of endometriomas before in vitro fertilization does not improve fertility outcomes : a matched, case-control study. Fertil Steril 2004 ; 81 : 1194-1197.
31) Sallam HN, et al : Long-term pituitary down-regulation before in vitro fertilization (IVF) for women with endometriosis. Cochrane Database Syst Rev 2006 Jan 25 ; (1) : CD004635.
32) Demirol A, et al : Effect of endometrioma cystectomy on IVF outcome : a prospective randomized study. Reprod Biomed Online 2006 ; 12 : 639-643.
33) Somigliana E, et al : The presence of ovarian endometriomas is associated with a reduced responsiveness to gonadotropins. Fertil Steril 2006 ; 86 : 192-196.
34) Pearce CL, et al : Ovarian Cancer Association Consortium. Association between endometriosis and risk of histological subtypes of ovarian cancer : a pooled analysis of case-control studies. Lancet Oncol 2012 ; 13 : 385-394.
35) Somigliana E, et al : Should endometriomas be treated before IVF-ICSI cycles? Hum Reprod Update 2006 ; 12 : 57-64.
36) Stephansson O, et al : Endometriosis, assisted reproduction technology, and risk of adverse pregnancy outcome. Hum Reprod 2009 ; 24 : 2341-2347.

各 論 ● 第 2 章　子宮内膜症

6　稀少部位子宮内膜症の取り扱い

伊藤史子　片渕秀隆
熊本大学大学院生命科学研究部産科婦人科学

Point
- 稀少部位子宮内膜症とは，女性臓器以外の臓器・組織に発生するまれな子宮内膜症の総括名称である．
- 診断には，発生部位における特徴的な症状の見極めや適した検査法の選択が重要である．
- 通常の子宮内膜症と同様に，薬物療法や外科的治療の適応となる．

稀少部位子宮内膜症

　子宮内膜症は，性成熟期女性にとって発生頻度の高い婦人科良性疾患である．しかし，これまで1世紀にわたる議論の中，その病因・病態の十分な解明には至っておらず，時として子宮内膜症は enigmatic disease，すなわち，謎に満ちた疾患と表現される．この理由の一つとして，子宮内膜症の発生部位が卵巣，骨盤腹膜やダグラス窩，仙骨子宮靭帯，子宮漿膜などの女性の骨盤臓器とその支持組織に加え，骨盤内では直腸やS状結腸，膀胱や尿管，骨盤外では虫垂，小腸，胸膜，肺，臍や鼠径などの全身の諸臓器や組織にわたっていることがあげられる．

　Irvingらは，婦人科の病理診断書である「Blaustein's Pathology of the Female Genital Tract」の中で，子宮内膜症の発生部位を，それらの発生頻度から common site, less common site, rare site の三つに分類している[1]（表1）．この中の common site 以外に発生する子宮内膜症を総括する名称として，わが国ではこれまで"異所性子宮内膜症"や"骨盤外子宮内膜症"などが独り歩きして使われてきた経緯がある．ま

表1　子宮内膜症の発生臓器・組織

好発部位 common site	稀少部位	
	less common site	rare site
卵巣	大腸，直腸，小腸，虫垂	肺，胸膜
子宮靭帯（仙骨子宮靭帯，円靭帯）	子宮頸管，腟，卵管	軟部組織，乳房
直腸腟中隔	皮膚（創部，臍，外陰，会陰，鼠径）	骨
ダグラス窩	尿管，膀胱，大網，骨盤リンパ節，鼠径部	上腹部腹膜
腹膜（子宮，卵管，直腸-S状結腸，尿管，膀胱）		胃，膵臓，肝臓　腎臓，尿道，前立腺，精巣周囲　坐骨神経，くも膜下腔，脳

〔Irving JA, et al：Diseases of the peritoneum. In：Kurman RJ, et al（eds）：Blaustein's Pathology of the Female Genital Tract, 6th edition. Springer, 2011；pp625-678 より引用・一部改変〕

た，海外においては"extrapelvic endometriosis"，"extragenital endometriosis"，"extragonadal endometriosis"という様々な用語がみられる．しかし，これらまれな部位に生じる子宮内膜症に対する適切な名称の統一が必要であるとの見解から，2012年に開催された第33回日本エンドメトリオーシス学会において，消化器系や泌尿器系，呼吸器系などの女性臓器以外に発生するまれな子宮内膜症を総括する名称として，「稀少部位子宮内膜症」という用語が採用された[2]．

2010年1月に改訂された「子宮内膜症取扱い規約 第2部 治療編・診療編 第2版」の中には，稀少部位子宮内膜症を表す用語やその病態，治療指針についての明確な記載はなく，今後その取扱いについては十分な議論が必要である．本稿では，これまでの知見とわれわれの経験した症例から稀少部位子宮内膜症の取扱いについて概説する．

発生部位と発生機序

稀少部位子宮内膜症は，その部位ごとの発生頻度に差がみられる．各々の発生機序についてはいまだに不明な点が多い中，発生部位ごとに症例を検討することで，それぞれの病態が明らかになる．

1．骨盤内臓器

女性生殖器と同じ骨盤内臓器である消化器臓器や泌尿器臓器は，稀少部位子宮内膜症の中では，比較的遭遇することが多い部位である．

消化器の子宮内膜症は，全子宮内膜症の3〜34％と報告され，その中でも直腸とS状結腸が最も頻度が高い[3]．また，消化器臓器としては骨盤外にある虫垂や小腸にも少ないながらその発生がみられる．一方，泌尿器の子宮内膜症は，全子宮内膜症の0.3〜12％で，膀胱，尿管の順に多く，腎臓や尿道にもまれながら発生する[4]．

これら骨盤内の稀少部位子宮内膜症は，卵巣やダグラス窩周囲の子宮内膜症や子宮腺筋症などを合併する場合が多いが，単独にみられる症例もある．

骨盤内の稀少部位子宮内膜症の発生機序について，解剖学的見地から三つの説があげられている．一つは，骨盤内臓器とそれらを被覆する漿膜は，経卵管的に逆流する月経血に曝露される部位であることから，子宮内膜の移植・生着によって生じた腹膜の子宮内膜症病巣が浸潤することで形成されるという説である．二つ目は，合併する子宮腺筋症が直接に進展・浸潤する説[5]（図1），三つ目は，直腸腟靭帯や膀胱子宮中隔のMüller管遺残から発生するという説である．

2．骨盤外臓器

1）胸腔内

骨盤外の臓器に発生する稀少部位子宮内膜症の中では，胸腔内に発生する子宮内膜症の頻度が比較的高いが，全子宮内膜症に占めるその頻度は明らかではない[6]．発症部位としては，胸膜や横隔膜，気管支や肺があげられる．

その50〜80％の症例で骨盤内の子宮内膜症の合併がみられることから，発生には骨盤内の子宮内膜症が関与していると考えられる．また，右側の病巣が約90％と圧倒的に多い．この事実は，腹腔内貯留液の時計回りの循環によって月経血が右側横隔膜へ特異的に到達・生着することにつながる．さらに，先天的あるいは後天的に発生した横隔膜の小孔を通じて貯留液や血液などが胸・腹腔内を交通する横隔膜交通症（porous diaphragm syndrome）の病態の中で，月経血が胸腔内に流入する可能性を示唆する[7]．

もう一つの機序として，血行性・リンパ行性転移説が提唱されている．病理組織学的に血管内に子宮内膜組織がみられる症例に偶然出くわすと，肺に代表される遠隔実質臓器の子宮内膜症では，血行性の転移・生着による発生過程がうかがわれる[5]（図2）．

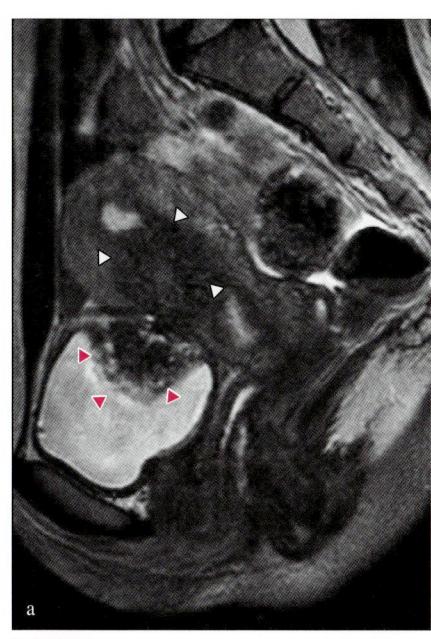

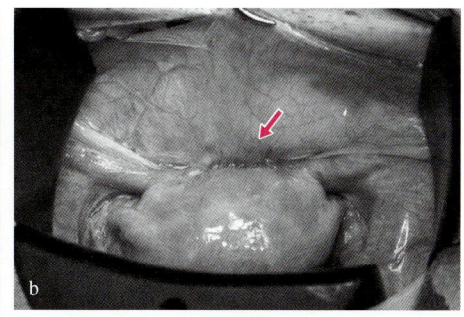

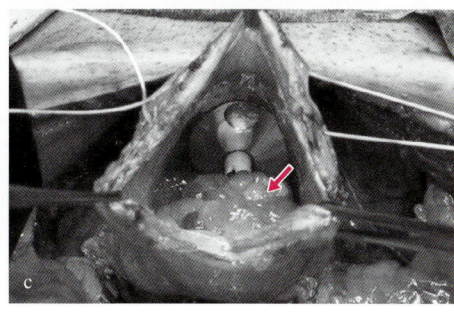

図1 膀胱子宮内膜症と子宮腺筋症の合併症例(口絵33)

a) 骨盤MRI検査で,子宮体部にはT2強調矢状断像で低信号の中に高信号を伴う子宮腺筋症を疑う所見(白矢頭)が認められる.同部より連続するように膀胱側へ突出する径4cm大の腫瘤(色矢頭)がみられる.
b) 開腹時所見で,子宮体部前壁と膀胱子宮窩腹膜は強固に癒着し,膀胱子宮窩は完全に閉鎖している.両側の円靱帯はこの膀胱子宮窩の癒着に向けて引きつられるように偏位している(矢印).
c) 膀胱に切開を加えると,分葉状のポリープ様腫瘤(矢印)が認められる.

〔本原研一,他:特異部位子宮内膜症の臓器特異性と組織発生—オーバービュー.産と婦 2010;77:1393-1401 より引用〕

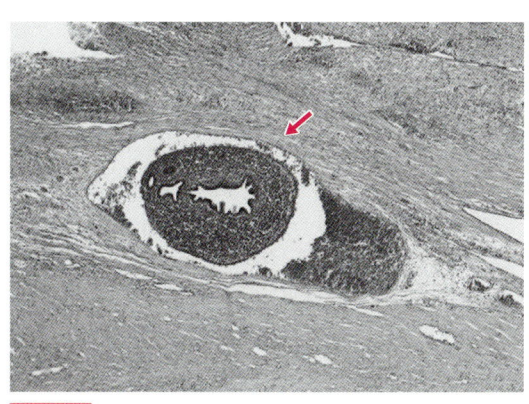

図2 血管内に観察される子宮内膜組織(口絵34)

子宮筋腫で摘出した症例の子宮筋層の血管内に偶然に子宮内膜組織(矢印)が観察される.(HE染色,×40)
〔本原研一,他:特異部位子宮内膜症の臓器特異性と組織発生—オーバービュー.産と婦 2010;77:1393-1401 より引用〕

2)皮膚

皮膚子宮内膜症は,発生部位として手術瘢痕部,臍部,鼠径部,外陰部などで報告されている[5](図3).帝王切開術や腹腔鏡下手術,羊水穿刺に関連した手術瘢痕部の子宮内膜症の発生頻度が高く,婦人科手術後の0.03〜1.08%に腹壁の子宮内膜症の発生がみられると報告されている[8].

手術瘢痕部に認められる子宮内膜症の発生機序は,器械的操作によって子宮内膜が人為的に移植される医原性として説明が可能であるが,手術既往のない症例における臍の子宮内膜症などでは,血行性やリンパ行性の生着過程が推察される.

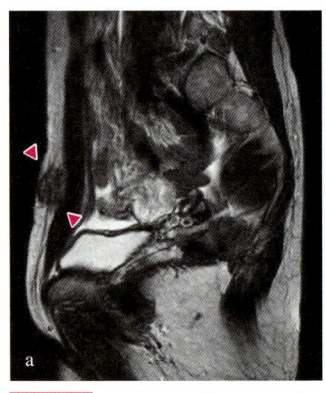

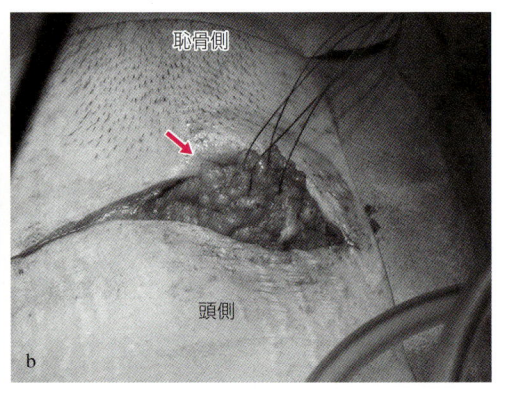

図3　腹壁瘢痕部子宮内膜症

a) 骨盤MRI検査で，骨盤部腹壁直下，腹直筋鞘前葉に接するように存在するT1強調画像ならびにT2強調画像で一部に高信号を示す境界不明瞭な1.5×2.5×3.0 cmの病変(矢頭)が認められる．
b) 術中所見で，手術瘢痕部直下の病巣は腹直筋鞘前葉と強固に癒着しており，癒着部の腹直筋鞘前葉とともに腫瘤(矢印)を摘出した．(口絵35)

〔本原研一，他：特異部位子宮内膜症の臓器特異性と組織発生―オーバービュー．産と婦 2010；77：1393-1401 より引用〕

表2　部位別臨床症状

発生部位	月経周期に伴う症状	慢性症状
腟 ダグラス窩深部病巣	月経困難 出血	慢性骨盤痛 性交痛
消化器臓器 (直腸，S状結腸，小腸，虫垂)	排便痛 下血 便柱の狭小化	腸閉塞
泌尿器臓器 (膀胱，尿管)	排尿時痛 血尿 頻尿 (膀胱炎様症状)	腎機能障害
胸腔内 (胸膜，横隔膜，気管支，肺)	胸痛 気胸，血胸 血痰，喀血	
皮膚 (腹壁，臍，鼠径)	疼痛 出血 腫脹	

診断

子宮腺筋症や骨盤子宮内膜症の症例においては，稀少部位子宮内膜症の合併を念頭に入れた問診や各種検査に心がける必要がある．それぞれの発生部位に特異的な徴候である自覚症状が認められるときは，診断に苦慮することは少ない．しかし，他科領域の症状のみを有する場合や無症状の場合には，産婦人科の受診をすることなく，診断までに長時間を要することもある．

1. 臨床所見

自覚症状として，病巣が存在する部位に応じて，月経周期と関連した疼痛や出血，腫脹などを生じ，長期経過によっては月経周期と無関係な慢性症状を呈することがある(表2)．また他覚的所見として，腟や後腟円蓋から連続する骨盤内の病巣は腟鏡診による視診や双合診によっ

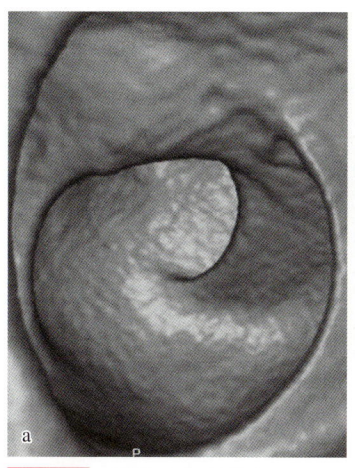

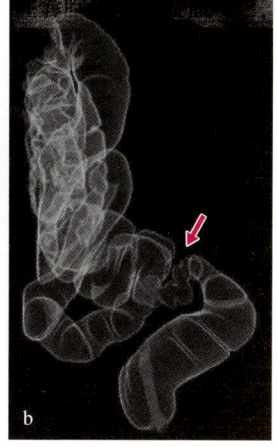

図4 腸管子宮内膜症の CT colonograpy 所見
a) 仮想内視鏡像：粘膜面に明らかな隆起性病変は確認されない．
b) 仮想注腸造影：直腸上部からS状結腸にかけて伸展不良域がみられる（矢印）．

て確認される．しかし，消化器や泌尿器の臓器においては無症状のまま経過し，骨盤子宮内膜症の手術時に偶然に発見されることも多い．

2．画像所見

腫瘤を形成する場合は，MRI検査のT1およびT2強調画像で低信号から中等度の信号を呈し，T2強調画像で高信号を伴う点状部位として観察されるのが特徴である（図1a，図3a）．

重度の骨盤子宮内膜症が予測される場合には，骨盤内の稀少部位子宮内膜症の合併を考慮し，MRI検査に追加して，下部消化管内視鏡検査や注腸検査，膀胱鏡検査や経静脈性尿路造影検査などの精査を進める必要がある．また，血便や排便痛などの症状が，特に月経周期で変化し，消化器臓器の子宮内膜症が強く疑われる場合には，最近ではMRIゼリー法が行われることもある[9]．これは，超音波断層法検査で使用するゼリーを腟内および直腸内に注入することで，病巣部分の陰影欠損部位を明瞭化し，病的部位の解剖学的分類も可能とする検査法である．さらに，腸管の閉塞や検査手技による疼痛から下部消化管内視鏡検査が困難な場合には，CT colonographyも有用である[10]（図4）．具体的には，腸管内に炭酸ガスを注入後にCTを撮影し，画像をデータ処理することで，大腸の3D画像や仮想内視鏡画像が得られる．これらの画像所見を組み合わせることで正確な病巣のサイズとその範囲の把握が可能となり，手術の難易度やその合併症の判断に役立つ．

その他の骨盤外の稀少部位子宮内膜症においても，発生部位に応じて画像検査が選択される．胸腔内の子宮内膜症では，X線撮影や気管支鏡検査，皮膚子宮内膜症ではCT検査やMRI検査が有用である．

3．組織学的所見

病理組織学的には，通常の子宮内膜症と同様に子宮内膜様の上皮と間質が認められた場合に確定診断となる．また，周囲に著明な線維化や平滑筋の増生を伴う場合もある（図5）．術前の生検による確定診断が困難な場合が多く，非定型的な組織学的所見の場合には，子宮内膜間質細胞に特異的なマーカーであるCD10を用いた免疫組織化学的染色が有用である（図6）．

4．臨床進行期分類

子宮内膜症の進行期分類は，これまで様々なものが発表されてきた．近年は米国生殖医学会

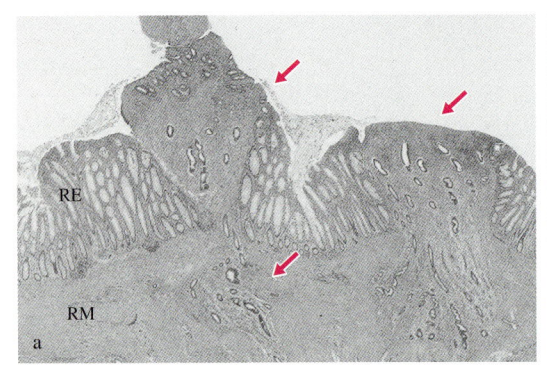

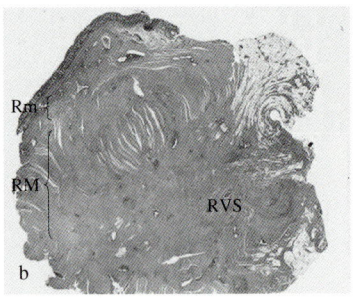

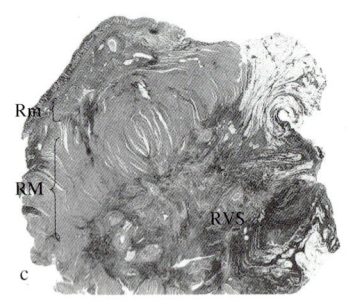

図5 直腸子宮内膜症の組織学的所見（口絵36）

a）子宮内膜症病巣（矢印）が直腸固有筋層（RM）から直腸粘膜上皮（RE）を穿破して進展していく所見が確認される．（HE染色，×10）
b）直腸壁の肥厚がみられ，直腸腟中隔（RVS）から粘膜下層（Rm）に広がる子宮内膜類似の組織が認められる．（HE染色，ルーペ像）
c）筋層外側の直腸腟中隔（RVS）の結合織内に，著明な線維化と平滑筋増生が認められる．（ワンギーソン染色，ルーペ像．RM；直腸固有筋層，Rm；直腸粘膜下層）

〔本原研一，他：特異部位子宮内膜症の臓器特異性と組織発生―オーバービュー．産と婦 2010；77：1393-1401 より引用〕

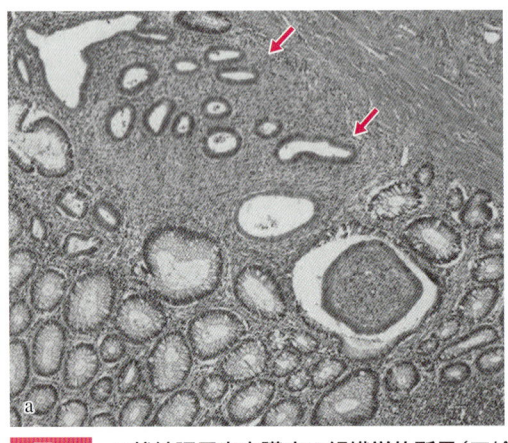

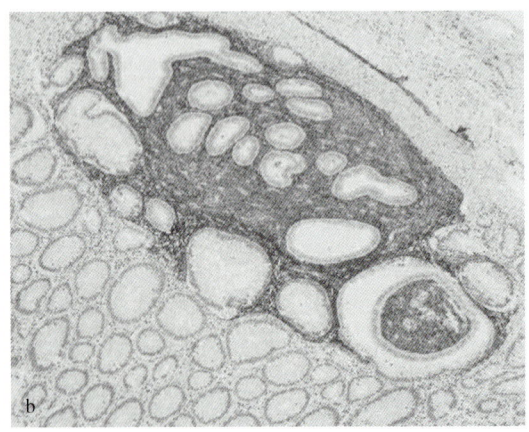

図6 S状結腸子宮内膜症の組織学的所見（口絵37）

a）S状結腸粘膜上皮内に子宮内膜上皮類似の腺管構造が確認される（矢印）．（HE染色，×40）
b）CD10による免疫組織化学的染色で，子宮内膜間質細胞の存在が証明され，周囲の粘膜上皮との境界があらわになる．（CD10の免疫染色，×40）

表3 稀少部位子宮内膜症の治療における利点と欠点

		利点	欠点
薬物療法	GnRHアゴニスト ダナゾール	・外科的侵襲がない	・長期投与による副作用がある ・挙児希望例には適さない ・根治性は困難である ・組織学的確認ができない
	LEP ジエノゲスト	・外科的侵襲がない ・副作用が少なく，長期投与が可能である	・挙児希望例には適さない ・根治性は困難である ・組織学的確認ができない
外科的治療	開腹術 開胸術	・根治が得られる ・組織学的確認ができる	・外科的侵襲に伴う合併症がある ・他科の応援が必要となる ・病巣が残存した場合や卵巣を温存している場合には，術後に薬物療法が必要となる場合がある
	鏡視下手術	・外科的侵襲が低い ・根治性が得られる ・組織学的確認ができる	

LEP：low-dose estrogen-progestin

修正分類(Revised- the American Society for Reproductive Medicine Score：R-ASRM分類)が世界的に広く活用されているが，この分類には直腸腟靱帯などの深部子宮内膜症や稀少部位子宮内膜症の評価項目は含まれていない．

稀少部位子宮内膜症の分類については，1951年にHoffmannが骨盤子宮内膜症の腸管や膀胱，尿管への浸潤を分類した上で，その治療方針を明示している[11]．最近では，2005年にTuttliesらが提唱し，その後2011年に改訂されたENZIAN修正分類がドイツ語圏を中心に用いられている[12]．この分類では，骨盤内の深部子宮内膜症を直腸腟中隔と腟，仙骨子宮靱帯，直腸とS状結腸の3領域に区分し，さらにそれぞれを病巣の広さで<1 cm，1〜3 cm，>3 cmの3段階に分類している．また，子宮腺筋症，膀胱，尿管，腸管，それら以外の子宮内膜症の五つの領域に分類し，記号化している．この分類はR-ASRMスコアと比較して複雑であり，また，臨床症状との相関が不明瞭であることや国際的な報告文献が少ないことなどから，今後の世界的な普及については不透明である．しかし，わが国においても，稀少部位子宮内膜症に対する進行期分類は治療法を選択する上でも検討すべき課題の一つであり，先の分類を参考にしていく必要がある．

治療

稀少部位子宮内膜症の治療は，通常の子宮内膜症の治療と同様に，内分泌療法による薬物療法と外科的治療に大別される．しかし，疾患の稀少性や他科領域に及ぶことから，現在までにその治療法に関してのコンセンサスは得られていない．現状では，臨床症状や発生部位，さらには施設における手術技量のレベルなどを考慮し，選択されている．しかし，双方の治療を選択しても，再発・再燃の可能性があることから，表3に示すようなそれぞれの利点と欠点とを十分に理解し，患者に対して説明する必要がある．

1. 薬物療法

臨床症状が軽微な症例，手術による切除が困難な症例，あるいは切除による後遺症が重篤であると予測される症例などでは，薬物療法がよい適応となる．通常の子宮内膜症と同様に，GnRHアゴニスト，ダナゾール，低用量エストロゲン・プロゲスチン製剤(LEP)や合成プロゲスチン製剤であるジエノゲストなどが用いられる．最近では，長期投与が可能であり，血栓症などの副作用のリスクが低いジエノゲストが，

腸管や膀胱，腟，肺の子宮内膜症において良好な治療効果を示すことが報告されている[13)14)]．その一方で，投与が長期にわたる症例もしばしばみられ，その場合の治療変更の時期や次の治療法が解決すべき点として残っている．

2．外科的治療

根治的切除が可能で症状が強い症例，薬物療法で効果が得られない症例などでは，子宮内膜症病巣を切除する外科的治療が適応となる．近年は，腹腔鏡下や胸腔鏡下の手術がその低侵襲性から外科的治療の主流になりつつあり，また，海外ではロボット手術による手術報告もある[15)]．稀少部位子宮内膜症の病巣は，消化器や泌尿器，呼吸器などの生活臓器に発生することが多く，それぞれの臓器の機能を温存した病巣の切除が基本となる．

消化器の子宮内膜症では，腸管の部分切除術や直腸低位前方切除術，泌尿器の子宮内膜症では，膀胱部分切除術や尿管部分切除術，膀胱尿管新吻合術などが必要となる．また，胸腔内子宮内膜症の中で月経随伴性気胸の症例では，病巣の切除に加え，再発予防のための胸膜癒着術が有用とされる．外科的切除によって肉眼的な病巣をすべて切除しても，術後に再発することが少なくなく，特に卵巣を温存している場合には，術後の薬物療法の検討が必要となる．

● ● おわりに ● ●

稀少部位子宮内膜症は比較的まれな疾患であるが，近年の晩婚化や少子化による子宮内膜症の増加に同調し，今後遭遇する機会が増加してくるものと考えられる．稀少部位子宮内膜症の取扱い，特に治療法についてはいまだに確固とした指針はなく，各施設の判断に委ねられている．その中で，病巣の縮小化や切除が得られても，通常の子宮内膜症と同様に再発や悪性化[16)]の危険性があることから，他科と綿密に連携しながら産婦人科の主導による長期的な管理をしていくことが重要である．

● 文　献

1) Irving JA, et al：Diseases of the peritoneum. In：Kurman RJ, et al（eds）：Blaustein's Pathology of the Female Genital Tract, 6th edition. Springer, 2011；pp625-678.
2) 片渕秀隆：子宮内膜症の不思議．日エンドメトリオーシス会誌 2012；33：131-138.
3) Veeraswamy A, et al：Extragenital endometriosis. Clin Obstet Gynecol 2010；53：449-466.
4) Maccagnano C, et al：Ureteral endometriosis：Proposal for a diagnostic and therapeutic algorithm with a review of the literature. Urol Int 2013；91：1-9.
5) 本原研一，他：特異部位子宮内膜症の臓器特異性と組織発生—オーバービュー．産と婦 2010；77：1393-1401.
6) Hilaris GE, et al：Synchronous rectovaginal, urinary bladder, and pulmonary endometriosis. JSLS 2005；9：78-82.
7) 片渕秀隆，他：Porous diaphragm 症候群（横隔膜交通症）．臨床と研究 2007；84：1130-1135.
8) Papavramidis TS, et al：Spontaneous abdominal wall endometriosis：A case report. Acta Chir Belg 2009；109：778-781.
9) Takeuchi H, et al：A novel technique using magnetic resonance imaging jelly for evaluation of rectovaginal endometriosis. Fertil Steril 2005；83：442-447.
10) Koutoukos I, et al：Imaging of endometriosis with computerized tomography colonography. Fertil Steril 2011；95：259-260.
11) Huffman JW：External endometriosis. Am J Obstet Gynecol 1951；62：1243-1252.
12) Haas D, et al：The rASRM score and the Enzian classification for endometriosis：their strengths and weaknesses. Acta Obstet Gynecol Scand 2013；92：3-7.
13) 峯　克也，他：膀胱子宮内膜症を中心とした診断と治療のポイント．産と婦 2010；77：1425-1430.
14) Harada M, et al：Dienogest, a new conservative strategy for extragenital endometriosis：a pilot study. Gynecol Endocrinol 2011；27：717-720.
15) Nezhat C, et al：Robotic-assisted laparoscopic treatment of bowel, bladder, and ureteral endometriosis. JSLS 2011；15：387-392.
16) Irvin W, et al：Endometrial stromal sarcoma of the vulva arising in extraovarian endometriosis：a case report and literature review. Gynecol Oncol 1998；71：313-316.

各 論 ● 第 2 章 子宮内膜症

7 チョコレート嚢胞からの卵巣癌発生

小林 浩
奈良県立医科大学産婦人科

Point

- チョコレート嚢胞からの癌化には，くり返される出血中の「鉄イオン」が関与する．
- 癌化のリスク因子を把握する．
- 子宮内膜症からの癌化を見逃さない臨床的コツおよび高次医療機関へ搬送するタイミングを習得する．

子宮内膜症における遺伝子変異

　子宮内膜症は正所子宮内膜類似組織が異所性に発生し，月経のたびに出血することを特徴とするホルモン依存性の良性疾患である．エストロゲン受容体（ER）とプロゲステロン受容体（PR）にはそれぞれアイソフォームが存在し，子宮内膜症は正所子宮内膜組織と異なり，プロゲステロン抵抗性を示す．

　正所子宮内膜腺管上皮細胞は増殖することにより子宮内膜としての構造および機能を発揮するため，インスリン様成長因子（insulin-like growth factor：IGF）を中心とした成長・増殖因子を進化させた．一方，正所子宮内膜間質細胞は脱落膜を構築して受精卵の受け入れのために増殖を抑制し分化を促進する遺伝子を獲得するため，インスリン様成長因子結合タンパク（IGFBP）を進化させた．したがって，上皮細胞と間質細胞の遺伝的衝突が起こったときに，IGF＞IGFBPの力関係のもとでは脱落膜化不全が起こり，受精卵の着床不全をきたす．さらに，この正所子宮内膜が腹腔内に逆流した場合には子宮内膜上皮細胞の増殖が有意となり，子宮腔内以外の環境でも増殖・着床し生着することにより異所性子宮内膜として発育し続けることになる．したがって，子宮内膜症の原因は，先天的にIGF＞IGFBPの遺伝子発現をもっている女性が子宮内膜症を発生すると推定される．これをepithelial-stromal genetic conflict という概念で提案したい．すなわち，epithelial-stromal genetic conflict のために脱落膜化機能不全を先天的に有している女性が子宮内膜症を発生しやすいと考えられる．しかし，これだけでは癌化につながらない．

　子宮内膜症の特徴は長年にわたる出血のくり返しである．長期間にわたり腹膜子宮内膜症やチョコレート嚢胞内で出血をくり返すことにより，溶血した血液中のヘモグロビンはヘムとグロビンに分かれる．ヘムはhemeoxygenase-1（HO-1）により，遊離鉄を放出しビリベルジンになり，その後ビリルビンに変化しマクロファージに貪食され，子宮内膜症におけるビリルビン沈着として知られている．このくり返す出血による遊離鉄がフェントン反応（$Fe^{2+}+H_2O_2 \rightarrow Fe^{3+}+OH\cdot +OH^-$）を起こして，鉄（Ⅱ）イオンは過酸化水素により鉄（Ⅲ）イオンに酸化され，ヒドロキシラジカルと水酸化物イオンが生成する．この活性酸素種により，酸化ストレス過剰となり細胞や遺伝子に障害を残す．特に

グアニン残基の変異が起こり 8-hydroxy-deoxyguanosine(OHdG)が産生される. 8-OHdG はグアニンよりもチミンに類似しており, 遺伝子組み換え時にミスリーディングが起こってしまうため, 結果として遺伝子変異を生じることになる. これらの遺伝子変異が持続的にくり返されると loss of heterozygosity(LOH)が高頻度に観察されるようになる. これらの遺伝子変異に続いて遺伝子不安定の蓄積や異常タンパクの蓄積が癌化の契機になることが知られるようになった[1〜4].

たとえば, B 型肝炎, C 型肝炎の発癌や腎癌も酸化ストレスが原因であり, アスベストによる悪性中皮腫はアスベストに結合した鉄が酸化ストレスを介して中皮腫を発生させることが確認されている. 特に興味深いのはアスベストに含まれている鉄が酸化ストレスで遺伝子変異を起こして癌化する機序が解明されつつあることである.

子宮内膜症の発癌機序

子宮内膜症の発生病因として月経血逆流説や化生説が知られているが, 発癌との関連に関しては不明である. そこで, 子宮内膜症の発癌機序を解明するために, 卵巣表層上皮細胞, 封入嚢胞細胞, 正常子宮内膜, 子宮内膜症, 卵巣癌組織におけるマーカータンパク(EMA, カルレチニン, HNF-1β)の発現様式を検討した[5]. EMA は上皮マーカー, カルレチニンは中皮マーカーであり, HNF-1β は明細胞腺癌特異マーカーであるが, 正所子宮内膜の分泌期と月経期および妊娠期のアリアス・ステラ反応にのみ陽性となる転写因子である. このマーカーを基に組織発生を検討した. その結果, 卵巣表層上皮はすべて中皮由来であった. 封入嚢胞の半数は中皮由来で, 残り半数は上皮由来に化生していた. いずれも HNF-1β は陰性であった. 明細胞腺癌は EMA 陽性, カルレチニン陰性, HNF-1β 陽性を示したのに対して, 類内膜腺癌は EMA 陽性, カルレチニン陰性, HNF-1β 陰性であった. したがって, 明細胞腺癌の免疫染色と一致するのは, 分泌期・月経期の正所子宮内膜腺管上皮細胞であり, 月経期の正所子宮内膜腺管上皮細胞が月経血逆流で卵巣や腹膜に接着し, この性格を残したまま子宮内膜症が発生したときは HNF-1β 陽性を維持し, 明細胞腺癌(EMA 陽性, カルレチニン陰性, HNF-1β 陽性)に移行すると考えられた. 一方, 卵巣表層上皮細胞は EMA 陰性, カルレチニン陽性, HNF-1β 陰性であるが, 封入嚢胞の一部およびそこから化生で発生した子宮内膜症の免疫染色はEMA 陽性, カルレチニン陰性, HNF-1β 陰性となり, 類内膜腺癌(EMA 陽性, カルレチニン陰性, HNF-1β 陰性)の免疫染色と一致した. 以上より, 化生により発生した子宮内膜症から類内膜腺癌が発生し, 月経血逆流により発生した子宮内膜症から明細胞腺癌が発生する機序を提唱したい(図1)[5].

明細胞腺癌と類内膜腺癌の最も大きな差はエストロゲン受容体(ER), プロゲステロン受容体(PR)の発現態度である. 前者はホルモン非依存性であるのに対して後者はホルモン依存性であるため, ホルモン環境に強く支配されている子宮内膜症からは類内膜腺癌が発生し, ホルモン環境の影響を受けずに, 強力な酸化ストレスの環境下におかれた場合に明細胞腺癌が発生することが考えられる.

近年, 卵巣癌の発癌に関して I 型, II 型という概念が浸透している. I 型は基本的には前癌病変を有しそこから発癌するタイプ(明細胞腺癌, 類内膜腺癌や粘液性腺癌)であり, II 型は前癌病変がなくいきなり発癌するタイプ(漿液性腺癌で p53 遺伝子変異を高頻度に生じる)である. 子宮内膜症から明細胞腺癌や類内膜腺癌が発生するが, 両者の責任遺伝子変異は同じでは

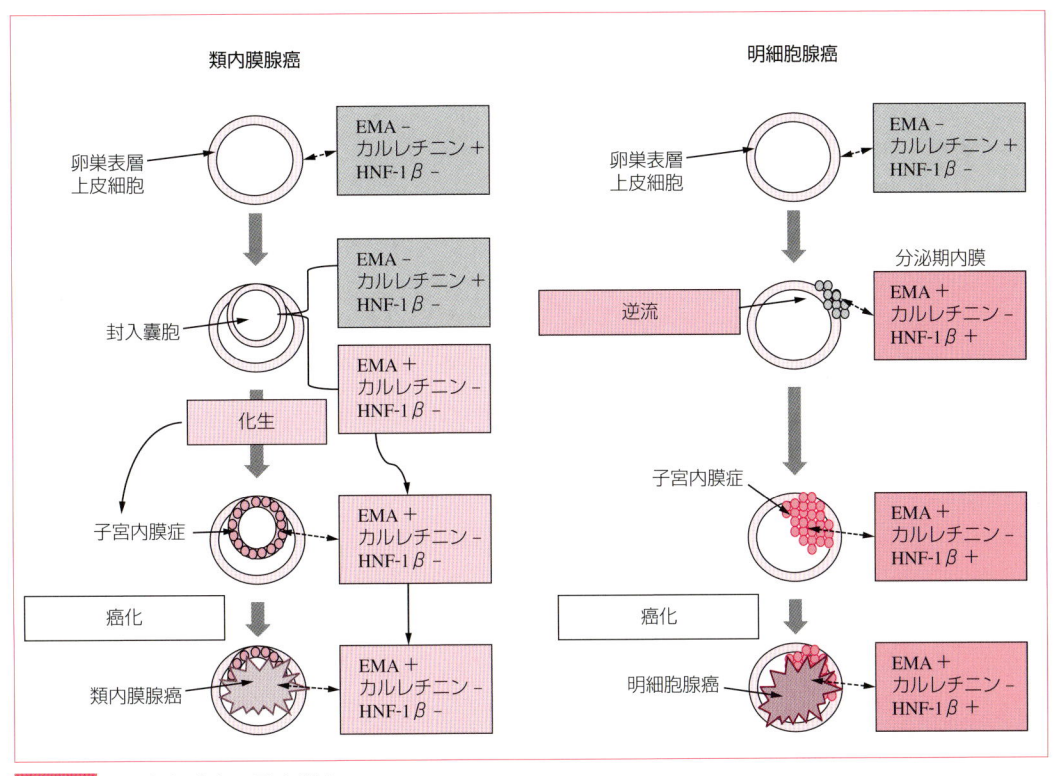

図1　子宮内膜症の発癌機序

〔Kajihara H, et al：The dichotomy in the histogenesis of endometriosis-associated ovarian cancer：clear cell-type versus endometrioid-type adenocarcinoma. Int J Gynecol Pathol 2012；31：304-312.より引用〕

ない．類内膜腺癌は*KRAS*活性化と*PTEN*失活変異による発癌モデルが動物で確認されている．一方，明細胞腺癌の遺伝子異常としては従来から*PTEN*と*PI3K*の遺伝子変異が報告されている．最近クロマチン再構築に関与する遺伝子*ARID1A*が子宮内膜症関連卵巣癌（明細胞腺癌や類内膜腺癌）の約半数に証明され，遺伝子検索や免疫染色による報告が続いている[6)7)]．

おそらく*ARID1A*は腎癌における*VHL*遺伝子と同じでユビキチン化に作用しているタンパクであろう．*VHL*遺伝子変異によりHIF-1αが分解されずに血管新生因子としてのVEGFが過剰発現し発癌や癌の悪性度に関与している．一方，*ARID1A*遺伝子変異によりヒストンH2のユビキチン化が起こらず，結果としてクロマチン再構築異常が発生すると考えている．

また，Yamaguchiらは「Ovarian Clear Cell Carcinoma（OCCC）Signature」という概念を提唱し酸化ストレスによる遺伝子異常の蓄積が発癌と密接に関連していることを示した[1)2)]．さらに明細胞腺癌に特徴的な臨床病理学的特徴も「OCCC Signature」で説明することが可能であると報告している．

卵巣癌の発癌予防

チョコレート囊胞からの発癌予防のためには，その発生機序や疫学を十分理解して対応する必要がある．チョコレート囊胞の合併症である月経困難症や不妊症は20～30歳代で話題になるが，癌化に関しては40歳代以降であり患者の集団が異なる[8)9)]．すなわち，子宮内膜症の特徴としての月経困難症や不妊症の問題が解決したころに発癌に直面するともいえる．実際，癌

化した症例の多くは月経困難症を有していない．

また，子宮内膜症からは組織学的に明細胞腺癌と類内膜腺癌が多く発生することは周知の事実である．わが国における上皮性卵巣癌の組織型の発生年齢分布をみると，漿液性腺癌は全体の40%であり，欧米の70%に比べると発生頻度が低い．一方，諸外国の明細胞腺癌の発生率が10%以下であるのに対して，わが国では23%と多いのも特徴である．わが国の卵巣癌は漿液性腺癌の発生が少ないのか，明細胞腺癌の発生が多いのか，またその両者によるのかは不明である．いずれにしても60歳未満に限定すると明細胞腺癌が最も多く発生するため，チョコレート囊胞の癌化の予防は大きな社会問題である．

チョコレート囊胞から癌化した46例の臨床経過を調査した結果，既往歴からは，8年以内が9例，8～12年が12例，残りが13年以上であり，平均観察期間は10年以上を要していた．以上より，チョコレート囊胞と診断されてから発癌するまでには10年ほどかかることになる．ただし，個人差があり，3～17年に分布しているので注意が必要である[10]．

卵巣癌発癌予防の実際

卵巣癌の発生が年間約9,000人（内膜症関連卵巣癌は約4,000人）でそのうち約5,000人が死亡し，チョコレート囊胞からの癌化を約0.5%と仮定すると，チョコレート囊胞患者は約100万人いることになる．腹膜病変を含めた子宮内膜症患者は単純に2倍とすると約200万人いることになり，子宮内膜症の疫学と一致する．潜在性機能性月経困難症患者は約800万人以上いるとの推計からすると，月経困難症を有する女性の1/4が病理学的な子宮内膜症になり，ここから毎年約4,000人の卵巣癌が発生していることになる．

発癌予防には，子宮内膜症患者を定期的に経過観察することは必要であるが，潜在性機能性月経困難症患者から子宮内膜症を発生させないことと鉄への曝露を最小限にすることである．すなわち，若年者（中学生や高校生）でも2～3カ月ごとの月経困難症があれば，NSAIDsをしっかり処方しながら経過観察し，これに月経不順，貧血，にきびなどの出現や毎月の月経困難症が出現した時点で低用量エストロゲン・プロゲスチン（LEP）製剤としてのヤーズ® 配合錠やルナベル® 配合錠，あるいは症例によりプロゲスチン製剤としてのジエノゲストを処方するのがよいであろう．また，チョコレート囊胞を有する患者では，6 cm以上（もっと小さくても手術を勧める施設もあるが）では患者と相談の上囊胞切除術も考慮すべきである．それより小さくても決して放置せずLEP製剤を処方すべきと考える．LEP製剤の普及に伴い，内膜症関連卵巣癌を含めて，卵巣癌全体が低下するものと考えている．

高次医療機関に紹介するタイミング

チョコレート囊胞の癌化に関しては以下の点がポイントである．①チョコレート囊胞からの癌化は0.72%であるが，若年者のチョコレート囊胞は発生率を上昇させず，40歳代以降で癌化が増える．②チョコレート囊胞からの癌化は明細胞腺癌と類内膜腺癌が多い．③囊胞サイズ6 cm以上で十分注意し，9～10 cm以上は要注意である．④エコーで囊胞サイズと内溶液の濃度と隆起性病変の有無に注意しながら経過観察する．⑤月経困難症も消失することが多いが，内膜症が治ったというより癌化のステップを歩みだしたと考える．⑥漿液性腺癌は短期間で癌化するが，非漿液性腺癌は癌化するのに時間がかかる．

閉経前後のチョコレート囊胞をみたら放置せず，以下の所見があれば癌化を疑い高次医療機

関への紹介を考慮する．①囊胞が増大した場合，②囊胞内容液がエコー所見で黒くなった場合．すなわちドロドロのチョコレート液が漿液性に変化した場合，③隆起性病変が出現した場合．隆起性病変が凝血なのか癌なのかの鑑別は造影MRI以外では困難であるが，凝血の場合は大きくなると表面に波動を観察できることが多い．④隆起性病変が囊胞の腹側に発生したときは要注意である．凝血は背側に多く発生するが，もちろん背側にも癌は発生する．⑤二つ以上の隆起性病変が独立して存在した場合などは癌化を疑う必要がある．いずれにしてもサイズにかかわらず隆起性病変が出現すれば造影MRIを撮るのが賢明である．

注意すべきは，血清マーカーであるCA125は月経期に測定すると高値になるので，採血の時期を考慮することが重要である．そうしないと医師も患者も不要な心配をすることになる．ただし，CA125は上昇しなくても癌化した例は多いため過信しすぎないことが肝要である．

文 献

1) Yamaguchi K, et al：Identification of an ovarian clear cell carcinoma gene signature that reflects inherent disease biology and the carcinogenic processes. Oncogene 2010；29：1741-1752.
2) Yamaguchi K, et al：Contents of endometriotic cysts, especially the high concentration of free iron, are a possible cause of carcinogenesis in the cysts through the iron-induced persistent oxidative stress. Clin Cancer Res 2008；14：32-40.
3) Kobayashi H, et al：The role of iron in the pathogenesis of endometriosis. Gynecol Endocrinol 2009；25：39-52.
4) Kobayashi H, et al：The role of hepatocyte nuclear factor-1beta in the pathogenesis of clear cell carcinoma of the ovary. Int J Gynecol Cancer 2009；19：471-479.
5) Kajihara H, et al：The dichotomy in the histogenesis of endometriosis-associated ovarian cancer：clear cell-type versus endometrioid-type adenocarcinoma. Int J Gynecol Pathol 2012；31：304-312.
6) Wiegand KC, et al：ARID1A mutations in endometriosis-associated ovarian carcinomas. N Engl J Med 2010；363：1532-1543.
7) Jones S, et al：Frequent mutations of chromatin remodeling gene ARID1A in ovarian clear cell carcinoma. Science 2010；330：228-231.
8) 小林 浩：卵巣チョコレート囊胞と癌化．日産婦会誌 2005；57：N351-N355.
9) 小西郁生，他：内膜症を母地とする卵巣癌の特徴と予後．臨婦産 2006；60：134-139.
10) Kobayashi H, et al：Risk of developing ovarian cancer among women with ovarian endometrioma：a cohort study in Shizuoka, Japan. Int J Gynecol Cancer 2007；17：37-43.

各論 第3章 子宮腺筋症

1 発生機序

カーン カレク[*1] 北島道夫[*1] 藤下 晃[*2] 増﨑英明[*1]

[*1]長崎大学医学部産婦人科　[*2]済生会長崎病院婦人科

Point

- 子宮内膜機能層と基底層は細胞生物学的に異なる特徴をもつ.
- epithelial-mesenchymal transition (EMT) には HGF が関与する.
- 子宮内膜での HGF と E-カドヘリンの発現の逆相関している.
- E-カドヘリン遺伝子の発現調節には E_2 と HGF が関与する.

子宮腺筋症の臨床背景と病態生理

　子宮腺筋症は，子宮筋層内に子宮内膜基底層由来の腺上皮および間質細胞が侵入し，周囲筋層の反応性増殖を伴う病変が局在性あるいはびまん性に子宮を腫大させる病態と定義される[1)2)]．40歳代から50歳代にかけての経産婦に多いとされるが，経腟超音波断層法やMRIの発達により，比較的若年でも診断されることが多くなっている．子宮内膜症と子宮腺筋症では，由来する子宮内膜の性状（機能層あるいは基底層）および病変が存在する解剖学的部位（子宮外あるいは子宮内）が相違する[2)]．

　子宮腺筋症の臨床症状は，月経困難症，過多月経，慢性骨盤痛および不妊症であり，症例により適切な治療を要する．外科的な子宮全摘術が根治法であるが，病変が限局性で妊孕性温存希望がある場合は，子宮を温存した病巣減量術が適用されることもある[3)]．

　子宮腺筋症の発症機序や進展に関する病態は必ずしも明らかではない．子宮腺筋症の発生病理については諸説が報告され，Müller 管遺残組織の *de novo* 化生，血管あるいはリンパ管経由の細胞浸潤，機械的な組織傷害，あるいは子宮内膜・筋層境界における組織ストレスなどがある[1)2)4)]．子宮内膜基底層が筋層へ直接浸潤することにより病巣が形成される説が現在最も支持されているものであるが[1)]，基底層内膜が筋層深部へ浸潤する機序についてはいまだ不明な点が多い．

　E-カドヘリンは，複数の遺伝子ファミリーで構成される膜貫通型糖蛋白で，上皮細胞間あるいは上皮細胞と周囲結合織間の結合性を維持する「接着ジッパー」として作用する[5)]．子宮内膜症の上皮細胞ではE-カドヘリンの発現が低下していることが報告されている[6)]．また乳癌，膀胱癌あるいは肝腫瘍細胞では，肝細胞増殖因子（hepatocyte growth factor：HGF）の発現が亢進することによりカドヘリンによる細胞接着性が低下し，周囲間葉系組織への浸潤に関与しているとされる[7)]．最近の報告では，エストロゲンによる上皮細胞の epithelial-mesenchymal transition (EMT, 上皮間葉転換あるいは上皮間葉系移行) が子宮腺筋症の発症・進展や悪性腫瘍細胞の転移能に関連していることが示されている[8)9)]．エストロゲンのメディエーターである多能性増殖因子のHGFは，エストロゲンと同様にEMT作用をもち，子宮腺筋症における筋層への腺上皮の浸潤に関与している可能性がある．

表1 子宮腺筋症における子宮内膜機能層および基底層の月経周期による細胞生理学的特徴の相違

	増殖期		分泌期	
	機能層	基底層	機能層	基底層
ERの発現 （Q-Hスコア）	↑↑	↑↑	↑↑	↑
PRの発現 （Q-Hスコア）	↑↑	↑↑	↑↑	↑
Ki-67陽性細胞	↑↑	↑	↑	↑
TUNEL陽性細胞	↑	↓	↑↑	↓
活性化カスパーゼ3の発現 （Q-Hスコア）	↑	↓	↑↑	↓

ER（エストロゲン受容体），PR（プロゲステロン受容体）および活性化カスパーゼ3の組織内発現はquantitative-histogram score（Q-H score）により半定量的に評価した[11]．
細胞の増殖性をKi-67陽性率として，異なる4視野（×200）における全細胞中のKi-67陽性率の平均で評価した．
組織中のアポトーシスは単位面積（10 mm²）あたりのTUNEL陽性細胞の数で評価した．
〔Khan KN, et al：Interleukin-6- and tumour necrosis factor alpha-mediated expression of hepatocyte growth factor by stromal cells and its involvement in the growth of endometriosis. Hum Reprod 2005；20：2715-2723．
カーンカレク，他：子宮腺筋症において腺細胞が子宮筋層へ侵入するメカニズムに関する検討．日エンドメトリオーシス会誌 2011；32：79-83 より引用〕

基底層および機能層子宮内膜の性状の相違

子宮内膜症組織の由来が子宮内膜機能層と考えられるのに対して，子宮腺筋症は基底層由来と考えられる．このため，子宮内膜機能層と基底層の生理学的な相違に関する知見は，腺筋症の病態の理解に重要である．子宮内膜基底層は，組織形態学的に機能層内膜と以下の点で異なる．①月経周期による形態的変化を示さない，②基底層腺上皮の増殖能は高くない，③基底層の細胞は分泌期変化を呈さず，間質は紡錘状で脱落膜化反応を示さない，④月経周期によらず，子宮内膜・筋層境界から1 mmの領域を基底層と捉えられる[10]．

機能層あるいは基底層内膜には細胞生理学的機能の相違が認められる．腺上皮および間質細胞でのエストロゲン受容体（ER）とプロゲステロン受容体（PR）の発現は，増殖期では変化がないが，分泌期に基底層におけるERとPRの発現が低下することが示されている．また，細胞増殖を示すKi-67の発現は，増殖期の機能層では亢進するが，基底層では月経周期を通じて陽性率が低い．アポトーシスを示すTUNEL陽性細胞の機能層での発現は，増殖期に最も少なく，月経期に亢進し，分泌期ではその中間を示す．基底層ではTUNEL陽性細胞はほとんど認められない．アポトーシス関連蛋白である活性化カスパーゼ3の発現も同様のパターンを呈する．子宮腺筋症での子宮内膜機能層と基底層の細胞生理学的相違を**表1**にまとめた[11)12]．

細胞分離とE-カドヘリンおよびN-カドヘリンの発現に対するHGFの作用

サイトケラチン陽性の培養子宮内膜腺上皮およびαSMA陽性の平滑筋細胞において，HGFは濃度依存的に（0，50，100 ng/mL）細胞の分離性・遊走性を亢進させた．コンフルエントに達した上皮および平滑筋細胞は，HGF非添加群に比して，50あるいは100 ng/mLのHGFを添加した群で有意に細胞の遊走性が亢進した[12]．培養子宮内膜腺上皮細胞（EECs）におけるE-カド

ヘリンのmRNA発現は時間依存的に亢進し，培養24時間後および48時間後に最も高いことが認められた．HGFの濃度依存的な細胞遊走性に対する作用は，上皮細胞のマーカーであるE-カドヘリン遺伝子の発現低下と間葉系細胞のマーカーであるN-カドヘリンの遺伝子の発現亢進と相関していた．HGFの添加量を増加すると，E-カドヘリン遺伝子に比して，N-カドヘリンのmRNA発現は亢進した．子宮腺筋症から採取した基底層腺上皮細胞では，E-カドヘリン蛋白は低発現であるのに対して，HGFの発現は亢進していた．一方，内膜症のないコントロール由来の基底層では，両者の発現の逆相関は認められなかった[12]．子宮腺筋症では，HGFの発現亢進と間葉系細胞のマーカーであるビメンチンの発現亢進に相関が認められたが，N-カドヘリン蛋白発現には相関が認められなかった．これらの結果は，子宮内膜・筋層の境界域において，HGFがE-カドヘリンの発現を低下させることで，細胞の分離性・遊走性が亢進し，EECsの筋層への陥入・浸潤にかかわっていることを示唆している．

子宮内膜・筋層境界域におけるHGFの組織内濃度

局在性およびびまん性の子宮腺筋症で子宮摘出術を行った例あるいは子宮筋腫で子宮摘出を行った例（コントロール）において，子宮内膜・腺筋症境界領域の組織を採取し，細切したのちPolytron homogenizer (Kinematics, Luzern, Switzerland) により均等化し，その上清を採取し組織中HGF濃度（pg/μg）をELISA法で測定した．局在性腺筋症の病変が存在する同側の子宮壁，あるいはびまん性腺筋症の前壁および後壁から採取した組織の子宮内膜・筋層境界領域におけるHGFの発現は，局在性腺筋症の対側子宮壁あるいは腺筋症のないコントロールのそれらと比較して有意に亢進していた[13]．

HGFが細胞の形態変化および遊走性に与える影響

HGFがEMTに関連する要素に与える影響を検討する目的に，細胞形態と遊走性にHGFが与える変化を評価した．分離培養EECsにHGF（100 ng/mL）を添加したところ，敷石状のEECsが48時間培養後までに時間経過とともに間葉系細胞の形態（伸長・紡錘状）へと変化することが認められた[13]．ボイデンチャンバーによる細胞遊走の検討では，HGFはチャンバー上層のEECsを下層へ濃度依存的（0，50，100 ng/mL）に遊走させることが認められた[13]．

腺筋症病巣と同側あるいは対側の子宮壁におけるE-カドヘリンとビメンチンの関連

限局型子宮腺筋症の病巣と同側あるいは病変のない対側の子宮壁において，上皮細胞のマーカーであるE-カドヘリンと間葉系細胞のマーカーであるビメンチンの発現を検討したところ，病巣と対側の子宮壁の子宮内膜機能層あるいは基底層でのこれらの発現に差は認められなかった[13]．一方，腺筋症が存在する同側子宮壁の子宮内膜基底層では，E-カドヘリンとビメンチンの発現には逆相関が認められた．これらの変化は同側子宮壁の子宮内膜機能層では認められなかった[13]．また，びまん性腺筋症の前後壁から採取した子宮内膜においても同様に，E-カドヘリンとビメンチンの発現の逆相関が認められた．これらの結果は，エストロゲンと同様に，HGFは子宮腺筋症由来の組織あるいは細胞においてEMTを惹起する作用をもつことを示唆している．

Slug/Slainの発現に対するエストロゲンおよびHGFの作用

SlugとSlainは，Slainスーパーファミリーに属するZnフィンガー蛋白で，E-カドヘリンの

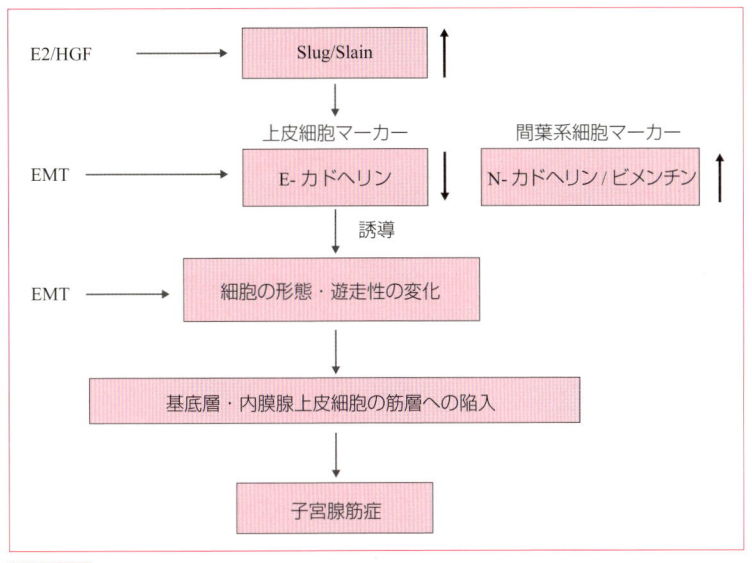

図1 子宮腺筋症での腺上皮の筋層への陥入の分子細胞学的機序

子宮腺筋症におけるエストロゲンと hepatocyte growth factor（HGF）による epithelial-mesenchymal transition（EMT）の誘導の模式図を示す．子宮内膜・筋層境界領域では HGF の発現が亢進しており，エストロゲンと協働して，E-カドヘリンの転写抑制因子である Slug/Slain の発現を増加させる．HGF により上皮細胞のマーカーである E-カドヘリンの発現は低下し，間葉系細胞のマーカーである N-カドヘリンあるいはビメンチンの発現が増加する．E-カドヘリンの低下により細胞間の接着性が減弱し，HGF により，上皮細胞が EMT の細胞変化である線維芽細胞様の間葉系形質へと形態変化し，細胞遊走性が亢進する．これらの細胞変化と HGF による E-カドヘリンの発現低下は，基底層内膜の腺上皮細胞が筋層深部に陥入・浸潤し，子宮腺筋症病巣を形成する要因になることが推察される．

転写抑制因子として働く．両者は E-カドヘリンのプロモーター領域の近位端 E ボックスに作用して転写活性を低下させる[14]．多くの組織において，E-カドヘリンと Slug/Slain の発現には逆相関が認められている．上皮細胞における局所的な Slug/Slain の発現は EMT に関与し，細胞が遊走性・浸潤性を呈するようになる[14)15]．Ishikawa 細胞では ER が発現し，また，エストロゲン（E_2）の添加・非添加いずれの状態でも HGF 受容体である c-Met が発現している[13]．エストロゲンと HGF は Slug あるいは Slain の mRNA 発現を濃度依存的に有意に亢進させ，E_2 と HGF には相乗作用が認められた．Slug の発現に対する E_2 あるいは HGF の作用は，両者の Slain 対する作用に比して有意に強いものであった[13]．局在性子宮腺筋症の対側の子宮壁から採取した子宮内膜基底層および機能層における Slug の発現は，E-カドヘリンの発現局在と同様の傾向を示した．一方，腺筋症病変と同側の子宮壁から採取した子宮内膜の基底層では，Slug の発現は亢進しており，これらでは E-カドヘリンの発現は低下していた．また，機能層内膜では Slug および E-カドヘリンの発現はいずれも亢進していた．Slain の子宮内膜での発現・局在は認められなかった[13]．HGF はエストロゲンとともに，Slug/Slain の発現調節を介して EMT を誘導している可能性がある．

まとめと展望

子宮腺筋症の子宮内膜基底層と機能層では，両者のあいだにいくつかの細胞生理学的相違が認められる．子宮内膜基底層では，卵巣ステロイドホルモンへの反応性とアポトーシスが低下

しており，この領域の一部の細胞が月経周期の影響を受けないで活性を維持していることを示している．子宮内膜・筋層境界領域における機械的傷害あるいは組織ストレス反応が生じると，これら基底層の細胞が筋層内へ逸脱し子宮腺筋症を形成することが考えられる．

上述の現象を解析することを目的に，HGFを介したEMTが子宮腺筋症の発症病態に関与している可能性を検討した．これまでの報告と異なり，今回われわれは，局在性あるいはびまん性の子宮腺筋症の摘出子宮から得られた子宮組織および分離培養子宮内膜細胞を用いた．これらの子宮内膜・筋層境界領域ではHGFの発現が亢進しており，また，HGFは子宮内膜上皮細胞の細胞形態および遊走性を間葉系の表現型に変化させるEMTを惹起することが認められた．このHGFの作用には，Slug/Slainの発現亢進と上皮細胞のマーカーであるE-カドヘリンの発現低下，また間葉系細胞のマーカーであるN-カドヘリンおよびビメンチンの発現亢進が関連している(図1)．

私どもの結果は，卵巣癌細胞においてエストロゲンがSnailとSlugの発現に作用してE-カドヘリンの発現を低下させ転移活性を上昇させたという最近の報告[9]と一致するものである．さらに，エストロゲン作用のメディエーターであるHGFが，子宮内膜・筋層境界領域においてEMTを惹起することにより子宮内膜腺細胞の筋層深部への陥入を促進し子宮腺筋症の形成に関与していることを示唆している．臨床的には，これらHGFがEMTを介して惹起する細胞の様々な変化に対して，SERMなどのエストロゲン受容体拮抗物質がどのような影響を与えるか今後検討していく必要があると考えられる．

●文　献

1) Bergeron C, et al：Pathology and physiopathology of adenomyosis. Best Pract Res Clin Obstet Gynecol 2006；20：511-521.
2) Ferenczy A：Pathophysiology of adenomyosis. Hum Reprod Update 1998；4：312-322.
3) Wang PH, et al：Is the surgical approach beneficial to subfertile women with symptomatic extensive adenomyosis？J Obstet Gynaecol Res 2009；35：495-502.
4) Ridley JH：The histogenesis of endometriosis：a review of facts and fancies. Obstet Gynecol Surv 1968；23：1-35.
5) Shapiro L, et al：Structural basis of cell-cell adhesion by cadherins. Nature 1995；374：327-337.
6) Gaetje R, et al：Nonmalignant epithelial cells, potentially invasive in human endometriosis, lacks the tumor suppressor molecule E-cadherin. Am J Pathol 1997；150：461-467.
7) Hiscox S, et al：HGF/SF regulates the phosphorylation of β-catenin and cell-cell adhesion in cancer cells. Proc Am Assoc Cancer Res 1998；39：500-501.
8) Chen YJ, et al：Oestrogen-induced epithelial-mesenchymal transition of endometrial epithelial cells contributes to the development of adenomyosis. J Pathol 2010；222：261-270.
9) Park SH, et al：Estrogen regulates Snail and Slug in the down-regulation of E-cadherin and induces mestastatic potential of ovarian cancer cells through estrogen receptor α Mol Endocrinol 2008；22：2085-2098.
10) Hendrickson MR, et al：Normal histology of the uterus and Fallopian tubes. In：Histology for pathologists. 2nd. Ed. Sternberg SS, MD ed. Philadel-phia PA：Lippincott-Raven, 1997；pp894-897.
11) Khan KN, et al：Interleukin-6- and tumour necrosis factor alpha-mediated expression of hepatocyte growth factor by stromal cells and its involvement in the growth of endometriosis. Hum Reprod 2005；20：2715-2723.
12) カーンカレク，他：子宮腺筋症において腺細胞が子宮筋層へ侵入するメカニズムに関する検討．日エンドメトリオーシス会誌 2011；32：79-83.
13) カーンカレク，他：子宮腺筋症の発生病理における幹細胞増殖因子(HGF)とE-カドヘリンの関与．日エンドメトリオーシス会誌 2013；34：58-63.
14) Cano A, et al：The transcription factor snail controls epithelial-mesenchymal transitions by repressing E-cadherin expression. Nat Cell Biol 2000；2：76-83.
15) Bolós V, et al：The transcription factor Slug represses E-cadherin expression and induces epithelial to mesenchymal transitions：a comparison with Snail and E47 repressors. J Cell Sci 2003；116：499-511.

各論●第3章　子宮腺筋症

2　分類と診断

木村文則　村上　節
滋賀医科大学産科学婦人科学

Point
- 子宮腺筋症の組織像および病理像を理解する．
- 子宮腺筋症の診断は，おもに画像診断によるが，組織像を理解すればおのずと診断できる．
- 子宮腺筋症の分類は，発生様式に基づいている．

子宮腺筋症の診断意義

　子宮腺筋症は，子宮内膜あるいはその類似細胞が子宮筋層内に生着・増殖し，月経困難症や過多月経などの症状をきたす疾患である．

　子宮腺筋症は，かつては卵巣チョコレート囊胞・腹膜の子宮内膜症病変などとともに子宮内膜症の一つの病型と考えられ内性子宮内膜症とよばれていた．これは，子宮内膜組織が正所以外で増殖するという類似性と，頻繁に(外性)子宮内膜症病変を合併するためであった．今日でも病態およびその発生に関し子宮腺筋症と子宮内膜症の共通性，関連性に関しては議論されているが，現時点では子宮内膜症とは異なる疾患概念と考えられている．

　最近になり子宮腺筋症の取り扱いに苦慮する症例が増えてきているように思われる．従来，子宮腺筋症は30歳代後半から40歳以降の妊娠分娩を終了した女性にみられると考えられており妊孕性の温存が問題となる症例は少ないと考えられていた．しかしながら，近年の晩婚化・晩産化の傾向が強まり子宮腺筋症の好発年齢においても子宮温存を希望されることが多くなっている．また，30歳代，あるいはそれ以前の若年期に子宮腺筋症と診断される症例も増えているように思われる．

　このようなことから子宮腺筋症を早期に，しかも確実に診断することは非常に重要であると考えられる．本稿では子宮腺筋症の診断とその分類につき概説する．

子宮腺筋症の組織および病理像

1. 子宮腺筋症の肉眼的所見

　子宮腺筋症は子宮筋層内に子宮内膜（上皮と間質）が存在し，その周辺部分が反応性に肥厚した筋層により覆われているものとされている[1]．

　子宮腺筋症の確定診断は摘出標本の病理学的診断によるが，組織全体の肉眼的所見を理解しておくことも重要である．子宮腺筋症では子宮内膜上皮細胞，あるいはその類似細胞が，間質細胞を周囲に伴い子宮筋層内でびまん性に存在している．よって，筋層内にはそれらの異所性内膜組織より形成される小囊胞が認められる．この囊胞は子宮腺筋症組織の剝離により生じた出血やその溶血により生じたヘモジデリンなどを含むことが多い．また，出血などによる炎症のため周囲の子宮筋層には粗雑な肥大・過形成が生じる．そのため子宮腺筋症の病変部は硬い腫瘤として触知される．すなわち子宮腺筋症の

肉眼的所見として筋層内の小嚢胞(時としてこの小嚢胞には古い血液を含むことがある)と炎症性に肥厚した粗雑な子宮筋層であるといえる.

2. 子宮腺筋症の病理像

病理学的診断は, Bergeronら(2006)の診断基準[1]が用いられることが多い. 子宮腺筋症は, 子宮筋層内に異所性子宮内膜症組織を認めることにより診断される. 基本的なことであるが, 切片の作成に注意する必要がある. 正常子宮内膜基底層と子宮筋層境界には生理的な凹凸を認めるため, 基底層-筋層境界面に平行な面で薄切された標本では, 正所性子宮内膜腺の最深部(基底層)が子宮筋層間に島状に存在しているように認められる. この正常子宮内膜基底層を子宮筋層内に侵入した子宮腺筋症組織と診断を誤らないよう注意する必要がある. 両者を区別するため内膜基底層と筋層との境界から1視野以上離れて観察し腺組織が筋層内に侵入しているもの, 内膜-筋層境界面から2.5 mm以上筋層内に病巣が進展したものなどが判定基準とされる.

これら子宮腺筋症病変は, その形成様式により分類されている. 無数の小病変が筋層内に広がるびまん型か, 一つまたは複数の腫瘤を子宮内に認める腫瘤型に大別される. 腫瘤型の子宮腺筋症はしばしば非対称に形成され, 子宮後壁を中心に腫瘤が認められることが多い. 画像診断上に認められるjunctional zone (JZ)の肥厚や筋層の1/3以内のみに病変を認める浅在型と筋層の1/3以上に病変を認める深在型に大別することもできるが, この病変の深達度についての分類はいまだ確定されたものではない.

以上のような子宮腺筋症の肉眼的所見や病理学的な特徴を理解しておくことは, 画像診断を行う際にも非常に重要となる.

子宮腺筋症の診断

前述のように子宮腺筋症の確定診断は摘出標本の病理学的診断によるが, 日常臨床では問診, 診察, 画像診断を用い診断され薬物療法が行われている症例も多い. このようなことから非侵襲的な診断技術である画像診断が非常に重要であると考えられる. また, 針生検により組織学的診断を得ることも可能であるが, 実施が必要となることはほとんどないと考えられる.

1. 問診

過多月経, 月経困難症, 不正出血などの症状は, 子宮内膜ポリープ, 子宮筋腫にも認められる症状であり, 臨床症状からこれらを鑑別することはできない. しかしながら, 過多月経と月経困難症をともに認める場合は子宮腺筋症を念頭におく必要がある. また, これは著者の個人的意見であるが, 子宮腺筋症患者の場合は, 月経血量が減少したのちにも疼痛が持続している症例が多いように思っている. 粘膜下筋腫のように子宮内膜剥離による出血が多く子宮内圧が上昇するための疼痛とは異なり, 子宮筋層内の炎症が存続するためと考えている.

2. 診察

子宮腺筋症が大きくなれば腹壁からも触知することができる. 内診所見では, 子宮筋腫が硬い結節として触知されるのに対し, 子宮腺筋症は子宮全体が硬く腫大して触知されることが多い. 月経直前に内診を行うと, 子宮は柔らかく感じられるとともに圧痛が認められる (Halban sign)[2]. これに対し子宮筋腫は変性を起こさない限り圧痛を伴わない. 変性を認めた場合にも自発痛も認めるため鑑別が可能である. 以上のようなことから月経前の内診は子宮筋腫との鑑別に有用であると考えられるが, 子宮筋腫に子宮内膜症が合併した場合にも同様に圧痛を認めるので内診所見のみでは他の疾患と鑑別することは困難であると考えられる.

3. 腫瘍マーカー

子宮腺筋症ではしばしばCA125とCA19-9が上昇する. 子宮内膜症や卵巣腫瘍においても上

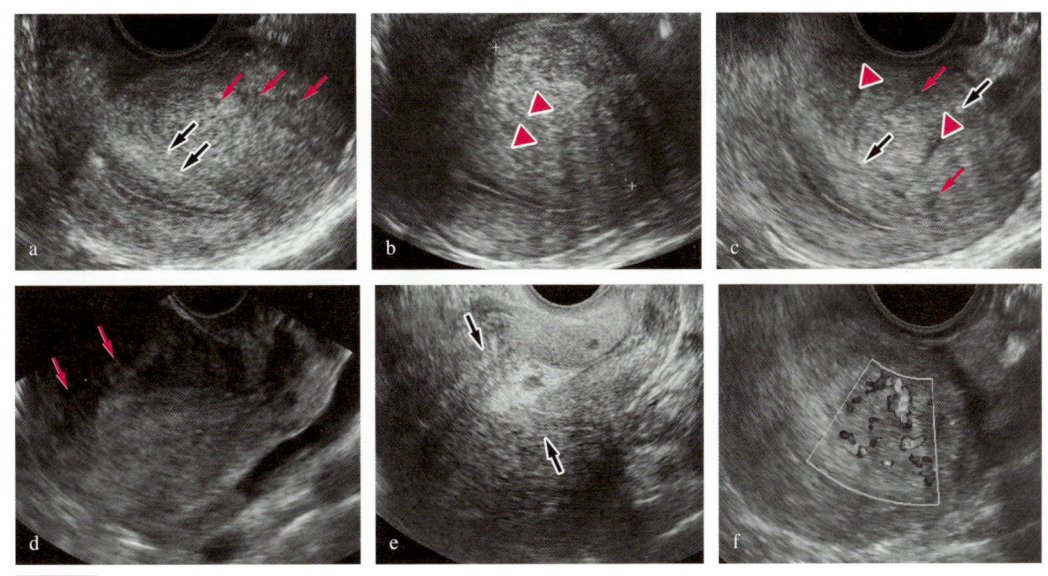

図1　子宮腺筋症の超音波所見

a）子宮筋層内に直径2〜4mm程度の大きさの低輝度小囊胞（色矢印），高輝度の子宮内膜下の小結節像（黒矢印）が認められる．
b）子宮筋層内を走行する高輝度の直線的な像（色矢頭）が認められる．
c）低輝度小囊胞（色矢印），小結節像（黒矢印），縦走する低輝度の直線像（色矢頭）が認められる．
d）境界不明瞭な低輝度領域（色矢印）が形成されている．
e）子宮内膜筋層間のJZの境界が不明瞭（黒矢印）である．
f）子宮腺筋症内には，カラードプラ超音波により子宮筋層内を走行する直線的な血管像を確認することができる．（口絵38）

昇するため鑑別診断には利用できないが，治療効果の判定など病状の把握に用いることができる．

4．超音波検査

1）正常子宮像

正常子宮の子宮壁を経腟超音波で観察すると高輝度に観察される子宮内膜基底層の直下に内膜を取り囲むように帯状の低輝度領域（subendometrial halo）が観察される．これより外側の筋層の大部分（筋層中層）は，比較的高輝度の領域として観察される．前壁筋層と後壁筋層の厚さはほぼ同じである．

2）超音波検査における子宮腺筋症の典型像

子宮腺筋症の超音波検査による診断には，子宮腺筋症の存在そのものを直接的に示す像と子宮腺筋症の存在により反応性に肥厚した子宮筋層の存在を示す像を理解しておく必要がある．

子宮腺筋症の存在を示す直接的な像を最初に示す．子宮内膜直下の子宮筋層内の直径2〜4mm程度の大きさの低輝度小囊胞を認める（図1a，c　色矢印）．これらはドプラ超音波により血管像と区別する必要がある．この低輝度小囊胞は子宮腺筋症組織そのものであり，出血を伴う場合と伴わない場合があるが，子宮筋層内に存在する子宮筋層内の異所性の拡張した腺管構造である．これらの構造は，月経期間中やその直後に認められやすい．また，高輝度の子宮内膜下の小結節像（図1a，c　黒矢印），子宮筋層内を走行する高輝度の直線的な像（図1b　色矢頭），縦走する低輝度の直線像（図1c　色矢頭），子宮内膜の形には影響を与えない境界不明瞭な低輝度領域の形成（図1d　色矢印），子宮内膜筋層間のJZの境界が不明瞭（図1e　黒矢印）などの所見を認めることができる．これらの超音波像は，子宮腺筋症の存在を示す直接的な像であるので十分に理解しておく．

表1 子宮腺筋症と子宮筋腫の超音波検査上の鑑別

子宮筋腫	子宮腺筋症
辺縁が鮮明	辺縁が不鮮明
円形	様々な形
mass effect あり	mass effect なし
石灰化を伴うことあり	石灰化を伴うことなし
辺縁のエコー減衰像	複数箇所のエコー減衰像
周辺の血管像	肥厚した筋層内の直線状血管像

表2 MRIによる子宮腺筋症の診断基準

JZ≧12 mm
JZ厚と子宮筋層厚比が40～50％以上
T1/T2 高信号

JZ：junctional zone

　子宮腺筋症の存在により反応性に肥厚した子宮筋層の存在も超音波で特徴的に観察される．これは，子宮全体の形の変形として観察することができる．すなわち，子宮腺筋症が，びまん型であった場合は，子宮全体が腫大し均整のとれた形をしている（**図1e**）．また，腫瘤型であった場合は，一側性（前壁よりも後壁に形成されることが多い）で子宮筋層前後に非対称の筋層の大きさとなっている（**図1a，b，c**）．

　さらに子宮腺筋症内の血管内の走行をカラードプラ超音波により調べ，子宮腺筋症の診断に役立てることができる．子宮腺筋症では，カラードプラ超音波により子宮筋層内を走行する直線的な血管像を確認することができる（**図1f**）．これは多発子宮筋腫と鑑別する際に重要なポイントとなる．すなわち子宮筋腫に認められる子宮筋腫辺縁に血流が認められる像と鑑別できる．

　子宮腺筋症の特徴的な超音波検査所見を述べたが，子宮腺筋症と最も鑑別を要する子宮筋腫につきその鑑別点について**表1**にまとめた[3]．子宮筋腫は，境界が明瞭な腫瘤でありmass effectによる辺縁エコー減衰像を認める．石灰化を認めることもある．また，カラードプラ超音波にて子宮筋腫辺縁に血流が認められる．これらの特徴があれば子宮腺筋症と鑑別できる．

3）診断精度

　超音波検査による子宮腺筋症の正診率についてもよく検討されている．Meredithらは1992～2007年に報告された14報告1,895人の子宮摘出術を受けた女性に対する超音波検査による子宮腺筋症の感度と特異度につきメタアナリシスを行っている[4]．14報告では異なる超音波トランスデューサーを使用し，異なる子宮腺筋症の診断基準を用いていたが，ほとんどの報告で今回われわれが示したものと類似した定義を使用していた．すなわち，不均質な子宮筋層，球形の子宮，筋層内の小嚢胞を認めるなどであった．このメタアナリシスによると子宮腺筋症の超音検査による感度は82.5％（95％CI：77.5-87.9），特異度は84.6％（95％CI：79.8-89.8）とされている．以上のように子宮腺筋症の診断に対し超音波検査は有用であり，日常臨床には欠かせない検査である．

5．MRI

1）正常子宮像

　T1強調画像では子宮は均一な低信号を示し，層構造や内部構造は認識できないので正常構造の同定にはT2強調画像が基本となる．T2強調画像での子宮体部は，矢状断像で高信号の子宮内膜，低信号のJZ，中等度信号の子宮筋層の3層構造となる．なお，小児や閉経後女性では子宮内膜やJZは同定しにくい[5]．

2）MRIにおける子宮腺筋症の典型像

　子宮腺筋症診断のための画像所見については，超音波検査とMRIではかなりの部分が重複している．MRI上の特徴を**表2**にまとめた．均整のとれた輪郭を伴う円形に腫大した子宮像，不均等に肥厚した子宮筋層像（おもに後壁に認める），JZの12 mm以上の肥厚像（**図2a**　色矢印），JZ厚と子宮筋層厚比が40～50％以上（図

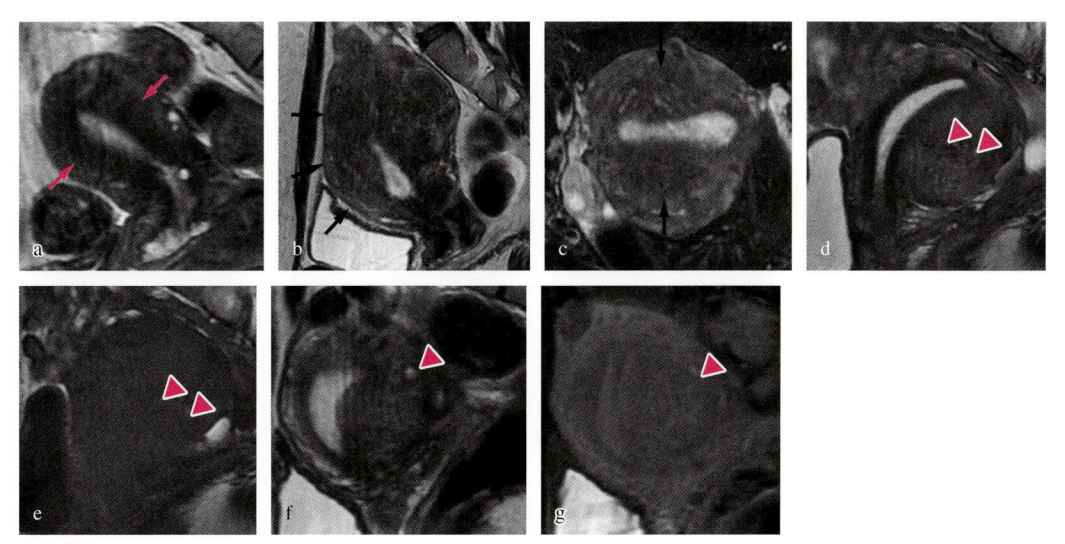

図2 子宮腺筋症のMRI所見

a) 子宮筋層に12 mm以上に肥厚したJZを認める．
b)c) JZは肥厚し子宮筋層厚比が40～50％以上となっている．
d)e) T1およびT2強調画像の両方において子宮筋層内に存在する小円状の高信号像を認める．
f)g) T1強調画像において造影剤を使用した場合，子宮腺筋症組織は，正常子宮筋層や正常子宮内膜と比較し，造影効果が低いと考えられる．

2b, c），MRIのT1およびT2強調画像において子宮筋層内に存在する小円状の高信号像（図2d, e, f, g）などである[4]．また，T1強調画像において造影剤を使用した場合，子宮腺筋症組織は，正常子宮筋層や正常子宮内膜と比較し，造影効果が低いと考えられる（図2f, g）．

これは超音波検査においても同様であるが，子宮腺筋症のMRI所見は，子宮腺筋症の病理像を理解しておくとおのずと理解できる．画像所見と組織像の対応につき表3に示した[2]．これらの対応を理解することにより画像診断に基づき組織像がイメージできるようになれば，子宮腺筋症の画像診断は習熟されたものになっていると考える．

MRIを用いて子宮腺筋症を診断する上で注意すべきことは，JZの厚さが月経周期など複数の因子で生理的に変化することである．JZは月経周期8～16日目に最も厚くなる．また，年齢とともに厚さを増し，50歳になるまで肥厚していく．ピルやGnRHアゴニストの使用により菲薄化し，閉経するとJZは薄くなり消失するものもある．子宮筋の収縮に伴いJZは一時的に肥厚する．このようなことからMRIを撮影する際には，子宮筋が頻繁に収縮する月経期には撮影するのは避けることが重要であり，生理的な変化も考えられる場合は，迅速にT2強調撮影をくり返すなどの工夫が必要となってくる．

MRIは，矢状断，水平断，冠状断すべての方向で撮影するとともに，T1強調，T2強調などの撮影方法を行うことができるので病変部位，性状，大きさなどをしっかり把握することもできる．このようなことから他の疾患との鑑別，特に超音波検査では鑑別しにくかった多発子宮筋腫の診断に有用である．子宮筋腫は，辺縁明瞭な円形をしておりT2強調撮影において低信号を示す．子宮筋腫と子宮腺筋症が混在する場合や子宮後壁子宮底側に存在し超音波が届きにくい病変などにも非常に有用であると考えられる．また，子宮体癌，子宮内膜ポリープなどとの鑑別が必要なときにも利用できる．

表3　子宮腺筋症の画像所見と病理所見の対比

		超音波断層法	MRI（T2強調画像）
画像所見	初期病変	・subendometrial haloから連続して筋層に向かう低輝度領域	・junctional zoneの限局性肥厚
	進行病変	・低輝度と高輝度領域が混在（腺管と筋層との存在比に依存） ・子宮筋層厚の増大	・junctional zoneから連続して筋層内に存在する低輝度領域のなかに高信号巣が点在
病理学的所見との対比	異所性内膜腺	・高輝度	・低信号
	肥大筋層	・低輝度	・低信号
	貯留腺管	・myometrial cysts，低または高輝度	・高信号巣
	基底層からの筋層内侵入	・subendometrial halo不規則化 ・内膜から放射状に筋層に向かう高輝度線条エコー	・junctional zone（低輝度）の肥厚

〔日本産科婦人科学会（編）：産婦人科研修の必修知識2013．2013；p534より引用〕

3）診断精度

MRIによる子宮腺筋症の診断の感度・特異度はともに80～90％と報告されているものが多い．Champaneriaらは，23論文2,312人の統計を解析し，超音波検査とMRIによる診断の精度を比較している[6]．超音波検査による感度，特異度は，それぞれ72％（95％CI：65-79），81％（95％CI：77-85）であるのに対し，MRIでは77％（95％CI：67-85），89％（95％CI：84-92）でありMRIの方が有意に診断精度の高いことを報告している．このように多くの報告では超音波検査よりMRIの方が，診断精度が高いと考えられている．同等であるとの報告もあるが，そのような報告でも観察者による正診率の差はMRIの方が少ないとしている．以上のことからMRIは，非侵襲的な検査法としては最も診断精度が高いものと考えられる．

6．生検

針生検により子宮腺筋症組織を採取し，子宮腺筋症と診断する試みがなされているが，画像所見により子宮腺筋症を疑われた場合には積極的に本処置を行う必要はないと考えられる．子宮体癌など悪性腫瘍との鑑別が困難である場合に組織標本が必要であると考える．

以上をまとめると子宮腺筋症の最終診断は，子宮腺筋症組織摘出の病理診断によるが，非侵襲的な検査方法として超音波検査，MRI検査がある．これらの画像所見を理解しておくことは重要であると考える．

子宮腺筋症の分類

子宮腺筋症は，病理組織の項で解説したように複数のタイプに分類される．一般に無数の小病変が筋層内全体に散在して広がるびまん型と，一つまたは複数の腫瘤を子宮内に認める腫瘤型とに大別される．

1．子宮腺筋症の分類化

子宮腺筋症は，一般にびまん型と腫瘤型に分けられるが，サブタイプの定義を設定し，サブタイプごとの特性について検討する試みがなされている．

沖らは，MRIにて診断した子宮腺筋症を四つのsubtypeに分類している[7]．粘膜下に散在性の血液貯留嚢胞が存在するタイプ（粘膜下群），筋層内に孤立性に存在する血液貯留嚢胞タイプ（adenomyotic cyst），筋層内にびまん性の肥厚を認めるタイプで局在しているものと全周型に存在しているもの（びまん局在型とびまん全周型）に分類し，それぞれの臨床所見の特徴と治

療内容を解析している．月経周期による超音波像の変化を観察し，粘膜下群では囊胞サイズの縮小が認められるが，その他の群では認められないこと，囊胞内部のエコー像変化が粘膜下群やadenomyotic cyst群では認められるが，他の群では認められないことを報告している．月経周期による囊胞縮小がみられない子宮内腔とは非交通性と考えられる囊胞性子宮腺筋症は月経痛がひどく，鎮痛治療に抵抗性を示す特徴があるとしている．また，若年に発症する激しい月経痛を伴うadenomyotic cystのタイプは，筋層のびまん性肥厚を呈する一般の子宮腺筋症とは異なる管理法が必要であったとしている．

Kishiらは，手術切除により組織学的に子宮腺筋症と診断しMRI画像により評価可能な152例の症例を対象とし子宮腺筋症発症機序に関し詳細な検討を行っている[8]．彼らはMRI画像をもとに四つのサブタイプに分類している．

Subtype 1(intrinsic)は，肥厚したJZと子宮腺筋症の交通が認められるが，子宮腺筋症の外側には正常子宮筋層が認められるもの，subtype 2 (extrinsic)は，子宮の外側辺縁(外殻)に位置するものでJZは正常で異常がなく子宮腺筋症とJZの間に正常筋層が存在するもの，subtype 3 (intramural)は，子宮筋層内に孤立性に存在し，JZや子宮漿膜と地理的に関係を認めないものとしている，subtype 4は，上記の三つの群に属さないもの(子宮腺筋症が大きい等の理由で漿膜，JZに接しているものとなども含まれる)としている．

Subtype 1からsubtype 3の各タイプごとに直腸のteardrop型の変形，子宮前壁病変，MRI上のT1/T2での高信号，年齢，子宮搔爬の既往，卵巣チョコレート囊胞，ダグラス窩の子宮内膜症など項目との関係をロジスティック解析している．その結果，subtype 1では，直腸のteardrop型の変形，ダグラス窩の子宮内膜症とは負の相関関係を示し，子宮前壁病変，MRI上の T1/T2での高信号，年齢，搔爬の既往とは正の相関関係を示した．Subtype 2では，逆に直腸のteardrop型の変形，ダグラス窩の子宮内膜症，MRI上のT1/T2での高信号，卵巣チョコレート囊胞は正の相関関係を示し，子宮前壁病変とは負の相関関係を示した．Subtype 3では，ダグラス窩の子宮内膜症，MRI上のT1/T2での高信号，卵巣チョコレート囊胞，年齢に負の相関関係を示した．以上の結果をまとめ，彼らはSubtype 1は子宮内膜の直接浸潤，subtype 2は外側からの子宮内膜症の浸潤，subtype 3は *de novo* 化生が，それぞれ子宮腺筋症の発生に関与していると推察している．

今後もこのような病態や特性による子宮腺筋症の分類はなされていくものと考えられるが，それらをもとに治療方法の細分化も試みられると考えられる．

2. 特殊な子宮腺筋症

子宮腺筋症の特殊型として子宮腺筋腫，囊胞性腺筋腫がある．子宮腺筋腫(adenomyoma 〔focal adenomyosis〕)は子宮腺筋症病変が，辺縁部で浸潤を示さず限局性に増殖したものと考えられる．通常の子宮腺筋症とは異なり，周囲の正常筋層との境界面が明瞭な限局性腫瘤を形成する．腫瘤の周囲の正常筋層が圧排されて子宮筋腫核の皮膜に類似した構造を示すものもある．囊胞性腺筋腫(cystic adenomyoma)は，腺管が大きく拡張した腺筋腫である．単房性で大きな囊胞性腺筋腫は，若年者にも認められることがある(juvenile cystic adenomyoma)．

●● おわりに ●●

画像診断の発達により子宮腺筋症を非侵襲的に診断できるようになってきた．子宮腺筋症の画像診断は，婦人科に必須でありその習熟が必要である．子宮腺筋症の発生様式は単一ではなく，サブタイプ化されるように考えられる．今後，その発生様式に基づいた診断方法および治療方法が開発されると期待される．

●文 献

1) Bergeron C, et al：Pathology and physiopathology of adenomyosis. Best Pract Res Clin Obstet Gynaecol 2006；20：511-521.
2) 日本産科婦人科学会(編)：産婦人科研修の必修知識 2013．2013；p534.
3) Levy G, et al：An update on adenomyosis. Diagn Interv Imaging 2013；94：3-25.
4) Meredith SM, et al：Diagnostic accuracy of transvaginal sonography for the diagnosis of adenomyosis：systematic review and metaanalysis. Am J Obstet Gynecol 2009；201：107. e1-6.
5) 日本産科婦人科学会(編)：産婦人科研修の必修知識 2011．2011；pp84-91.
6) Champaneria R, et al：Ultrasound scan and magnetic resonance imaging for the diagnosis of adenomyosis：systematic review comparing test accuracy. Acta Obstet Gynecol Scand 2010；89：1374-1384.
7) 沖 利通，他：子宮腺筋症のsubtypeと月経痛管理．エンドメトリオーシス研会誌2008；29：56.
8) Kishi Y, et al：Four subtypes of adenomyosis assessed by magnetic resonance imaging and their specification. Am J Obstet Gynecol 2012；207：114. e1-7.

各論 第3章 子宮腺筋症

3 手術療法

杉並 洋
高の原中央病院産婦人科

Point

- 子宮腺筋症は四つの subtype に分類できる．
- それぞれの subtype は異なった発生機序を有する．
- 局在性子宮腺筋症では妊孕能温存手術が可能である．
- 子宮腺筋症の根治的治療法は子宮全摘術である．

子宮腺筋症とは

　子宮腺筋症とは，子宮筋層内に子宮内膜様組織（腺および間質）が存在あるいは増殖している病態と定義される．その主たる症状は，月経痛，慢性骨盤痛，過多月経，不正出血，妊孕性低下などであるが，無症候性のものもみられる．子宮腺筋症はエストロゲン依存性疾患の一つである．以前は，その好発年齢は30歳代後半〜40歳代であり，罹患女性の多くは経産婦であり，組織学的検討もふまえて，子宮腺筋症は子宮内膜が子宮筋層内に直接的に浸潤して発症するとされてきた．しかし，われわれの臨床経験はこのクラシカルな概念が必ずしも的確ではないことを示唆している．すなわち，われわれはその発生が10歳代後半にも認められ，罹患患者のかなりの部分（30〜40％）が20歳代後半〜30歳代の未産婦女性で占められていることを経験している（図1）．図1においてグレーで示した子宮全摘術（hysterectomy）を選択した患者の多く（約70％）は経産婦でありクラシカルな概念に合致している．一方，ピンクで示した子宮腺筋症摘出術（adenomyomectomy）を選択した患者は妊孕性の温存を希望したものであり，その約

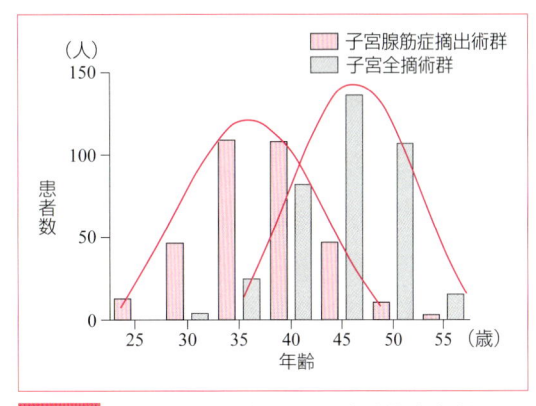

図1 われわれが手術した子宮腺筋症患者の年齢分布

子宮全摘術群および子宮腺筋症摘出術群はまったく別個の正規分布曲線を描く（$p<0.001$）．各群の平均年齢±標準偏差はそれぞれ 42.9±5.1 歳（$n=363$）および 35.5±5.4 歳（$n=329$）である．

60％が妊娠経験をもたず，約90％が未産婦であり，約30％が未婚女性である．

　この事実は子宮腺筋症が単一の疾患ではなく複数のサブタイプから成り立っている症候群であることを示唆している．この点に関して，最近，われわれは興味ある知見を得た[1]．これについて簡単に紹介する．子宮腺筋症は MRI T2 強調画像において子宮筋層内の境界がやや不鮮明な低信号域として描出される．時として，その中に小さな高信号スポットが点在する．図2 に示すように，子宮腺筋症が junctional zone か

a. subtypeⅠ子宮腺筋症　　　　　　　　　　**b. subtypeⅡ子宮腺筋症**

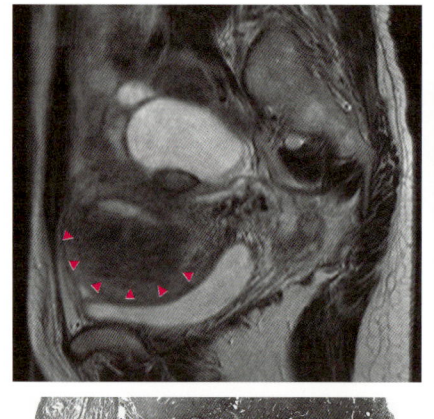

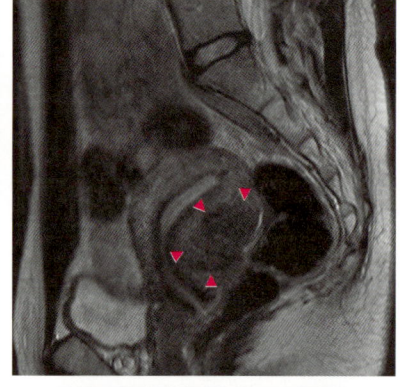

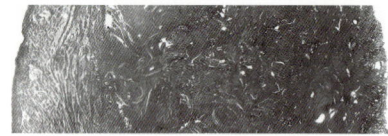

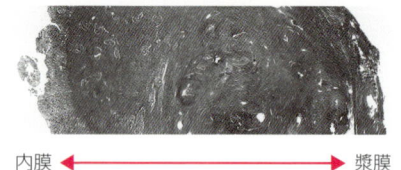

漿膜 ←――――――――→ 内膜　　内膜 ←――――――――→ 漿膜

図2　子宮全摘術を受けた2名の子宮腺筋症患者のMRI-T2強調画面と同一患者の摘出子宮病理組織切片(ヘマトキシリン・エオジン染色)

a) MRI画像において低信号域がjunctional zoneから外方に向かって拡がっている．組織切片は子宮腺筋症が内膜層から連続性に拡がっており外側筋層は保たれていることを示している．
b) MRI画像において低信号域は漿膜側から内方に向かって拡がっている．内側筋層，junctional zoneおよび内膜層は正常の構造を保っている．組織切片はこのことを明確に示している．

〔Kishi Y, et al：Four subtypes of adenomyosis assessed by magnetic resonance imaging and their specification. Am J Obstet Gynecol 2012；207：114. e1-7 より引用・一部改変〕

ら連続性に外側に向かって拡がっているもの(図2a)，あるいは，子宮腺筋症が漿膜側から内側に向かって拡がっておりjunctional zoneは正常に保たれているもの(図2b)，などが認識できる．これら以外にも，子宮腺筋症が孤立性に子宮筋層内に存在しているもの，あるいは，子宮腺筋症が大きく拡がっているためjunctional zoneや漿膜との位置関係が判然としなくなっているものなども認められる．このように子宮腺筋症はMRIにて四つのsubtypeに分別できる(図3)．われわれはそれぞれをsubtypeⅠ(intrinsic)，Ⅱ(extrinsic)，Ⅲ(intramural)，およびⅣ(indeterminate)と命名し，それらの臨床所見，MRI所見，手術所見，病理所見などを対比・分析した(表1)．また，ロジスティック・ステップワイズ回帰分析法を用いてそれらsubtypeの特徴づけを試みた．その結果，subtypeⅠはいわゆるクラシカルな定義を満足させ子宮内膜組織が筋層内に連続性に浸潤して発症するもの，Ⅱは骨盤子宮内膜症を前駆病態にもつもの，およびⅢは子宮筋層内に存在する未熟細胞が子宮内膜化生を起こして発症するもの，であることが強く示唆された．また，Ⅳは上記Ⅰ～Ⅲのいずれかが非常に進行した結果もはや各subtypeの特徴が判然としなくなったものと結論づけられた[1]．

このような子宮腺筋症であるが，これがエストロゲン依存性疾患であることから，薬物療法として種々の子宮内膜症治療薬が試みられている[2)~8)]．月経痛などの臨床症状の軽減が認められるものも少なくないが，その効果はいずれも一過性で永続的なものではない．子宮動脈塞栓療法(UAE)も試みられている[9)10)]．ただ，現時点では手術療法が中心的な治療法となっている．

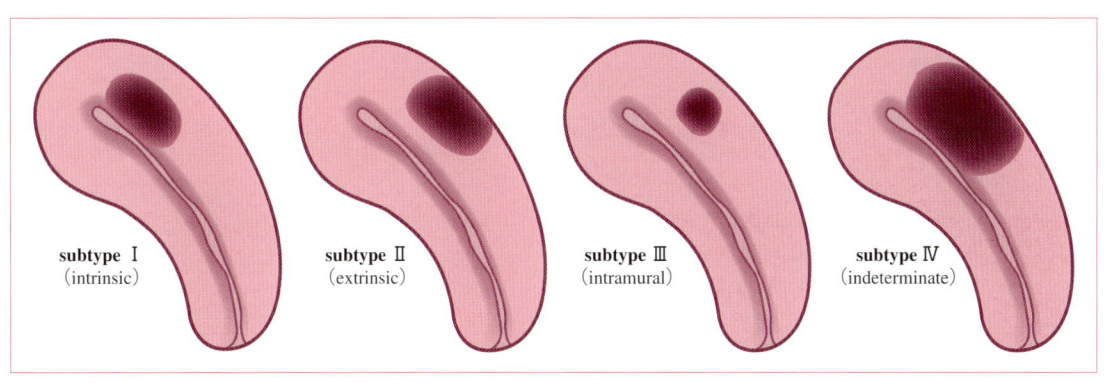

図3 子宮腺筋症の四つの subtypes（模式図）

subtype I 子宮腺筋症：子宮内膜が連続性に子宮筋層に浸潤したもの．
subtype II 子宮腺筋症：骨盤子宮内膜症が子宮漿膜を越えて子宮筋層に浸潤したもの．
subtype III 子宮腺筋症：子宮筋層内に孤立性に存在するもの．
subtype IV 子宮腺筋症：subtype I〜IIIのいずれかが進行したもので，もはやそれぞれの特徴的所見が確認できなくなったもの．

表1 子宮腺筋症の subtype とその特徴

subtype 症例数	I (intrinsic) 59	II (extrinsic) 51	III (intramural) 22	IV (indeterminate) 20
患者背景				
年齢（歳；mean±SD）*	38.7±5.6	36.9±6.1	34.3±4.7	38.6±4.0
妊娠既往あり*	34(57.6)	18(35.3)	7(31.8)	9(45.0)
分娩既往あり	17(28.8)	15(29.4)	5(22.7)	7(35.0)
妊娠中絶既往あり**	19(32.2)	4(7.8)	2(9.1)	1(5.0)
婦人科手術既往あり	9(15.3)	11(21.6)	3(13.6)	8(40.0)
過多月経あり	53(89.8)	44(86.3)	18(81.8)	20(100.0)
月経痛あり	56(94.9)	50(98.0)	18(81.8)	20(100.0)
性交痛あり	20(33.9)	19(37.3)	8(36.4)	10(50.0)
排便時痛あり	16(27.1)	21(41.1)	4(18.2)	6(30.0)
慢性骨盤痛あり	18(30.5)	19(37.3)	7(31.8)	8(40.0)
MRI				
子宮前壁に病巣あり***	34(57.6)	3(5.9)	13(59.1)	4(20.0)
子宮後壁に病巣あり***	41(69.5)	49(96.1)	12(54.5)	20(100.0)
卵巣子宮内膜症あり***	8(13.6)	34(66.7)	3(5.9)	14(70.0)
T1/T2 高信号スポットあり***	54(91.5)	48(94.1)	10(45.5)	19(95.0)
直腸の涙滴様変形あり***	5(8.5)	37(72.5)	3(13.6)	14(70.0)
手術および組織所見				
子宮全摘術/子宮腺筋症摘出術*	20/39	9/42	1/21	6/14
膀胱子宮窩子宮内膜症あり	2(3.4)	4(7.8)	4(18.2)	3(15.0)
ダグラス窩子宮内膜症あり***	15(25.4)	47(92.3)	6(27.3)	17(85.0)
ダグラス窩閉鎖あり***	4(6.8)	49(96.1)	2(9.1)	13(65.0)
腺筋症/類腺筋症***	59/0	50/1	16/6	19/1

* $p<0.05$　** $p<0.01$　*** $p<0.001$

〔Kishi Y, et al：Four subtypes of adenomyosis assessed by magnetic resonance imaging and their specification. Am J Obstet Gynecol 2012；207：114. e1-7 より引用・一部改変〕

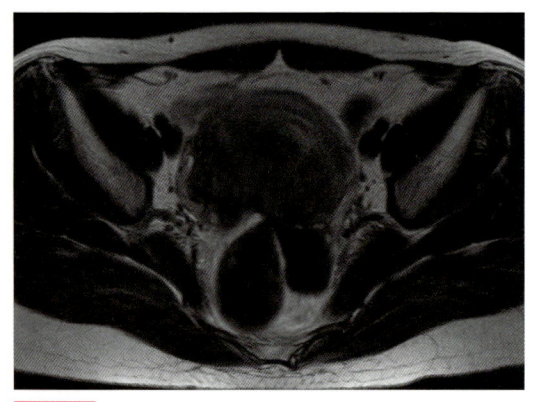

図4 ある subtype Ⅱ 子宮腺筋症患者でみられた直腸の涙滴様変形

MRI T2 横断画.子宮後壁の大きな低信号域(subtype Ⅱ 子宮腺筋症)と,それに向かって吊り上げられ涙滴様に変形した直腸(tear-drop deformity of the rectum).直腸・子宮癒着に特徴的な所見である.

[Kishi Y, et al: Four subtypes of adenomyosis assessed by magnetic resonance imaging and their specification. Am J Obstet Gynecol 2012;207:114.e1-7 より引用]

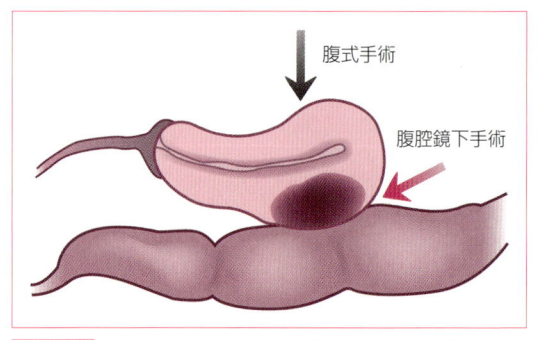

図5 subtype Ⅱ 子宮腺筋症におけるダグラス窩の視認(模式図)

subtype Ⅱ 子宮腺筋症の多くは強固なダグラス窩閉鎖(直腸・子宮癒着)を伴っており,子宮の可動性は制限されている.このため腹式手術ではそこに位置している子宮がダグラス窩の視認を困難にしている(黒矢印).一方,腹腔鏡下手術ではスコープが斜め頭側から入るのでダグラス窩の視認は容易である(色矢印).また,スコープ先端を近づけることにより拡大像が得られる.これも腹腔鏡下手術の優れた特質の一つである.

手術療法

先述のごとく,子宮腺筋症患者は,将来の妊娠を必要とせず子宮全摘術を選択できるもの,あるいは,妊孕性の温存を必要とするもの(子宮腺筋症摘出術が適応となるもの)とに大別できる.子宮腺筋症は浸潤性の疾患であり,病巣と正常子宮筋層との間に隔膜は存在しない.したがって,子宮腺筋症摘出術(子宮温存手術)の際には病巣残存の可能性があり,このリスクを"0"にすることは困難である.病巣が残存すると再発が起こってしまう.根治的治療法となるのが子宮全摘術である.

1.子宮全摘術

家族計画を完了した,あるいは妊孕性の温存を必要としないなど,患者側の条件が整う場合,再発を起こさないためにも,子宮腺筋症に対する手術において基本となるのが子宮全摘術である.術式は腹式(abdominal),腟式(vaginal),および腹腔鏡下子宮全摘術(laparoscopic hysterectomy)に大別できる.どの術式を選択してもかまわないが,過去われわれは腹式手術および腟式手術を採用していた[11].しかし,最近は腹腔鏡下子宮全摘術を基準としている.ただし,子宮底が臍高を越えるような大きな子宮は腹腔鏡下手術の適応範囲外である.このような場合には腹腔鏡下手術に固執せず腹式手術を実施すべきであると考える.また,ダグラス窩癒着を伴わない小さな子宮に関しては腟式手術を適用することもありうる.ちなみに,最近われわれが手術した症例について振り返ると腹腔鏡下手術:97/100例(97.0%),腹式手術:2/100例(2.0%),腟式手術:1/100例(1.0%)という内訳であった.

このように,最近われわれは子宮全摘術に関して腹腔鏡下手術を基準としている.この理由の一つは,子宮腺筋症が複数の subtype から成り立っていることである[1].表1に示すように,その約40%が subtype Ⅱ 子宮腺筋症で占められている.subtype Ⅱ 子宮腺筋症は骨盤子宮内膜症が子宮壁に浸潤して発症したものであり,その多くはダグラス窩閉鎖すなわち強固な直腸・子宮癒着を伴っている.MRI 横断画面上で子宮側に吊り上げられ涙滴状に変形した直腸が認め

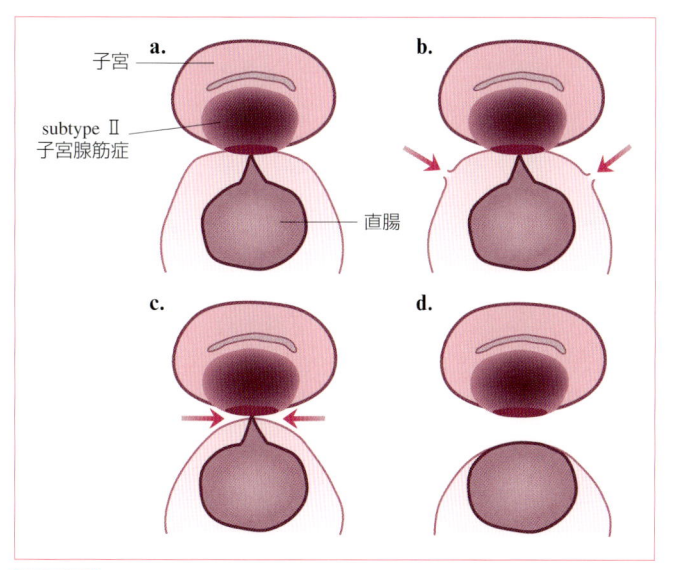

図6　ダグラス窩閉鎖の開放と直腸・子宮癒着の剝離（模式図）

a) subtype Ⅱ子宮腺筋症の多くは広範囲で強固なダグラス窩閉鎖と直腸・子宮癒着を伴っている．
b) 癒着部分から離れたポイントで腹膜を切開する（矢印）．切開を中心部に向かって進め，同時に腹膜下の結合組織も切離していく．切離された組織は重力の影響で下方に落ちていく．
c) 線維性の硬い子宮内膜症と富士山状に吊り上げられ引き延ばされた直腸が視認できる．引き延ばされた直腸を富士山の頂上にあたるポイントで少しずつ接線方向に切離していく（矢印）．一気の切離は直腸穿孔のリスクを高める．
d) 操作cをくり返すことにより直腸は子宮から剝離される．

られれば直腸・子宮癒着が強く疑われる（図4）．直腸・子宮癒着があれば子宮は後屈しその可動性は制限されている．腹式手術においてこのような状況下でダグラス窩を正確に視認するのは非常に困難である．子宮の可動性制限ゆえに子宮を視野から外すことができず，そこに存在している子宮が視野を妨げるのである（図5）．視野が確保できない状況で手術を遂行することは問題である．盲目的な操作は不必要な直腸穿孔のリスクを高くする．腟式手術も大きな問題点を含んでいる．腟式手術において子宮の可動性制限は手術の難度を極端に高くする．また，ダグラス窩を開放する段階で直腸穿孔が起こると，それを経腟的に修復するのは困難である．一方，腹腔鏡下手術ではダグラス窩閉鎖の状況確認は容易であり，さらに拡大像が得られると

いう利点も有している（図5）．しっかり病巣を視認できるので高い安全性をもってダグラス窩閉鎖を開放できる（図6）．直腸子宮内膜症に対する腹腔鏡下直腸前壁スライシング手術（laparoscopic anterior rectum slicing operation：ARS）と同様の手法を用いるのである[12)13)]．ダグラス窩が開放できればあとは通常の子宮全摘術を行えばよい．

ここでダグラス窩閉鎖の開放，すなわち子宮内膜症性直腸・子宮癒着の剝離について触れておく．subtype Ⅱ子宮腺筋症の多くは強度のダグラス窩閉鎖を伴っている（図6a）．まず，できるだけ直腸から側方に離れた部位で腹膜を切開する（図6b）．これを基点にして内方へと切開を広げていく．その際に腹膜下の結合組織（脂肪組織）も子宮から切離していく．子宮を前上

方に引き上げながら上記の操作をくり返すと, 切離された組織は重力の影響を受けて下方に落ちていく. 最後に残るのが直腸の癒着部分である. 癒着近傍の結合組織を切離することにより, 重力によって富士山状に引き延ばされた直腸が視認できるようになる. 富士山の頂上にあたる細くなった部分をKTPレーザーを用いて接線方向に少しずつ切離していく(図6c). この操作をくり返すことにより, 癒着部分が徐々にやせていき, 癒着している直腸筋層に対して重力がさらに集中的に加わり, 直腸筋層がさらに引き延ばされる. 引き延ばされた直腸筋層を丁寧に切離することにより, 切離に付随する直腸穿孔のリスクを低く保ちながら, 直腸を子宮から完全に切離することができる(図6d). 癒着部分が厚いままで一気に切離するのは直腸穿孔リスクを高め危険である[12)13)]. ただし, このように注意深く癒着剥離操作を実施したとしても直腸穿孔が発生してしまうことがある. 子宮内膜症が直腸深く浸潤し粘膜層にまで達しているような場合である[14)]. このような状況下では直腸穿孔は避けられない. もし直腸穿孔が起こったとしても, その穿孔を可及的小さく止めておくことが重要である. 穿孔が大きいと縫合不全のリスクが高くなる. 直腸穿孔は吸収糸を用いて縫合修復する. エアーリークテストを行って縫合の完成度をチェックする.

われわれが腹腔鏡下子宮全摘術を好むもう一つの理由は手術侵襲の違いに由来している. 腹式, 腟式, および腹腔鏡下子宮全摘術の手術侵襲に関して数多くの論文が存在している[15)〜18)]. それらの多くが腹腔鏡下手術の低侵襲性を示している. 手術の低侵襲性は患者の術後QOLに大きく寄与する. 腹腔鏡下手術では手術翌日には離床でき, 術後疼痛が少なく, また, 社会復帰も早い.

美容的側面も患者にとって一関心事である. 美容面では腟式手術が最も優れているのであるが, 子宮腺筋症に対して子宮全摘術を行う場合, 前述のごとく腟式手術を適応するのが躊躇される. そこで, 腹式手術と腹腔鏡下手術との比較になるのであるが, 美容面でより優れているのが後者であることは明白である.

腹腔鏡下子宮全摘術はすでにスタンダードな婦人科手術の一つとなっており, 多くの施設で実施されている. 本稿では腹腔鏡下子宮全摘術の詳細には触れない.

最近, ロボット手術が開発され広まりつつある. ロボット手術と腹腔鏡下手術との比較において, 前者の優位性が示唆されている[19)]. しかし, 現時点ではわが国ではロボット手術はまだ一般的な医療とはなっていない. 将来的にはロボット手術へと移行していくのかもしれない.

2. 子宮腺筋症摘出術

妊孕性の温存を必要とする患者に適用されるのが子宮腺筋症摘出術である[11)]. したがって, 本手術は子宮腺筋症を除去したあとで子宮を縫合し修復することが可能であるという要約を満たす患者に行われる. すなわち, 子宮腺筋症が局在性であり, 摘出後の修復に必要な量の正常子宮筋層および内膜層を残存しうるものである. 子宮腺筋症がびまん性に広がって子宮全体に及んでいるようなものは子宮腺筋症摘出術を適用できない. 子宮腺筋症摘出術を実施しようとする際には術前に子宮腺筋症の局在および広がりを確実に把握しておくことが求められる. この観点からも術前のMRI検査を省くことはできない. 手術の基本概念は可及的完全な子宮腺筋症の除去と残存子宮の修復である. 術式としては腹式(abdominal)および腹腔鏡下子宮腺筋症摘出術(laparoscopic adenomyomectomy)がある. 2000年頃までは, われわれは腹式手術を中心とした子宮腺筋症摘出術を展開していた[11)]. しかし, 最近は腹腔鏡下手術を基本術式としている. ただし, 腹腔鏡下手術の適用範囲を超えるような大きな子宮に関しては腹腔鏡下

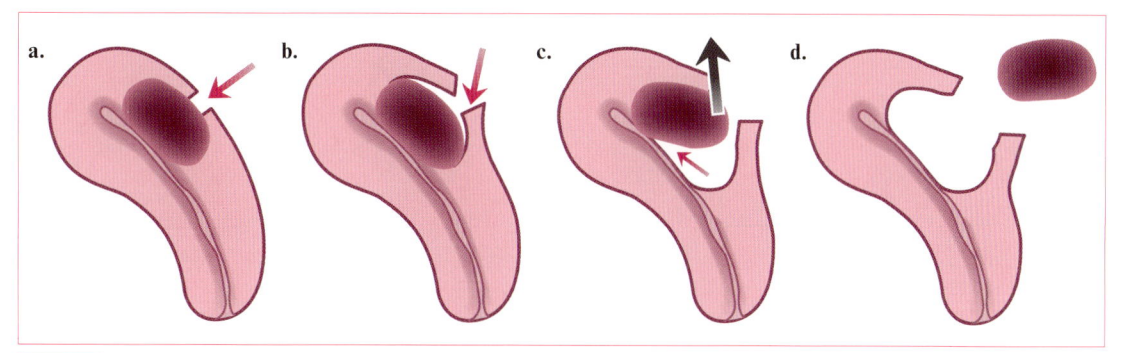

図7 subtype I 子宮腺筋症における子宮腺筋症摘出術（模式図）

a) 希釈ピトレシン液を子宮筋層内に局注し，子宮腺筋症を被っている子宮筋層を切開する（矢印）．
b) 切開創から下方に向かって，子宮腺筋症と子宮筋層を切離していく．
c) 子宮腺筋症を前上方に牽引しながら（矢印），子宮腺筋症と子宮筋層を切離していく．牽引力と重力により形成された counter-traction により正常子宮筋は引き延ばされる．子宮腺筋症近傍の引き延ばされた子宮筋を少しずつ切離していく．切離された子宮筋は自然に退縮していく．切離は下→横→下→横という順序で進めていく．この切離操作に伴って子宮内膜層の穿孔が起こりうる．
d) 子宮壁を縫合し修復する．内側子宮筋層同士および外側子宮筋層同士を合わせるように2層に縫合する．

手術に固執せず腹式手術を実施すべきである．最近のわれわれの手術実績を紹介する．腹腔鏡下手術が 177/189 例（93.7％），腹式手術が 12/189 例（6.3％）であった．

われわれが腹腔鏡下手術を重用する理由は手術侵襲の違いにある．子宮腺筋症摘出術は妊孕性の温存あるいは亢進を目的とした手術である．術後の妊孕性に関連する因子には種々のものがあると考えられるが，その中で術後骨盤内癒着は無視できない重要なものの一つである．腹式手術との比較において，腹腔鏡下手術では癒着形成が少ないことはよく知られた事実である[20)21)]．また腹式手術との比較において，腹腔鏡下手術後には高い妊娠率が期待できる[22)]．このような腹腔鏡下手術の優れた特質は重要視しなければならない．一方，ロボット手術の優位性も提唱されている[23)]．しかし，これはまだ一般的な医療とはなっていない．

1) subtype I 子宮腺筋症に対する子宮腺筋症摘出術（図7）

原則的に subtype I 子宮腺筋症では骨盤内癒着はなく子宮はフリーの状態にある．術中出血コントロールの目的で子宮筋層内に希釈ピトレシン液を局注する．子宮筋が収縮することにより，子宮が虚血状態になり，硬い子宮腺筋症が盛り上がりその局在が明瞭となる．盛り上がりの中心部の子宮筋層を横切開し子宮腺筋症に到達する．子宮腺筋症は黄色調を帯びた線維性の硬い腫瘤なのであるが，その周囲に隔膜は存在してはおらず，正常子宮筋層との境界がやや不明瞭である．両者の違いは硬さと伸展性である．正常子宮筋は軟らかく伸展性に富んでいるのに対して，子宮腺筋症は硬く伸展性に乏しい．慣れれば操作用鉗子を介して両者の違いを認識することはそれほど困難ではない．

子宮腺筋症を牽引することにより，子宮と子宮腺筋症との間に counter-traction が生じ，子宮筋は緊張し伸展する．子宮筋の伸展性を確認しながら，子宮腺筋症の近傍の子宮筋を KTP レーザーを用いて少しずつ切離していく．切離した子宮筋はスムーズに退縮するので，これを確認しながら操作を進めることが重要である．一方，誤って子宮腺筋症組織を切離した際にはスムーズな退縮がみられない．子宮腺筋症の牽引は操作用鉗子を用いて行われるので牽引は前上方に向かい，子宮腺筋症の下後方の子宮筋に緊張が加わることになる．したがって，KTP レーザー切離は子宮腺筋症の下方→側方→下方

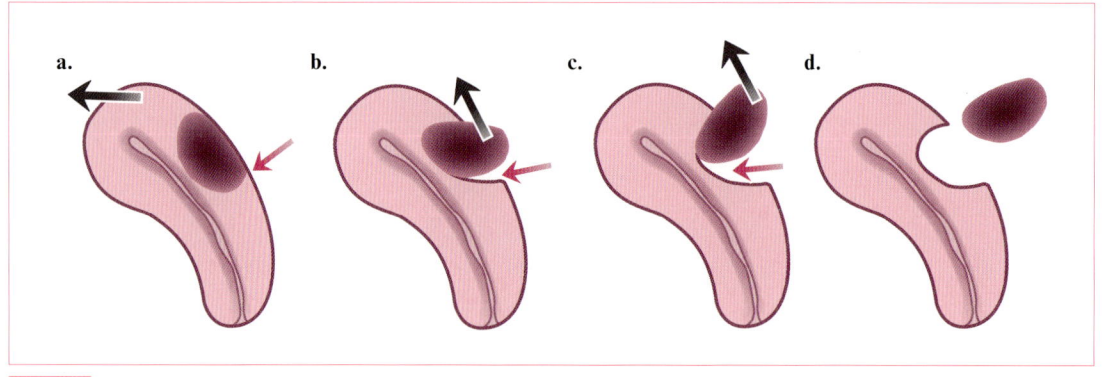

図8 subtypeⅡ子宮腺筋症における子宮腺筋症摘出術（模式図）

a）直腸・子宮癒着を剝離したあとで希釈ピトレシン液を子宮筋層内に局注する．子宮を前上方に牽引しながら（黒矢印），子宮腺筋症の最下端部から病巣の切離を開始する（色矢印）．
b）子宮腺筋症を前上方に牽引することによって（黒矢印），腺筋症より下方の子宮筋に対して counter-traction を創出する．引き延ばされた子宮筋を少しずつ切離していく（色矢印）．
c）切離は下→横→下→横という順序で進めていく（色矢印）．通常，子宮内側筋層は断裂せず保持される．
d）子宮壁を縫合し修復する．外側子宮筋層同士を合わせる1層縫合を行う．

→側方という順序で行われる．通常，切離操作中に大きな出血が起こることはないのであるが，もし出血が起これば バイポーラー止血を行う．

　subtypeⅠ子宮腺筋症は，子宮内膜腺および間質が子宮筋層内に連続性に侵入して形成される病態である．通常，子宮腺筋症は子宮内膜側に局在しており，漿膜側の子宮筋層は正常のまま保たれている（図2a）．このような位置的特徴を有している subtypeⅠ子宮腺筋症では，子宮腺筋症摘出の際に子宮内膜の穿孔が起こることは避けられない．子宮内膜穿孔は，子宮の修復および将来の妊孕性の観点から，可及的小さく止めることが重要であると考えている．一方，子宮腺筋症の残存は好ましくない．穿孔を小さく止めるという意識が強すぎて病巣が残存してしまうという事態は避けたい．

　子宮腺筋症の摘出が完了すると残存子宮の縫合修復に移行する．subtypeⅠ子宮腺筋症摘出術では外側筋層および内側筋層の両者がいずれも切離され断裂している．時として子宮内膜も穿孔している．どれをどのように縫合するのかという問題であるが，内側筋層と内側筋層および外側筋層と外側筋層を的確に縫合することが重要であると考えている．したがって，通常は2層縫合を行うことになる．縫合には吸収糸を用いる．これら両筋層の縫合が的確であれば子宮内膜穿孔を縫合する必要はない．穿孔部は自然に修復される．正常子宮筋層は伸展性に富んでおり，欠損部が大きくても縫合修復はそれほど困難ではない．縫合（組織の approximation）がうまくいかない，あるいは，縫合時に組織の糸切れが起こる，といった現象は伸展性を欠如した硬い子宮腺筋症組織が残存していることを示唆する．このような場合には子宮腺筋症組織の追加切除が必要となる．

　手術終了時に500〜1,000 mLの乳酸リンゲル液を腹腔内に注入する[24]．これは残存気腹 CO_2 ガスの脱気と癒着防止を目的としたものである．

2）subtypeⅡ子宮腺筋症に対する子宮腺筋症摘出術（図8）

　subtypeⅡ子宮腺筋症の多くは強固なダグラス窩閉鎖を伴っている．まず，子宮全摘術の項で述べたようにダグラス窩を開放する[12)13)]．

　先述のごとく，子宮腺筋症を前上方に牽引しながら，KTPレーザー切離を子宮腺筋症の下方

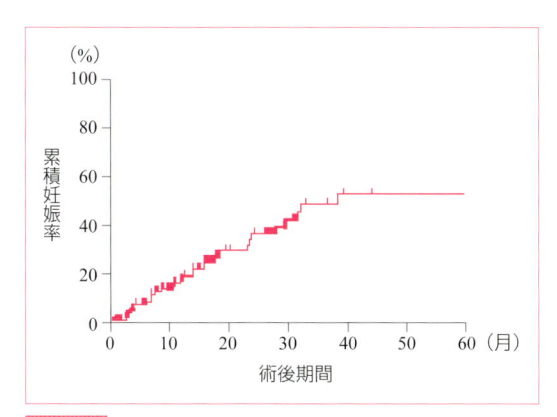

図9 子宮腺筋症摘出術後の妊孕性

われわれが京都医療センターで実施した子宮腺筋症摘出術後の妊孕性をKaplan-Meier法により検討した．累積妊娠率は術後12カ月で約12%，24カ月で約30%，36カ月で約40%，60カ月で約50%であった．

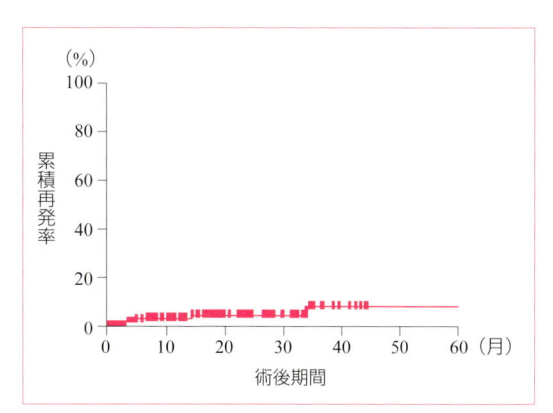

図10 子宮腺筋症摘出術後の再発

われわれが京都医療センターで実施した子宮腺筋症摘出術後の再発をKaplan-Meier法により検討した．累積再発率は12カ月：約2%，24カ月：約5%，36カ月：約8%，60カ月：約8%であった．

→側方→下方→側方という順序で行う．SubtypeⅡ子宮腺筋症は子宮漿膜側に位置しており，子宮内側の構造は保たれていることが多い．したがって，子宮内側筋層の切断は通常起こらない．

内側筋層が保たれているので，外側筋層を的確に縫合することで子宮を修復する．したがって，通常は1層縫合で十分である．子宮腺筋症の残存は縫合修復を困難にする．縫合が困難な場合には残存の有無をチェックする．

手術終了時の処置は前述のとおりである．

3）subtypeⅢ子宮腺筋症に対する子宮腺筋症摘出術

subtypeⅢ子宮腺筋症は子宮筋層内に孤立性に存在している．これの摘出は通常の子宮筋腫摘出術に類似した手法で遂行される．子宮筋腫と異なる点は，これがやはり浸潤性の疾患であるということである．取り残しを起こさないように注意して手術を進める．

4）subtypeⅣ子宮腺筋症に対する子宮腺筋症摘出術

subtypeⅣ子宮腺筋症は上記三つのsubtypesが進行したものである．したがって，その摘出は上述の手術手法を活用して行われる．摘出後の子宮欠損が大きくなるので縫合がやや困難になる．開腹して縫合修復することもある．

3. 子宮腺筋症摘出術後の妊孕性

子宮腺筋症摘出術の目的は妊孕性の温存あるいは亢進である．図9は術後の累進妊娠率をKaplan-Meier法により検討したものである．これはわれわれが京都医療センターで治療した患者の成績である．累積妊娠率（妊娠期待値）は術後60カ月で約50％となっている．ここには妊娠例が20例含まれている．このうち17例（85％）が自然妊娠で3例（15％）がART（生殖補助医療）妊娠であった．ART妊娠が少ないという印象をもつのであるが，さらなるARTの活用が妊娠率の向上につながるのかもしれない．

一般に女性は年齢とともに妊孕能が低下していく．この妊娠と年齢との負の関連性を考慮すると，妊孕性の向上を計るのであれば可及的早期に子宮腺筋症摘出術に踏み切ることが重要であると考える．ダナゾールの局所投与により妊孕性が向上するとの報告[8]があるが，これについてはさらなる検討が必要だと思われる．

子宮腺筋症摘出術後の妊娠では子宮破裂に注意する必要がある．子宮破裂は子宮が大きくなる妊娠後期，すなわち胎児の体外生活が可能と

なる時期に発生する．したがって，子宮破裂に的確に対処できれば胎児の救命は可能である．子宮破裂の発生要因は不明であるが，子宮腺筋症摘出術での子宮の欠損部の大きさがこれに関連していると思われる．

4. 子宮腺筋症摘出術後の再発

子宮腺筋症摘出術では可及的完全な病巣除去を目指すのであるが，この命題を達成することは必ずしも容易ではない．図10は，先ほどと同様に，われわれが京都医療センターで治療した患者における累積再発率を示している．累積再発率は術後60カ月で約8％となっている．この再発率は決して高いものではないと思われる．注意深く手術を行えば病巣の完全除去は不可能ではないと考えている．

● ● おわりに ● ●

子宮腺筋症で妊孕性の温存あるいは亢進を目的とする場合，子宮腺筋症摘出術が適応となる．手術は腹式あるいは腹腔鏡下に行うが，腹腔鏡下手術の優れた特質は無視できない．子宮腺筋症は四つのsubtypesに分別できるが，特にsubtype ⅡおよびⅣ子宮腺筋症では腹腔鏡下手術が非常に有用である．これらのsubtypesでは強固なダグラス窩閉鎖を伴っていることが多く，安全なダグラス窩の開放を保証するのが腹腔鏡下手術である．術後の妊孕性を考えると，これら以外のsubtypesでも腹腔鏡下手術を活用するのが好ましい．

●文 献

1) Kishi Y, et al：Four subtypes of adenomyosis assessed by magnetic resonance imaging and their specification. Am J Obstet Gynecol 2012；207：114. e1-7.
2) Schindler AE：Hormonal contraceptives and endometriosis/adenomyosis. Gynecol Endocrinol 2010；26：851-854.
3) Kang JL, et al：Efficacy of gonadotropin-releasing hormone agonist and an extended-interval dosing regimen in the treatment of patients with adenomyosis and endometriosis. Gynecol Obstet Invest 2010；69：73-77.
4) Sheng J, et al：The LNG-IUS study on adenomyosis：a 3-year follow-up study on the efficacy and side effects of the use of levonorgestrel intrauterine system for the treatment of dysmenorrhea associated with adenomyosis. Contraception 2009；79：189-193.
5) Akira S, et al：Efficacy of long-term, low-dose gonadotropin-releasing hormone agonist therapy (draw-back therapy) for adenomyosis. Med Sci Monit 2009；15：CR1-4.
6) Desai RM：Efficacy of levonorgestrel releasing intrauterine system for the treatment of menorrhagia due to benign uterine lesions in perimenopausal women. J Midlife Health 2012；3：20-23.
7) Nagata C, et al：Risk factors of treatment discontinuation due to uterine bleeding in adenomyosis patients treated with dienogest. J Obstet Gynaecol Res 2012；38：639-644.
8) Igarashi M：A new therapy for pelvic endometriosis and uterine adenomyosis：local effect of vaginal and intrauterine danazol application. Asia Oceania J Obstet Gynaecol 1990；16：1-12.
9) Popovic M, et al：Uterine artery embolization for the treatment of adenomyosis：a review. J Vasc Interv Radiol 2011；22：901-909.
10) Pelage JP, et al：Midterm results of uterine artery embolization for symptomatic adenomyosis：initial experience. Radiology 2005；234：948-953.
11) 杉並 洋，他：腺筋症の手術療法．産と婦 2008；75：72-79.
12) Suginami H, et al：Laparoscopic anterior rectum slicing (LARS) operation for deep rectal endometriosis. In：Marana R, et al (eds)：World Meeting on Minimally Invasive Surgery in Gynecology. Medimond, 2003；pp69-74.
13) 杉並 洋：直腸腟中隔子宮内膜症．産婦の実際 2013；62：659-667.
14) 杉並 洋：手術療法．産と婦 2010；77：786-793.
15) Chalermchockchareonkit A, et al：Laparoscopic hysterectomy versus abdominal hysterectomy for severe pelvic endometriosis. Int J Gynaecol Obstet 2012；116：109-111.
16) Shiota M, et al：Total abdominal hysterectomy versus laparoscopically-assisted vaginal hysterectomy versus total vaginal hysterectomy. Asian J Endosc Surg 2011；4：161-165.
17) Walsh CA, et al：Total abdominal hysterectomy versus total laparoscopic hysterectomy for benign disease：a meta-analysis. Eur J Obstet Gynecol Reprod Biol 2009；144：3-7.
18) Gendy R, et al：Vaginal hysterectomy versus total laparoscopic hysterectomy for benign disease：a metaanalysis of randomized controlled trials. Am J Obstet Gynecol 2011；204：388. e1-8.
19) Payne TN, et al：A comparison of total laparoscopic hysterectomy to robotically assisted hysterectomy：surgical outcomes in a community practice. J Minim Invasive Gynecol 2008；15：286-291.
20) Okabayashi K, et al：Adhesions after abdominal surgery：a systematic review of the incidence, distribution and severity. Surg Today 2013 May 9.[Epub ahead of print]
21) Hull TL, et al：Adhesions after laparoscopic and open ileal pouch-anal anastomosis surgery for ulcerative colitis. Br J Surg 2012；99：270-275.
22) Bartels SA, et al：Significantly increased pregnancy rates after laparoscopic restorative proctocolectomy：a cross-sectional study. Ann Surg 2012；256：1045-1048.
23) Lipskind ST, et al：Computer-assisted laparoscopy in fertility preservation and reproductive surgery. J Minim Invasive Gynecol 2013；20：435-445.
24) Suginami R, et al：Prevention of postlaparoscopic shoulder pain by forced evacuation of residual CO_2. JSLS 2009；13：56-59.

各論 第3章 子宮腺筋症

4 子宮腺筋症による疼痛の取り扱い

原田美由紀　大須賀穣
東京大学医学部産科婦人科

Point

- 子宮腺筋症による疼痛に対する子宮温存療法に関するエビデンスはきわめて少ない．
- 近年ホルモン療法の選択肢が広がっている．
- 病変の広がり，挙児希望の有無，年齢を考慮し治療法を選択する．

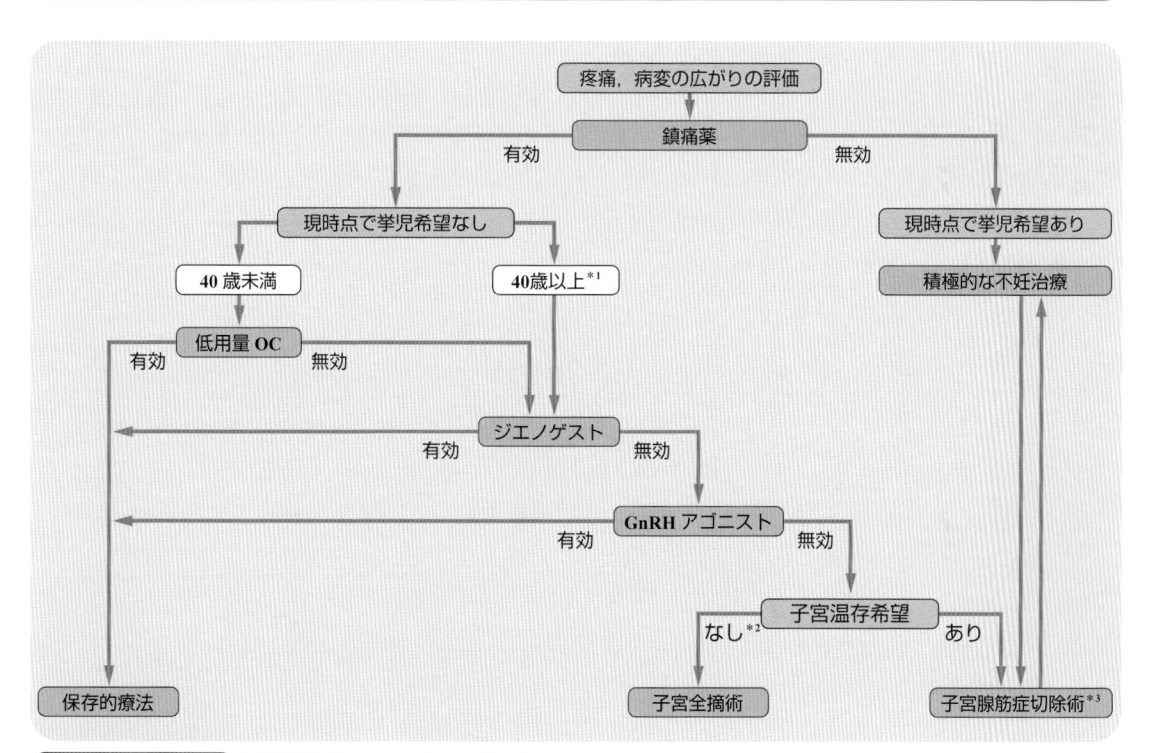

フローチャート　子宮腺筋症による疼痛の取り扱い

*1：閉経に近い場合は，ジエノゲストではなくGnRHアゴニストを最初から考慮するのも選択肢の一つとなる．
*2：子宮温存希望がないことが最初から明らかな場合は，薬物療法のステップを省略して手術療法を考慮することも選択肢の一つである．
*3：病変が限局型の場合には，薬物療法のステップを省略して手術療法を考慮することも選択肢の一つである．

子宮腺筋症の主症状としては，月経困難症や性交痛等の疼痛症状と，過多月経や不正性器出血等の出血症状があげられ，いずれもQOLを著しく損なう．子宮温存希望がない場合には子宮全摘術が根治療法として確立しており，問題となることはない．しかし，最近の挙児年齢の高年齢化により子宮温存希望のある患者が増加しており，この取り扱いが問題となっている．本稿では，子宮腺筋症による疼痛の取り扱いについて，われわれの研究結果を含めて総括し，われわれが日常臨床で行っている方法を**フローチャート**に示しこれを解説する．

子宮腺筋症による疼痛に対する子宮温存療法

子宮腺筋症による疼痛に対する子宮温存療法は，外科的治療とホルモン療法に大別されるが，そのエビデンスは極めて少ない．

1．外科的治療

1）子宮腺筋症病巣切除術

手術療法に関しては他項（第3章3．手術療法）にて詳細に解説される．

2）子宮動脈塞栓術

疼痛の軽減，子宮体積の減少に効果的であるとされ，最近の比較的まとまった症例数を集めた報告において，それぞれ70～80％程度の症例に対し有効であったと報告されている[1,2]．しかし再発率が高いとする報告もあり[3]，有効性に対する一定の結論は得られていない．

2．ホルモン療法

子宮腺筋症は，子宮内膜症と同様にエストロゲン依存性疾患であるため，子宮内膜症に準じてホルモン療法が考慮される．日常的に使用される，もしくは文献上の報告があるものとして，剤形別に，注射剤あるいは点鼻薬としてGnRHアゴニスト，内服薬としてダナゾール，低用量経口避妊薬（oral contraceptive：OC），ジエノゲスト，アロマターゼ阻害薬，子宮内留置剤としてレボノルゲストレル放出子宮内避妊システム（levonorgestrel-releasing intrauterine system：LNG-IUS），ダナゾール含有子宮内避妊器具があげられる．

1）GnRHアゴニスト（リュープリン®注，ゾラデックス®デポ，スプレキュア®MP注，ナサニール®点鼻液，スプレキュア®点鼻液）

GnRHアゴニストは疼痛の改善に有効であるが，投与終了後早期に症状が再燃するという問題点があげられる．また低エストロゲン症状による副作用のため長期投与が困難である．投与中の副作用を軽減する方法として，add-back療法，intermittent療法があげられる．前者はいわゆるホルモン補充療法に相当するエストロゲン製剤とエストロゲン製剤を併用する方法であり，後者は投与間隔を長くする方法である．これとは別に点鼻薬で可能なものに関しては1回の投与量を減らす方法もある．

2）ダナゾール（ボンゾール®錠）

ダナゾールは19-ノルエチステロンの誘導体であり，子宮内膜症に対して保険適用がある．子宮腺筋症による疼痛改善にも有効である可能性があるが，ざ瘡，多毛症などの男性化徴候や体重増加，浮腫，血栓症などの副作用を認めるため，近年ではあまり用いられていない．

3）低用量OC（ルナベル®配合錠，ヤーズ®配合錠，オーソ®M21錠，マーベロン®錠）

子宮内膜症による疼痛に対しては有効性が確立しているが，子宮腺筋症に対するランダム化比較試験（RCT）は現時点ではない．当科において，子宮腺筋症患者21名に対し16週以上低用量OCを使用した際の，治療前後のvisual analog scale（VAS）を比較した．月経/消退出血時痛，慢性痛，性交痛，排便痛の4項目すべてにおいて，治療後のVASは治療前に比し有意に改善していた（図1）．しかしながら，改善スコア＝（使用前のVAS－使用後のVAS）/使用前のVASを，低用量OCを使用した子宮腺筋症を合

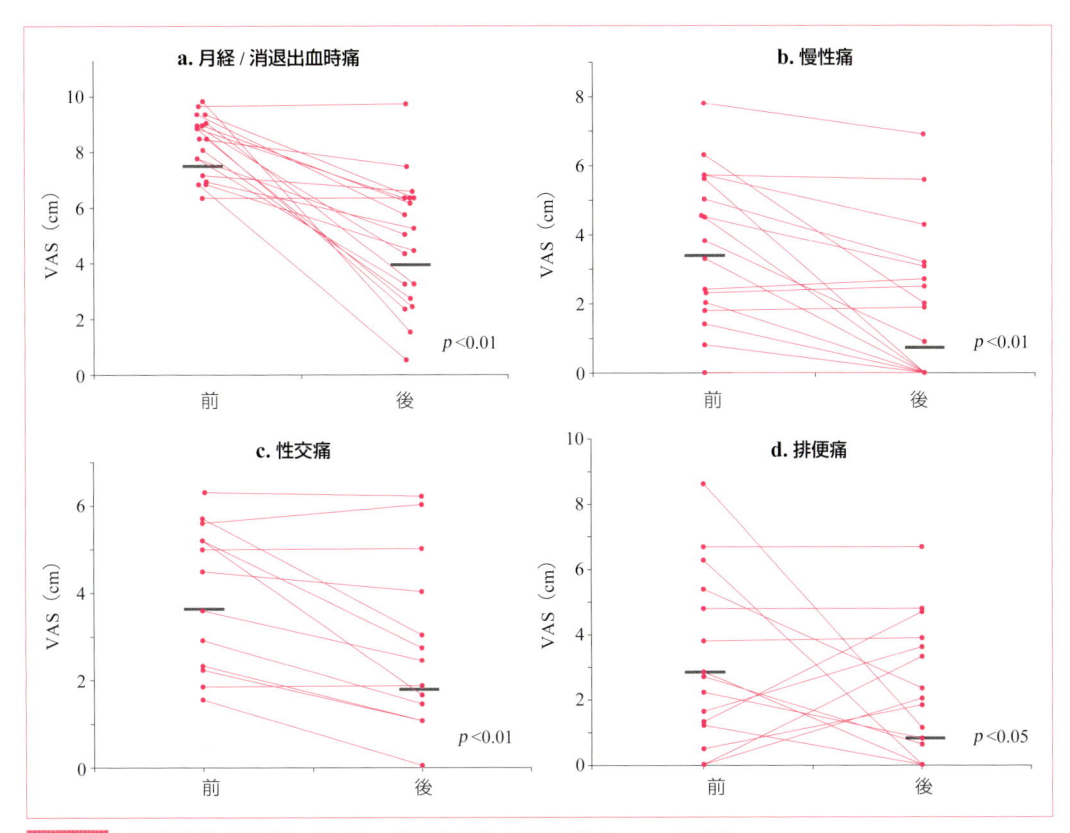

図1 子宮腺筋症患者における，低用量ピル使用前後のVASの変化

各項目における赤線は中央値を示す．a〜dの4項目すべてにおいて，治療後のVASは改善を認めた．

併しない子宮内膜症54名と比較した場合，慢性痛以外の3項目において，子宮腺筋症群で改善スコアは有意に低く，慢性痛においても低い傾向にあった．すなわち，子宮腺筋症による疼痛に対し，低用量OCは効果的であるものの，子宮内膜症に対して使用するときほどの効果は期待できない可能性が示唆された．

低用量OC使用時の注意点をいくつか以下にあげる．低用量OCの重大な副作用として，血栓症があげられる．ゆえに血栓症のリスクファクターを有する患者には禁忌である．加齢も血栓症のリスクファクターの一つであり，添付文書上において40歳以上の患者に対しては慎重投与となっている．また，低用量OCを服用してもなお消退出血時の疼痛がしばしば認められる．よって，できる限り消退出血の回数を減ら

したいという患者に対する投与法の工夫として，連続投与法がある．これは休薬，偽薬をはさむことなく，実薬を飲み続ける方法で，先にあげた1相性OCの場合に適している．ただし，子宮腺筋症群では非子宮腺筋症群と比較して，低用量OC内服中の不正性器出血の頻度が有意に高いという結果が得られており，子宮腺筋症患者への連続投与法にはこの点についての留意が必要である．

4）ジエノゲスト（ディナゲスト®錠）

子宮内膜症による疼痛に対しては有効性が確立しているが，子宮腺筋症に対するRCTは現時点ではない．当科において，子宮腺筋症患者15名に対し24週間ジエノゲストを使用した際のVASの変化を8週ごとに評価した．月経時/不正性器出血時の痛み，慢性痛において，治療後の

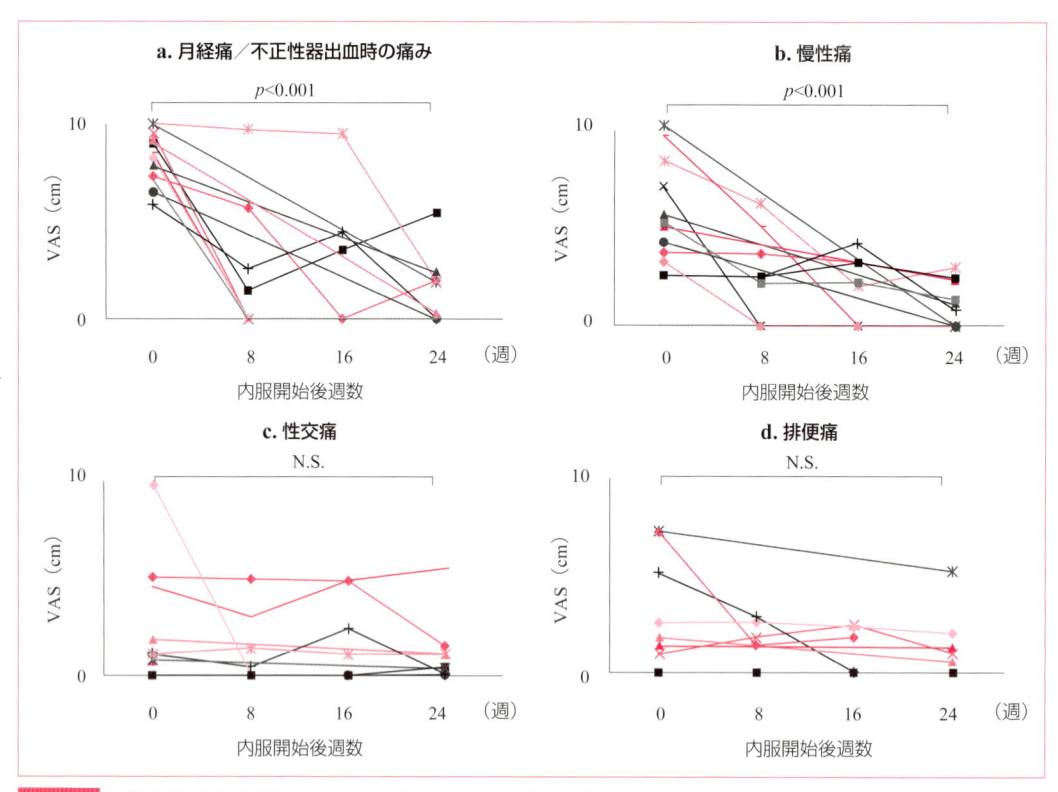

図2 子宮腺筋症患者における，ジエノゲスト使用前後の VAS の変化

月経時/不正性器出血時の痛み(a)，慢性痛(b)において，治療後の VAS は改善を認めた．

VAS は有意に改善を認めた（図2）．

ジエノゲストはエストロゲンを含有しないため，血栓症のリスクがないという利点をもつ反面，不正性器出血を高頻度に認めるという欠点をもつ．この不正性器出血の頻度は子宮腺筋症患者の場合，高頻度である．われわれの検討において，当初内服を開始した22名のうち7名は24週未満で内服を中止したが，その7名のうち2名は不正性器出血を理由に内服中止となっていた．また24週間内服継続をした15名のうち，14名が不正性器出血を経験しており，うち11名は24週後まで出血の訴えが続いた．また，途中で内服中止した者も含め22名のうち，3名は鉄剤内服による治療を必要とした．このように，子宮腺筋症患者の場合には，不正性器出血が時に大量となる可能性があることに十分留意する必要がある．一方，不正性器出血を軽減する工夫として，ジエノゲスト内服に GnRH アゴニストを先行させる併用療法の有効性が報告されている[4]．

5) アロマターゼ阻害薬（フェマーラ®錠）

症状を有する子宮腺筋症において，アロマターゼ阻害薬と GnRH アゴニストの有効性を比較検討した報告がある[5]．この報告によれば，有意な差ではないが GnRH アゴニストの方が月経痛，性交痛，過多月経，不正性器出血を改善する傾向にあった．わが国において本剤は乳癌治療薬として認可されているが，産婦人科疾患治療薬としては認可されていない．

6) LNG-IUS（ミレーナ®システム）

疼痛改善効果が報告されており[6,7]，ほかにも過多月経の改善，病変縮小効果なども有し，有効な治療法である可能性があるが，わが国では避妊用としての認可のみであり，保険適用外である．

7）ダナゾール含有子宮内避妊器具

子宮腺筋症への局所療法を目的とし，ダナゾールを含んだIUDを子宮に挿入したところ，血清ダナゾール値は上昇せず，月経困難症，過多月経が改善したという報告がある[8]．

実際の取り扱い

当科で行っている方法を簡潔に**フローチャート**にして示す．当科では手術療法に伴う合併症を極力回避する方針で，薬物療法を主体として行っている．なお子宮動脈塞栓術は，大量出血時の緊急避難的な対応としてのみ行っている．当科の方法を概説すると以下のとおりである．まず疼痛の評価をVASで，病変の広がりの評価を超音波，MRIによる画像検索で十分に行う．適切な鎮痛薬の使用を指導しても十分な改善が認められない場合は次のステップに進む．現時点で挙児希望がある場合には，ART（生殖補助医療）も視野に入れた積極的な不妊治療を勧め，子宮腺筋症切除術も考慮に入れる．一方，現時点で挙児希望がない場合には，年齢により薬物療法を選択する．40歳未満の場合低用量OCを第一選択とし，40歳以上の場合はジエノゲストを第一選択とする．40歳未満でも禁忌事項を有する場合や副作用のため低用量OCが使えない場合，および低用量OCの無効例には，ジエノゲストを考慮する．ジエノゲストが無効な場合にはGnRHアゴニストを考慮する．**フローチャート**の注釈＊1に示すように，年齢が閉経間近である場合には，最初からジエノゲストではなくGnRHアゴニストを考慮し逃げ込みを図るのも選択肢の一つとしている．GnRHアゴニストも無効である場合，子宮温存希望のない場合には子宮全摘術を，温存希望のある場合には子宮腺筋症病巣切除術を考慮する．注釈＊2に示すように，最初から子宮温存希望がないことが明らかな場合には，手術のリスクを十分に説明の上，薬物療法のステップを省略することも選択肢の一つである．また注釈＊3に示すように，病変が限局型の場合には手術療法の有効性が高いことから，薬物療法のステップを省略して病変切除術を考慮することも選択肢の一つである．

●文　献

1) Froeling V, et al：Uterine artery embolization to treat uterine adenomyosis with or without uterine leiomyomata：results of symptom control and health-related quality of life 40 months after treatment. Cardiovasc Intervent Radiol 2012；35：523-529.
2) Smeets AJ, et al：Long-Term follow-up of uterine artery embolization for symptomatic adenomyosis. Cardiovasc Intervent Radiol 2012；35：815-819.
3) Bratby MJ, et. al：Uterine artery embolisation for symptomatic adenomyosis--mid-term results. Eur J Radiol 2009；70：128-132.
4) Kitawaki J, et al：Maintenance therapy with dienogest following gonadotropin-releasing hormone agonist treatment for endometriosis-associated pelvic pain. Eur J Obstet Gynecol Reprod Biol 2011；157：212-216.
5) Badawy AM, et al：Aromatase inhibitors or gonadotropin-releasing hormone agonists for the management of uterine adenomyosis：a randomized controlled trial. Acta Obstet Gynecol Scand 2012；91：489-495.
6) Cho S, et al：Clinical effects of the levonorgestrel-releasing intrauterine device in patients with adenomyosis. Am J Obstet Gynecol 2008；198：373. e1-7.
7) Sheng J, et al：The LNG-IUS study on adenomyosis：a 3-year follow-up study on the efficacy and side effects of the use of levonorgestrel intrauterine system for the treatment of dysmenorrhea associated with adenomyosis. Contraception 2009；79：189-193.
8) Igarashi M, et al：Novel conservative medical therapy for uterine adenomyosis with a danazol-loaded intrauterine device. Fertil Steril 2000；74：412-413.

各論 ● 第3章 子宮腺筋症

5 子宮腺筋症による過多月経の取り扱い

太田郁子
倉敷平成病院婦人科

Point

- 子宮腺筋症における過多月経のコントロールの方法として，LNG-IUS は有用である．
- LNG-IUS の適応は，低用量 OC と同等の適応と考えるべきである．
- 治療中の子宮体積は変化せず，子宮体積は短期的な治療効果の目安とならない．
- LNG-IUS 抜去後の妊孕性は速やかに回復する．

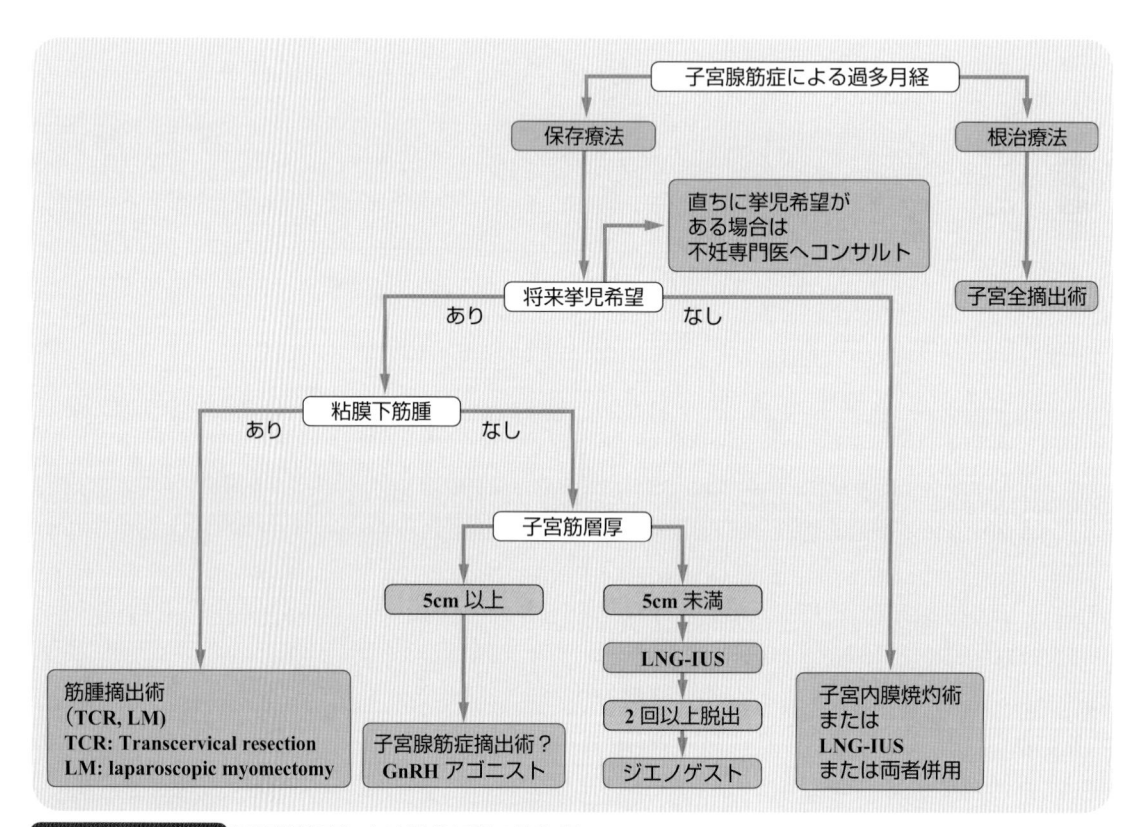

フローチャート 子宮腺筋症による過多月経の取り扱い

子宮腺筋症と過多月経

　子宮腺筋症における過多月経は重度の貧血を呈し、臨床上そのコントロールに苦慮することがある。治療法としては、根治術としての単純子宮全摘出術、保存手術療法としての子宮内膜焼灼術、薬物療法としての偽閉経療法、偽妊娠療法があげられる。特に保存療法による過多月経の管理は、子宮腺筋症の進行や服薬コンプライアンスなどを考慮し行う必要がある。今回は薬物療法について、レボノルゲストレル放出子宮内避妊システム(levonorgestrel-releasing intrauterine system：LNG-IUS)ミレーナ® 52 mgを中心に述べる。

LNG-IUSについて

　LNG-IUS(ミレーナ® 52 mg)はフィンランドで開発された子宮内に留置するドラッグデリバリーシステム(drug delivery system：DDS)である。DDSの利点(表1)である優れた局所性とノンコンプライアンスはプロゲスチンを投与する上で大きなメリットである。薬物動態は、レボノルゲストレルの最高血清濃度が150～200 pg/mLで約5年間徐放される[1]。この子宮内膜の増殖を抑制するというプロゲスチンの作用は、子宮内膜に恒常的に長期的に作用することにより、子宮内膜を著しく菲薄化させ月経量を減少させる。また他のIUDに比して上行感染による骨盤腹膜炎が有意に少ないと報告されている。これは、プロゲスチンによって子宮頸管粘液が著しく減少するからであると思われる[2]。LNG-IUS挿入後は約5～15％に無排卵周期がみられるものの、ほとんどの周期で正常排卵が保たれ、血清中卵胞刺激ホルモン(FSH)濃度およびエストラジオール(E_2)濃度は正常排卵周期婦人と変わらない[3]。

子宮腺筋症による過多月経への薬物療法

　薬物療法としては、偽閉経療法とプロゲスチン療法に分類される。前者はダナゾールやGnRHアナログによって閉経させる方法であるが、エストロゲンの低下による更年期症状、骨密度低下が懸念される。プロゲスチンによる方法としては低用量経口避妊薬(oral contraceptive：OC)やジエノゲスト、LNG-IUSがある。欧州生殖発生学会(ESHRE)のワークショップグループの報告においても子宮腺筋症・深部子宮内膜症の月経困難症(疼痛・過多月経)のコントロールに効果がある[4]とされ、その効果はGnRHアゴニストと変わらないと報告されている。しかし、欧州おけるLNG-IUSの位置づけとしては低用量OCと並んで適応外に分類され、LNG-IUSはあくまで外科手術を避ける方

表1 ドラッグデリバリーシステム(drug delivery system：DDS)

薬物の副作用を軽減したり効果的に使用する目的で、生体内で必要とされる部位に選択的に到達するように、また長期間にわたって持続的に放出されるように製剤などの工夫をした投与形態

①薬物作用の分離	局所作用のため、特定の作用のみを取り出すことができる
②効果の増強	効果がより的確なものとなり再現性も向上する
③副作用の軽減	肝臓への初回通過効果がなく、安全域が拡大する
④使用性の改善 ノンコンプライアンス	患者および医療従事者の負担を軽減し、コンプライアンスの変動による効果の変動を防ぐ

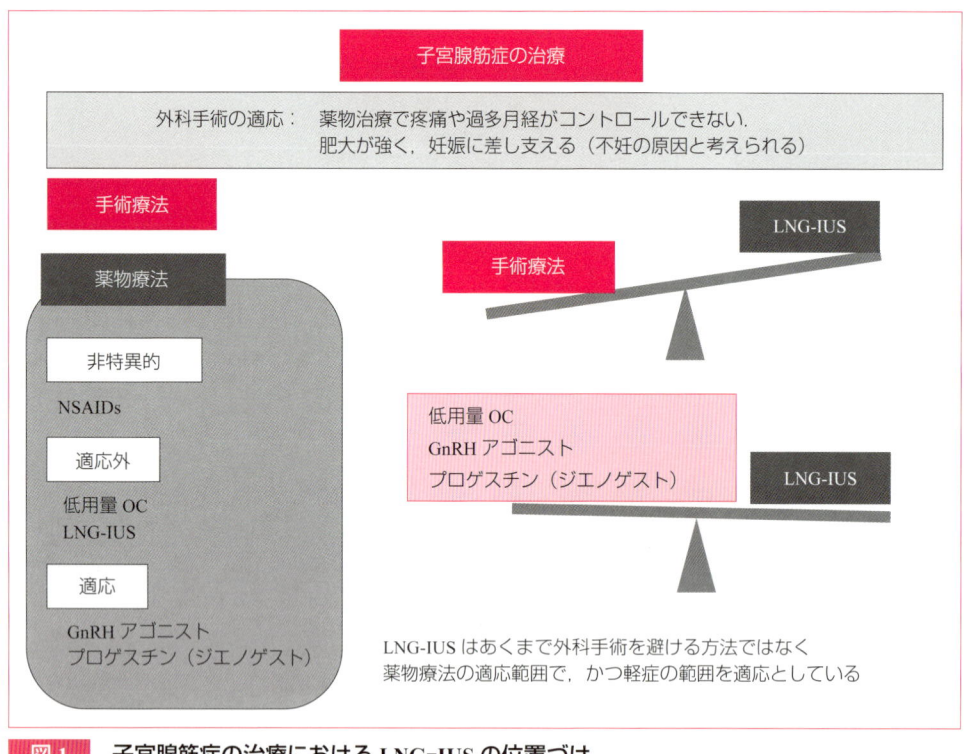

図1 子宮腺筋症の治療におけるLNG-IUSの位置づけ

法ではなく薬物療法の適応範囲で，かつ軽症の範囲を適応としている（図1）．

子宮腺筋症による過多月経に対するLNG-IUSの効果

　LNG-IUSは子宮に高い局所作用をもつため，子宮腺筋症の疼痛・過多月経のコントロールに特に適していると思われる．当院においてはLNG-IUS（ミレーナ® 52 mg）を治療に応用した子宮腺筋症および子宮内膜症合併子宮腺筋症女性71名（38.6±7.4歳）を対象とし，その効果について調査を行ったところ，月経時の疼痛に関しては，LNG-IUS挿入後は速やかに軽減され，挿入後約1年を経過すると95％がほとんど疼痛を感じない程度まで改善した．また血清CA125濃度も低下傾向があり，病態に対しても改善が見られた．一方，子宮の体積は5年経過してもまったく変化しなかった（図2）．MRIによる

LNG-IUSの子宮腺筋症の治療効果判定に対しては，Braghetoらが子宮体積は治療6カ月後に有意な変化はなかったと報告している（図3）[5]．これは子宮腺筋症の進行による子宮肥大が抑制されている可能性が示唆される．また，月経量は著しく減少し，挿入後2カ月目より，98.7％がヘモグロビンの低下を認めなかった．加えてわれわれは1年間LNG-IUSを挿入した子宮腺筋症女性の子宮腺筋症病変において，病理学的に直接作用があることも報告してきた[6]．

子宮腺筋症による過多月経に対するLNG-IUSの適応（フローチャート）

1. 子宮筋層厚が5 cm未満であること

　当院におけるLNG-IUSの脱出率は3年で4.9％であったが，Hayesらによると1年で7.1％，5年で10.5％であり，同期間に調査した

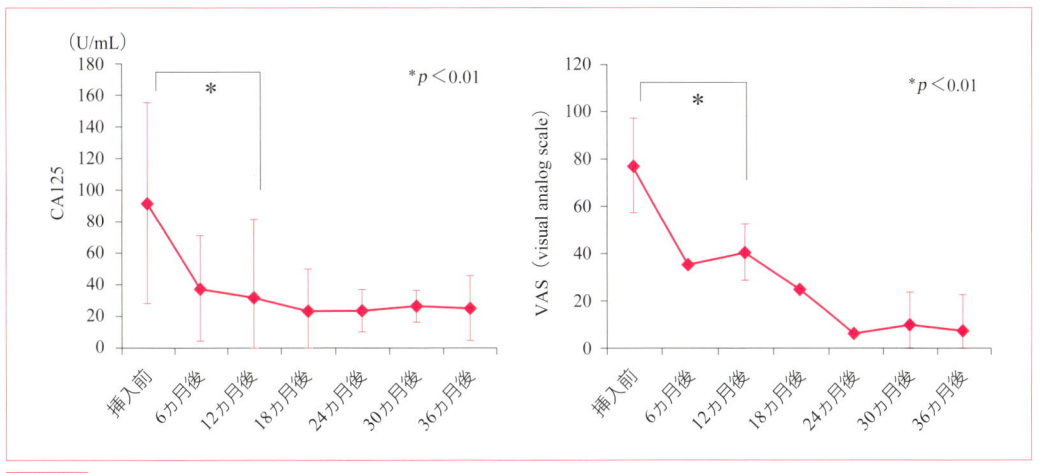

図2 LNG-IUS 挿入後の血中 CA125 濃度・VAS の推移

十分なインフォームドコンセントを得て，LNG-IUS（ミレーナ® 52 mg）を治療に応用した子宮腺筋症および子宮内膜症合併子宮腺筋症女性 71 名（38.6±7.4 歳）を対象とした．LNG-IUS 挿入後より，血清中 CA125 濃度は低下し，月経時の疼痛（VAS）も低下した．

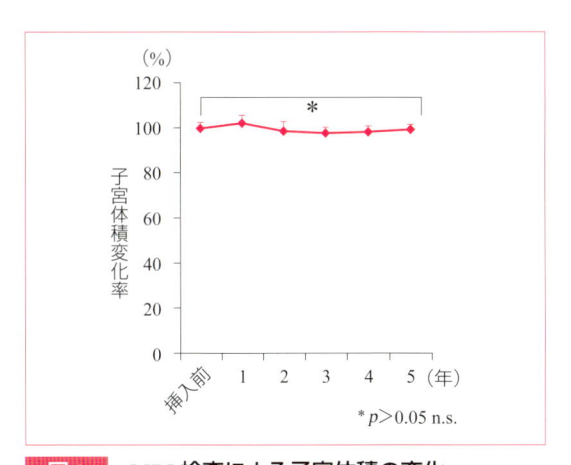

図3 MRI 検査による子宮体積の変化

MRI 3.0を用い，子宮筋層の体積を算出した．$n=24$（子宮内膜は体積から除外）．LNG-IUS 挿入後，子宮筋層体積に変化はない．

〔Bragheto AM, et al：Effectiveness of the levonorgestrel-releasing intrauterine system in the treatment of adenomyosis diagnosed and monitored by magnetic resonance imaging. Contraception 2007：76：195-199 より引用〕

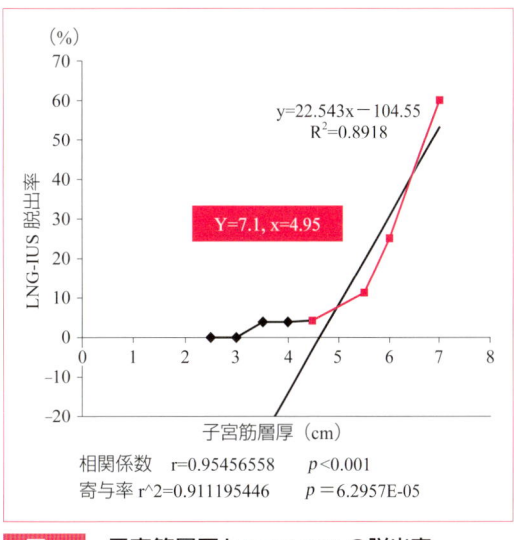

図4 子宮筋層厚と LNG-IUS の脱出率

LNG-IUS の脱出率は有意に子宮筋層厚に相関していた．避妊を目的として使用する健常女性の脱出率が 7.1% であり，子宮腺筋症で子宮筋層厚が 4.95 cm を超えると脱出率が上昇することが示唆された．

Nova T® の脱出率が 1 年で 8.6%，5 年で 15.4% であることから Nova T® の脱出率と有意差はないと報告している[7]．しかし，子宮腺筋症女性のLNG-IUSの脱出率は子宮腔長に比較して，有意に子宮腺筋症の子宮筋層厚に相関しており，子宮腺筋症で子宮筋層厚が 4.95 cm を超えると正常子宮女性に比較して，脱出率が上昇することが示唆された（図4）．

2．粘膜下筋腫や子宮奇形を伴わない

粘膜下筋腫合併症例に対しては米国産科婦人科学会（ACOG）：禁忌，WHO：Risk category 4 に分類され，使用すべきではないと思われる

表2 禁忌症例

condition	ACOG	WHO	manufacture
子宮奇形（粘膜下筋腫を含む）	禁忌	Risk category 4	禁忌
骨盤内炎症性疾患の既往	3カ月間は禁忌	禁忌症ではない	禁忌
過去3カ月以内の 　分娩後の子宮内感染 　敗血症性流産	禁忌	ただちに挿入する場合のみ禁忌	禁忌
活動性子宮頸管炎 活動性腟炎	禁忌	初挿入は category 4 継続挿入と腟炎は category 2	禁忌
免疫不全（白血病・AIDS）	推奨できない	初挿入は category 3 継続挿入は category 2	禁忌
子宮頸部異形成またはその疑い 疫学的に未知の出血	禁忌	初挿入は category 4 継続挿入は category 2	禁忌
乳がんまたは乳がんの疑い	禁忌	category 4．ただし5年以上経過している場合は category 2	禁忌
妊娠	禁忌	category 4	禁忌
産後（胎盤娩出）48時間以内 または産後48時間から4週間	推奨できない	category 3	推奨できない
ウイルス性肝炎 良性および悪性の肝腫瘍 肝硬変	慢性の場合 推奨できない	結節性増殖は category 2 以外は category 3	禁忌
子宮外妊娠の既往・卵管閉塞	推奨できない	禁忌症ではない	注意すれば推奨
慢性深部静脈血栓症・肺塞栓	推奨できない	category 3， 抗血栓療法中は category 2	推奨できない

〔Beatty MN, et al：The levonorgestrel-releasing intrauterine system：Safety, efficacy, and patient acceptability. Ther Clin Risk Manag 2009；5：561-574 より引用〕

（表2）[8]．粘膜下筋腫に LNG-IUS を挿入した場合，筋腫分娩を呈する症例を経験した．

3. 6cm 以上の卵巣チョコレート囊胞を合併しない

LNG-IUS のチョコレート囊胞に対する有効なエビデンスは現在存在しない．当院においても，子宮腺筋症の臨床症状が改善しても，卵巣チョコレート囊胞は増大する症例を経験している．

LNG-IUS の有害事象

有害事象としては，断続的な少量の持続出血と月経期間の延長があげられる．子宮全摘出術を施行した女性の内膜を病理学的に調査したところ，内膜の菲薄化・腺管（機能層）の脱落・内膜固有間質量の減少・基底層の残存・毛細血管の増生（肉芽組織様）が観察され，らせん動脈と思われる構造は消失しており，内膜内の疎な血管構造は再生上皮の被覆としての毛細血管に置換されていた（図5）．したがって断続的な持続出血の原因は血管収縮能を有さない毛細血管からの出血であると推測した．毛細血管は血管平滑筋を有さず，らせん動脈に比して止血が遅れ，月経期間が延長すると思われる．

当院でも 12.5％に卵巣囊胞が確認されたが，80％が6カ月後には消失していた．囊胞は黄体化未破裂卵胞（luteinized unruptured follicle：

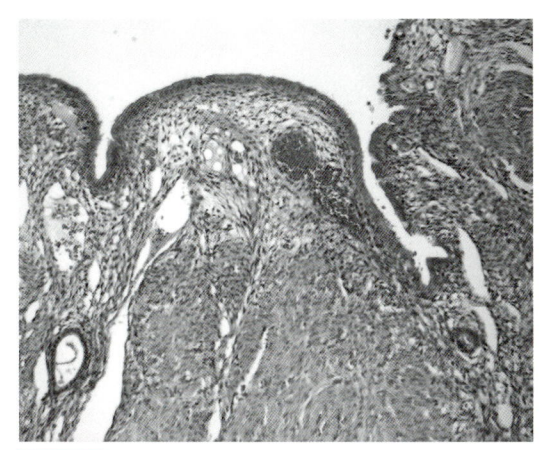

図5 LNG-IUS 挿入による子宮内膜の変化（口絵39）

LNG-IUS 挿入後1年．内膜の菲薄化・腺管（機能層）の脱落・内膜固有間質量の減少・基底層の残存・毛細血管の増生（肉芽組織様）・らせん動脈と思われる構造は観察されず，内膜内の疎な血管構造は再生上皮の被覆としての毛細血管と推測される．

LUF）であったが，Inki らによると傍卵巣嚢腫であったとの報告もある[9]．

LNG-IUS 抜去後の妊孕性

LNG-IUS 抜去後，月経周期1周期を経ると子宮内膜はらせん動脈を含む機能層が速やかに再生していた（図6）．Andersson らの報告では，LNG-IUS 抜去後の30歳未満の女性の妊娠率は89％であり，これは LNG-IUS 非使用者の妊娠率と同等である[10]．

他療法との比較（表3）

1. 子宮内膜焼灼術

子宮内膜焼灼術（endometrial thermal rollerball ablation）と LNG-IUS の過多月経における効果の比較では，1年間の出血量は有意に LNG-IUS 施行群の方が軽減できたとの報告がある[11]．また LNG-IUS は5年間の子宮腺筋症の体積増大抑制効果，疼痛改善効果があり，コスト，妊孕性の可逆性も子宮腺筋症の過多月経のコントロールをする上でのメリットと思われる．現在両治療法の併用療法の検討も報告されており[12]，重症過多月経への対策として期待できる．

2. 経口プロゲスチン製剤（ジエノゲスト・LEP）

内膜症性卵巣嚢胞や腸管子宮内膜症を合併している子宮腺筋症の場合は全身性に作用する経口剤が適していると思われる．経口剤に関してはコンプライアンスの遵守を徹底し，性器出血量が増加する場合に十分留意する必要がある．

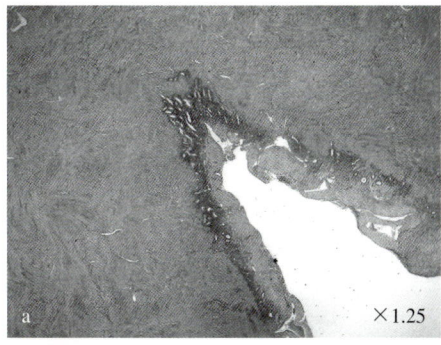

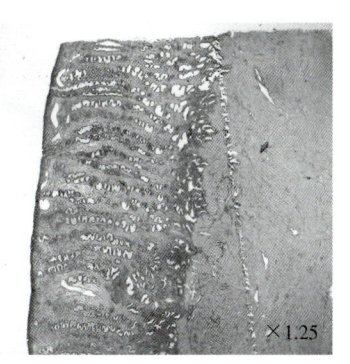

図6 LNG-IUS 抜去後の子宮内膜の変化（口絵40）

a）LNG-IUS 挿入後3年の分泌期子宮内膜の病理組織所見
b）LNG-IUS 抜去1カ月後の分泌期子宮内膜の病理組織所見
LNG-IUS は恒久的な子宮内膜増殖抑制作用はなく，使用後1カ月で速やかに正常子宮内膜が再生する．

表3 他療法との比較

	LNG-IUS	子宮内膜焼灼術	経口プロゲスチン療法（ジエノゲスト・LEP）	GnRHアナログおよびダナゾール
メリット	安定したコンプライアンス 局所性（広い安全域） 疼痛の軽減効果あり 妊孕性の保持 進行抑制効果あり	ほぼ恒久的 即効性 乳がん既往症例にも使用可	進行抑制効果あり 疼痛の軽減効果あり 妊孕性の保持 他部位の子宮内膜症病変にも効果あり（全身性）	進行抑制効果あり 疼痛軽減効果あり 妊孕性の保持 他部位の子宮内膜症病変にも効果あり（全身性） 乳がん既往症例にも使用可
デメリット	脱出 初期の不正出血 適応が限られる	妊孕性の喪失 進行抑制効果はない 疼痛の軽減効果がない	初期の不正出血 肝初回通過効果 コンプライアンスの変動による効果のばらつき 血栓症（LEP）	長期使用による骨密度の低下 更年期障害 flare upによる出血 刺入部の無菌性膿瘍 使用期間に制限あり 中止後のリバウンド

3. 偽閉経療法

偽閉経療法は長期間にわたり継続して使用することができないため，FSHが30 pg/dL以上の閉経直前と考えられる症例の逃げ込み療法や他療法でコントロールが困難な症例に適応するのがよいと思われる．

LNG-IUSの応用

LNG-IUSは子宮腺筋症による過多月経のみならず深部子宮内膜症の疼痛コントロールに有効なDDSである．長期にわたり安定したコンプライアンスを保証し，満足度も高い．LNG-IUSを治療に応用する際は，他の薬物療法との相違点を念頭にいれ，LNG-IUSならではのメリットを生かすことが重要であると思われる．

● 文　献

1) Nilsson CG, et al：Plasma concentrations of levonorgestrel as a function of the release rate of levonorgestrel from medicated intra-uterine devices. Acta Endocrinol (Copenh) 1980；93：380-384.
2) Toivonen J, et al：Protective effect of intrauterine release of levonorgestrel on pelvic infection：three years' comparative experience of levonorgestrel- and copper-releasing intrauterine devices. Obstet Gynecol 1991；77：261-264.
3) Nilsson CG, et al：Ovarian function in amenorrheic and menstruating users of a levonorgestrel-releasing intrauterine device. Fertil Steril 1984；41：52-55.
4) ESHRE Capri Workshop Group：Intrauterine devices and intrauterine systems. Hum Reprod Update 2008；14：197-208.
5) Bragheto AM, et al：Effectiveness of the levonorgestrel-releasing intrauterine system in the treatment of adenomyosis diagnosed and monitored by magnetic resonance imaging. Contraception 2007；76：195-199.
6) 太田郁子, 他：子宮腺筋症へのレボノルゲストレル徐放型IUS（LNG-IUS）の応用. 産と婦 2009；76：1514-1520.
7) Hayes JL, et al：A pilot clinical trial of ultrasound-guided postplacental insertion of a levonorgestrel intrauterine device. Contraception 2007；76：292-296.
8) Beatty MN, et al：The levonorgestrel-releasing intrauterine system：Safety, efficacy, and patient acceptability. Ther Clin Risk Manag 2009；5：561-574.
9) Inki P, et al：Comparison of ovarian cyst formation in women using the levonorgestrel-releasing intrauterine system vs. hysterectomy. Ultrasound Obstet Gynecol 2002；20：381-385.
10) Andersson K, et al：Return to fertility after removal of a levonorgestrel-releasing intrauterine device and Nova-T. Contraception 1992；46：575-584.
11) Theodoridis TD, et al：Levonorgestrel-releasing intrauterine system vs. endometrial thermal ablation for menorrhagia. Hormones (Athens) 2009；8：60-64.
12) Vaughan D, et al：An evaluation of the simultaneous use of the levonorgestrel-releasing intrauterine device (LNG-IUS, Mirena®) combined with endometrial ablation in the management of menorrhagia. J Obstet Gynaecol 2012；32：372-374.

各論 ● 第3章 子宮腺筋症

6 子宮腺筋症合併不妊の取り扱い

長田尚夫
Shinjuku ART クリニック

Point

- 子宮腺筋症と不妊症との因果関係は明らかでないが，子宮腺筋症による子宮腔の拡大，変形，圧排などによる着床障害，間質部卵管の精子通過障害ならびに子宮腺筋症に伴う卵管性不妊（卵管疎通障害，卵管周囲癒着）などがある．
- 子宮腺筋症合併不妊の診断は，不妊原因を，超音波検査，MRI 検査，子宮卵管造影検査，腹腔鏡検査などによって精査する．
- 子宮腺筋症合併不妊の治療は，ホルモン療法，子宮腺筋症摘出術，腹腔鏡下卵管形成術，ART の応用などがある．
- 子宮腺筋症摘出術については，子宮筋腫摘出術と同様，積極的に行うべきかどうか賛否両論がある．しかし子宮腺筋症では，子宮筋腫にない月経痛や過多月経から子宮摘出を考慮せざるをえない場合もあり，子宮腺筋症が広範囲かつ臨床症状が重症な症例には有効な治療法である．しかし子宮腺筋症摘出術後の妊娠合併症に産科的合併症が起こることが報告されている．

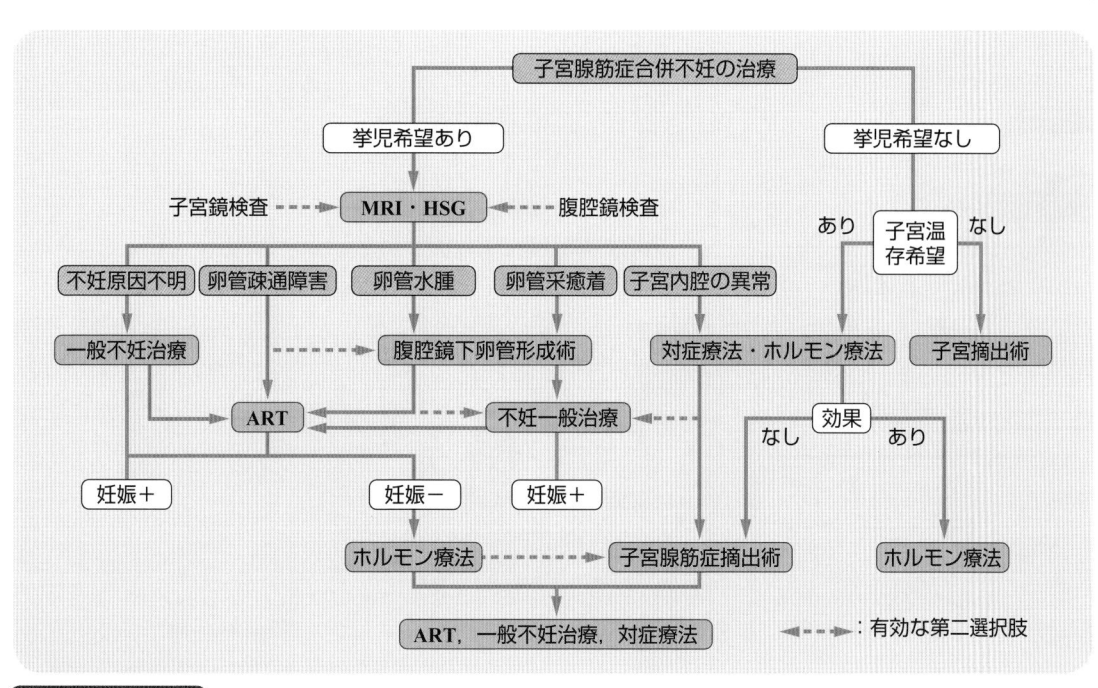

フローチャート 子宮腺筋症合併不妊の治療

子宮腺筋症と不妊症

　子宮腺筋症は，子宮内膜またはその類似組織が子宮筋層内に侵入，増殖する疾患で経産婦または子宮内手術歴のある性成熟期婦人に好発するとされ，最近の晩婚化に伴って多くなるものと予想される．子宮腺筋症と不妊症との因果関係は明らかにされていないが，その不妊原因には，①子宮腺筋症による子宮腔の拡大，変形，圧排などによる着床障害，②子宮腺筋症による間質部卵管の精子通過障害，③子宮内膜と子宮筋層の junctional zone の血管形成不全による着床障害などが考えられる．

　一方，子宮腺筋症合併不妊の治療には，新しいホルモン治療薬の開発，子宮腺筋症に対する妊孕能温存手術の開発[1)2)]，生殖補助医療（ART）の普及などにより，これまで諦めていた子宮腺筋症合併不妊例でも妊娠する可能性が出てきた．

　本稿では，子宮腺筋症合併不妊に対して挙児希望がある場合の治療の進め方について述べる[3)〜6)]．

子宮腺筋症合併不妊の診断

　子宮腺筋症の診断は，経腟超音波断層法や MRI などの画像診断により必ずしも困難ではない．子宮腺筋症合併不妊の診断，治療にあたっては，まずその不妊原因を，超音波検査，MRI 検査，子宮卵管造影検査などによって精査する．

　子宮腺筋症合併不妊の検査項目は，①子宮腺筋症の部位，その広がり，子宮内腔の拡大，変形，圧排の有無，子宮内膜と子宮体部筋層の junctional zone の有無，②子宮腺筋症による間質部卵管の通過障害の有無，③子宮腺筋症合併卵管性不妊の検索などである．

1. 経腟超音波検査

　経腟超音波断層法により子宮腺筋症の広がり，子宮腔への影響（拡大，変形，圧排）の有無をスクリーニングする．

2. MRI 検査

　治療を要する子宮腺筋症合併不妊の診断には必須である．MRI 検査では，子宮腺筋症の部位とその広がりの範囲（限局，びまん性）を診断し，不妊原因となりうる子宮内腔の拡大，変形，圧排の有無とその程度を見極める．

3. 通水検査

　通水検査は，子宮腔の変形拡大圧排の有無の検査には，最も簡易な診断法である．

4. 子宮卵管造影検査

　子宮腺筋症合併不妊では，卵管性不妊を伴っていることが多いのでその鑑別診断には子宮卵管造影検査（histerosal pingography：HSG）は必須である[7)]．HSG によるチェックポイントは，①子宮腔の拡大，変形，圧排などの有無，②間質部卵管の疎通障害の有無，③卵管性不妊の有無などである．

【HSG の方法と注意点】

　一般に油性造影剤の方が良好な画像が得られる．子宮腺筋症では，子宮腔の拡大（図1）（造影剤が大量に必要），時に脈管像（図1，2）が認められることから事故防止のために透視下に行うことが理想的である．盲目的に行う場合は，水溶性造影剤を用いる．

子宮腺筋症合併不妊の治療の進め方

　子宮腺筋症合併不妊は，月経痛や過多月経による臨床症状に対応しつつ不妊治療（ホルモン療法，手術療法，ART）を行う．治療開始にあたっては，子宮腺筋症合併不妊の診断根拠（不妊原因不明，卵管疎通障害，卵管水腫，卵管采癒着，子宮内腔の異常）に基づき一般的な不妊治療，腹腔鏡下卵管形成術，ホルモン療法，手

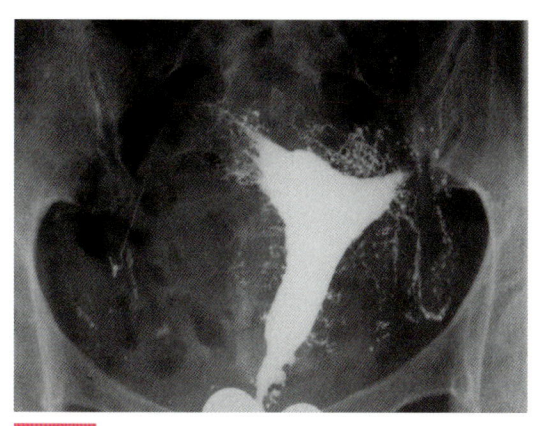

図1　HSG：子宮腔の拡大，両側卵管疎通障害，脈管像

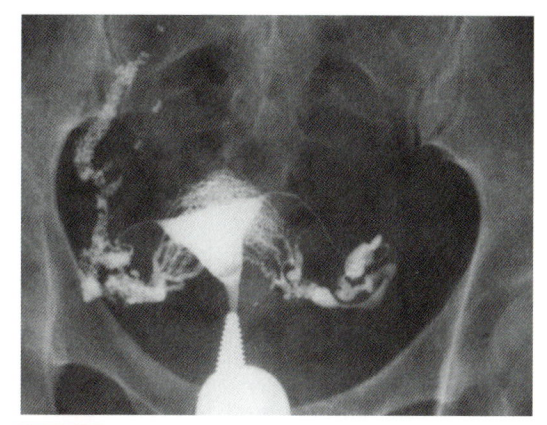

図2　HSG：卵管閉塞（卵管水腫）の脈管像

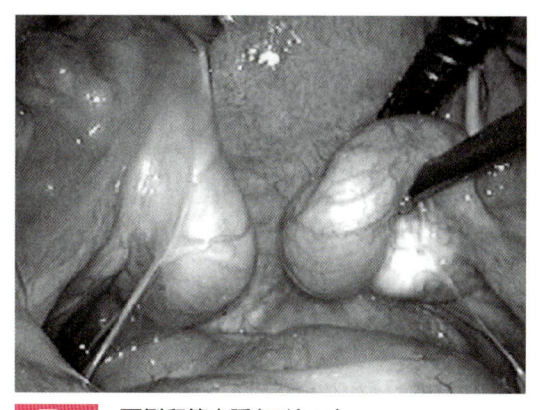

図3　両側卵管水腫（口絵41）

術療法，ARTなどの治療を選択する（**フローチャート**）．

1. 一般的な不妊治療

明らかな不妊原因が見つからない原因不明不妊では，一般的な不妊治療（タイミング指導，排卵促進，人工授精など）を行う．ただし漫然とくり返さず，患者の年齢も考慮しステップアップする．

2. ホルモン療法

ホルモン療法によって一時的に臨床症状を軽減し，子宮腺筋症の病巣を縮小させてから一般的な不妊治療やARTを行う．

1）GnRHアゴニスト療法

GnRHアナログ製剤は，子宮内膜症抑制効果が最も強く腫瘍縮小効果も強い．しかし低エストロゲン状態による副作用があるので6カ月で投与を中止し妊娠を期待する．

2）ジエノゲスト療法

ジエノゲスト（ディナゲスト®）は，強いプロゲスチンで卵巣機能の抑制とともに子宮内膜症細胞の増殖抑制作用があり，疼痛の軽減と内膜症病変を縮小させる．低エストロゲン状態の副作用が少ないため長期投与が可能である．

3）GnRHアゴニスト＋ジエノゲスト療法

GnRHアゴニストとジエノゲストの特徴を生かした治療法である．本法はジエノゲストの治療中に起こる不正出血を減少させる効果もある．

4）GnRHアゴニスト＋エストロゲン療法

いわゆるadd-back療法でGnRHアゴニストの低エストロゲン状態を補正するためにエストロゲン製剤を同時に投与する方法である．

3. 手術療法

手術療法には，卵管性不妊（卵管疎通障害，卵管周囲癒着，卵管水腫）に行う腹腔鏡下卵管形成術[3)8)]と子宮腺筋症による子宮内腔の拡大，変形，圧排を認める場合に行う子宮腺筋症摘出術[4)～6)]がある．

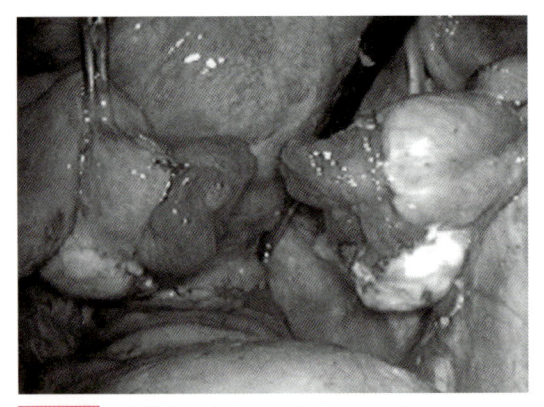

図4　卵管開口術後の所見（口絵42）

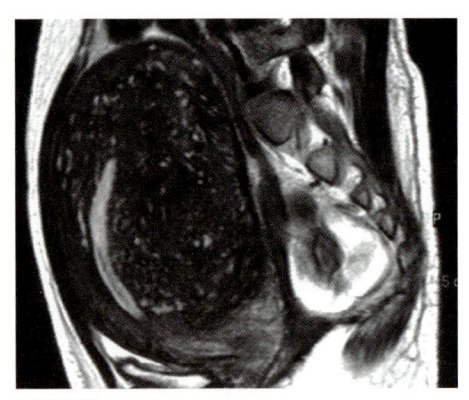

図6　後壁の子宮腺筋症（MRI所見）

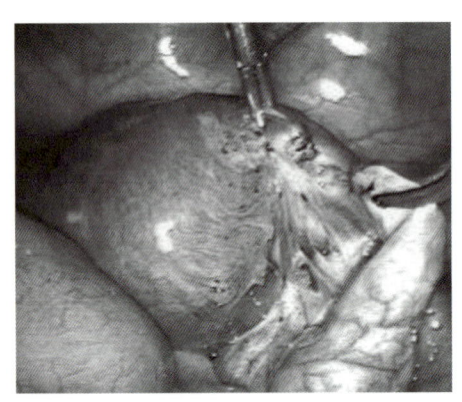

図5　卵管起始部の凝固切断（口絵43）

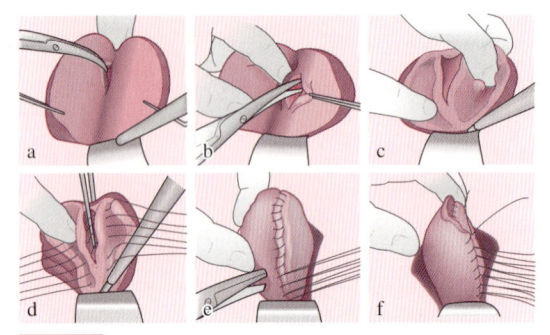

図7　後壁の子宮腺筋症摘出術の模式図

1）腹腔鏡下卵管形成術

　腹腔鏡下卵管形成術は，卵管性不妊を治療し自然妊娠を期待すると同時に卵管水腫（図3）に対しては，卵管開口術（図4）または卵管クリッピング（図5）を行いARTの成績向上を目指す．筆者らは，卵管性不妊の治療に腹腔鏡下卵管形成術[8]を行ってきた．ARTが普及した今日，卵管形成術は過去の治療法となりつつあるが，体外受精の成績向上に必要な卵管形成術もある．
　子宮腺筋症合併不妊の原因になっている卵管性不妊には，間質部卵管や遠位卵管の通過障害，卵管留症（留水腫，留血腫，留膿腫）などがある．特に卵管留症は，子宮内環境に悪影響を及ぼし着床障害となっている場合が多い．

　卵管開口術後の卵管粘膜の状態がよく卵管周囲に癒着がない場合には，卵管水腫の再発もほとんどなく予後が期待される．
　一方，卵管開口術後の卵管粘膜の状態が悪い場合や卵管周囲の癒着が強い場合には，卵管留症の再発が避けられないので，卵管内貯留液が子宮内に流れ込まないように卵管起始部を凝固切断するか卵管クリッピングをして子宮腔と卵管の交通を遮断（図5）して胚移植を行う．

2）子宮筋3重フラップ法による子宮腺筋症摘出術

　子宮腺筋症摘出術は，月経痛などの臨床症状の軽減と子宮腔の異常による着床障害を改善し妊孕性を向上させる．ここでは筆者らが行っている子宮筋3重フラップ法による子宮腺筋症摘出術を紹介する[4〜6]．
　本法は，広範囲に及ぶ重症な子宮腺筋症で疼

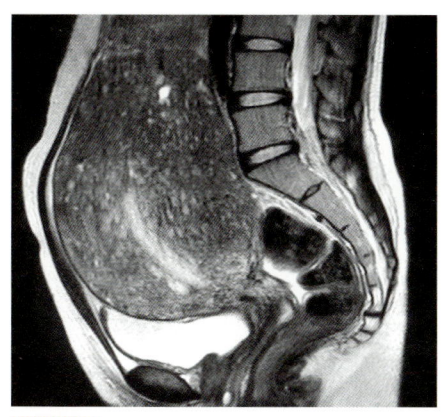

図8　全周性の子宮腺筋症（MRI所見）

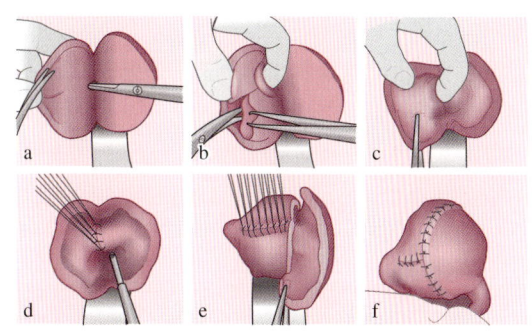

図9　全周性の子宮腺筋症摘出術の模式図

痛,出血コントロールが困難な症例,子宮腺筋症による子宮内腔の拡大,変形,圧排などを及ぼし着床障害や早産の原因になりうる症例に対して,病巣の徹底的な摘出による臨床症状の改善と妊孕性温存,特に術後の妊娠に耐える子宮壁の再建を目的とした手術である.

手術は,子宮腺筋症の病巣が子宮の前壁または後壁に限局している場合(図6,7),病巣が前後壁(全周性)にある場合(図8,9)によって手術方法が異なる.

手術は,①子宮腺筋症を子宮腔に達するまで完全に2分割,子宮腔を開放し子宮腔の大きさと子宮卵管口を確認(図7a,9a),子宮腔再建に必要な子宮内膜側子宮筋と子宮壁再建に必要な漿膜側子宮筋を残して病巣を徹底的に,子宮腺筋症組織を鋏刀または円刃を用いて摘出する(図7b,9b),②子宮筋切層面を触診,硬く触れる子宮腺筋症があれば摘出し軟らかい子宮筋を残して子宮腺筋症を摘出する(図7c,9c).③妊娠に必要な子宮腔(大きい場合には一部を(トリミングする)を残して子宮壁形成術を行う(図7d,9d),④子宮内膜側子宮筋と左右漿膜側子宮筋を3重に重ねて合わせることにより,より強固(より多くの子宮平滑筋線維)な子宮壁形成術を行う(図7e,f,9e,f),また3層に重ねた子宮筋の縫合は,縫合線が重ならないように3本で行い子宮壁縫合部の瘢痕化,菲薄化予防を行う.

筆者らは,1998年6月から2008年8月までに子宮筋3重フラップ法による子宮腺筋症摘出術を104例(37±4.7歳)に行った.術後,子宮壁の縫合不全,子宮内腔癒着などは認めていないが,再発は,8例(7.6%)に認められた.術後の月経痛,過多月経は,ともに著しい効果を認めている.なお術後の妊娠成績は,挙児希望例44例のうち28例(63.6%)が妊娠した(自然妊娠5例,1例は双胎妊娠,体外受精23例).妊娠経過は,選択的帝王切開術23例,術後の流産は5例12回に認めている.術後は,妊婦検診に加えてMRIによる子宮壁の菲薄化チェック,早期入院による周産期管理ならびに早期帝王切開を行い,現在までに妊娠に伴う子宮破裂は認めていない[6].

4. ARTによる不妊治療

今日,子宮腺筋症が改めて注目されるのは,ARTの登場によってこれまで諦めてきた子宮腺筋症合併不妊も妊娠できるようになったことである.子宮腺筋症と不妊症との因果関係は不明であるが,子宮腺筋症に合併している卵管性不妊(間質部卵管の精子輸送障害,遠位卵管の卵管疎通障害,卵管周囲癒着,卵管水腫など)にはARTは欠かせない治療法である.また子宮腺筋症摘出術後には,多くの症例で卵管性不妊症が合併するのでARTによる治療は欠かせない

手段である．

　筆者らは，子宮腺筋症摘出術後の挙児希望44例に対し，術後自然妊娠した5例を除く39例にARTを応用し23例(58.9%)が妊娠している[6]．一方，体外受精不成功例16例(41%)の一部には，子宮筋層のjunctional zoneが消失または不整な症例が認められ，高流産率とともに子宮筋-内膜の血管形成不全による着床障害(不全)が疑われた．

ホルモン療法・手術療法後の妊娠・出産

　子宮腺筋症は，子宮筋腫とは異なり疼痛などの臨床症状と治療困難な不妊を伴う疾患で，その治療の選択肢も多くあるがエビデンスが少ないのが現状である．

　子宮筋腫ホルモン療法の子宮腺筋症に対する効果は一過性で，治療を中断すれば直ちに月経痛などの臨床症状に悩まされる．ホルモン療法と不妊治療は相反する治療法であるが，治療直後に妊娠する症例を経験する．子宮内膜症合併不妊症では，非合併不妊に比べて有意に体外受精の成績が低く[9]，体外受精を行う前にホルモン療法(GnRHアゴニストを3〜6ヵ月投与)を行った方が，妊娠率が高いことが報告されてホルモン療法の有効性は認められている[10]．子宮腺筋症の病態も子宮内膜症と同様であることから子宮腺筋症合併不妊にもホルモン療法の効果が期待される．

　子宮腺筋症に対する手術療法については，子宮筋腫の手術療法と同様，積極的に行うべきかどうかは賛否両論がある．しかし子宮腺筋症では，子宮筋腫にない月経痛や過多月経から子宮摘出を考慮せざるをえないような症例もあり，子宮筋腫の取り扱いと同等に論ずるわけにはいかないが，いずれも臨床症状(月経痛や過多月経)の改善には有効であることが報告されている[1]〜[5]．

　子宮腺筋症摘出術の適応については，施設間で異なるが，筆者は，子宮腺筋症によって子宮内腔の変形，拡大，圧排をきたしているような症例は，妊卵の着床障害になる可能性が高いことから手術療法が必要であると考えている．子宮内腔の拡大，変形，圧排の有無によって不妊になる確率，流産率などが子宮筋腫合併不妊で検討されている．Klatskyら[11]によれば粘膜下筋腫や筋層内筋腫を合併している群では，合併していない群に比べ着床率，妊娠率ともに低く，また流産率が高くなるが，子宮内腔に影響のない筋層内筋腫や漿膜下筋腫が合併していても合併していない群に比べて妊娠率流産率に有意差がないとしている[12]．このことから，子宮内腔に影響のない子宮腺筋症では，同様な結果が予想される．

　子宮腺筋症摘出術後の妊娠については，子宮腺筋症の程度，手術適応によって一概に評価できないが，ARTの応用によって良好な妊娠率が報告されている[13]．国内では，西本ら[14]の報告によると14〜80.9%の術後妊娠率が得られている(表1)．体外受精の普及によって妊娠率はさらに向上するものと思われる．

　子宮腺筋症摘出術後の合併症について新たな課題として，産科合併症(子宮破裂，癒着胎盤，産科出血など)が高頻度で起こることが報告されている．文献的考察では，子宮腺筋症摘出術例で子宮破裂が異常に高く6.0〜8.3%に生じている[15]．子宮筋腫核出術や子宮腺筋症摘出術後の子宮破裂の原因については解明されていないが，子宮筋腫では開腹術に比べて腹腔鏡下手術後の妊娠に産科的合併症がより多く認められる傾向[16]にあることから，その原因に創部の縫合方法やパワーソースの頻用が要因である可能性が指摘され，子宮破裂の予防には，創部縫合法の工夫やパワーソースの使用を極力避けることが推奨されている[17][18]．

表1 子宮腺筋症摘出術の手技と術後妊娠率

著者名	年	術式と主な手法	術後妊娠率	
川村ら	1990	開腹・フグの刺身状切除	18.9%	(7/37)
Fedeleら	1993	電気メス，バイポーラー使用	72%	(13/18)
渡辺ら	1997	開腹・楔状切開法，コールドメス使用	80.9%	(17/21)
Woodら	1998	腹腔鏡下手術，電気メス使用	56.2%	(9/16)
杉並ら	2001	開腹・I字型切開　バイポーラー使用	45%	(17/37)
西田ら	2003	開腹・高周波電磁波，リング使用		
長田ら	2003	子宮筋フラップ法，コールドメス使用	63.6%	(28/44)
藤下ら	2004	横H字切開法，高周波，リング使用	39%	(11/28)
松浦ら	2004	開腹・触診の工夫	51.2%	(21/41)
竹内，北出	2011	長田法の改良，腹腔鏡＋フラップ法	45%	(9/20)
安藤ら	2009	腹腔鏡下手術，電気メス使用	14%	(4/28)
本田ら	2009	開腹・I字切開法	43.1%	(22/51)

〔西本光男，他：子宮腺筋症核出術．産婦の実際 2011；60：1001-1007 より引用・改変〕

● ● おわりに ● ●

子宮腺筋症は，時代の経過とともに新しい治療薬や手術療法が開発されている．一方で手術療法には，新たな産科合併症の増加も指摘されている．ARTの普及は，子宮腺筋症合併不妊の治療に光明を与えたが，症例ごとに不妊原因を十分検討した上で最も適切な治療法を選択することが重要である．

● 文　献

1) 杉並　洋，他：腺筋症の手術療法．産と婦 2008；75：72-78.
2) Nishida N, et al：Conservative surgical management for diffuse uterine adenomyosis. Fertil Steril 2010；94：715-719.
3) 長田尚夫：低侵襲，妊孕能温存をめざした実践婦人科腹腔鏡下手術．メジカルビュー社，2009；pp118-149.
4) Osada H, et al：Surgical procedure to conserve the uterus for future pregnancy in patients suffering from massive adenomyosis. Reprod Biomed Online 2011；22：94-99.
5) 長田尚夫：子宮筋3重フラップ法による子宮腺筋症摘出術．櫻木範明（編）：OGS NOW12．メジカルビュー社，2012；pp125-141.
6) 長田尚夫：子宮腺筋症の妊孕能温存手術．産婦の実際 2013；62：677-684.
7) 長田尚夫：卵管通気，通水，子宮卵管造影検査．三橋直樹，他（編）：産婦人科研修ノート．診断と治療社，2009；pp66-69.
8) 長田尚夫：腹腔鏡下卵管形成術―IVF-ETの成績向上のために．鈴木秋悦（編）：進化していく体外受精Progress改訂第4版．メジカルビュー社，2005；pp65-71
9) Barnhart K, et al：Effect of endometriosis on in vitro fertilization. Fertil Steril 2002；77：1148-1155.
10) Sallam HN, et al：Long-term pituitary down-regulation before in vitro fertilization (IVF) for women with endometriosis. Cochrane Database Syst Rev 2006；CD004635.
11) Klatsky PC, et al：Fibroids and reproductive outcomes：a systematic literature review from conception to delivery. Am J Obstet Gynecol 2008；198：357-366.
12) Oliveira FG, et al：Impact of subserosal and intramural uterine fibroids that do not distort the endometrial cavity on the outcome of in vitro fertilization—intracytoplasmic sperm injection. Fertil Steril 2004；81：582-587.
13) Fedele L, et al：Surgery：fertility after conservative surgery for adenomyomas. Hum Reprod 1993；8：1708-1710.
14) 西本光男，他：子宮腺筋症核出術．産婦の実際 2011；60：1001-1007.
15) 森松友佳子，他：子宮腺筋症核出術後の妊娠―子宮破裂のliterature reviewと産科管理について．産と婦 2007；74：1047-1053.
16) Dubuisson JB, et al：Pregnancy outcome and deliveries following laparoscopic myomectomy. Hum Reprod 2000；15：869-873.
17) Kumakiri J, et al：Prospective evaluation for the feasibility and safety of vaginal birth after laparoscopic myomectomy. J Minim Invasive Gynecol 2008；15：420-424.
18) Parker WH, et al：Risk factors for uterine rupture after laparoscopic myomectomy. J Minim Invasive Gynecol 2010；17：551-554.

● 薬剤一覧表 ●

● 鎮痛薬

薬剤名（会社名）	一般名	用法・用量
バファリン® 配合錠（ライオン-エーザイ）	アスピリン・ダイアルミネート	1回2錠，1日2回
ポンタール®（第一三共）	メフェナム酸	1回500 mg，その後6時間毎に1回250 mg
ブルフェン®（科研）	イブプロフェン	1日量600 mg　分3
ボルタレン®（ノバルティス）	ジクロフェナクナトリウム	1日量75〜100 mg　分3

● エストロゲン・プロゲスチン配合剤

薬剤名（会社名）	適応	エストロゲン	プロゲスチン	用法・用量
ルナベル® 配合錠 LD（ノーベル-富士製薬，日本新薬）	月経困難症	EE 0.035 mg	NET 1 mg	1錠/日(21日間投与，7日間休薬を1周期とする)
ルナベル® 配合錠 ULD（ノーベル-富士製薬，日本新薬）	月経困難症	EE 0.02 mg	NET 1 mg	1錠/日(21日間投与，7日間休薬を1周期とする)
ヤーズ® 配合錠（バイエル）	月経困難症	EE 0.02 mg	DRSP 3 mg	1錠/日(24日間実薬投与，4日間プラセボ内服を1周期とする)

EE：エチニルエストラジオール，NET：ノルエチステロン，DRSP：ドロスピレノン

● プロゲスチン製剤

薬剤名（会社名）	一般名	適応	用法・用量
ディナゲスト® 錠（持田）	ジエノゲスト	子宮内膜症	2錠　分2　連日投与（月経2〜5日目から開始）

● GnRH 製剤

薬剤名（会社名）	一般名	適応	用法・用量（月経周期の2〜5日目から開始する）
リュープリン® 注射用キット 1.88，3.75（タケダ）	リュープロレリン酢酸塩	子宮内膜症，子宮筋腫，前立腺癌，閉経前乳癌，中枢性思春期早発症	1回　1.88 あるいは 3.75 mg　4週間1回　皮下注
スプレキュア®MP 皮下注用 1.8（サノフィ-持田）	ブセレリン酢酸塩	子宮内膜症，子宮筋腫	1回　1.8 mg　4週間1回　皮下注
ゾラデックス® 1.8 mg デポ（アストラゼネカ）	ゴセレリン酢酸塩	子宮内膜症	1回　1.8 mg　4週間1回　皮下注
スプレキュア® 点鼻薬 0.15%（サノフィ-持田）	ブセレリン酢酸塩	子宮内膜症，中枢性思春期早発症	1回　300 μg　1日3回　左右鼻腔内に噴霧
ナサニール® 点鼻薬 0.2%（ファイザー）	酢酸ナファレリン	子宮内膜症，子宮筋腫	1回　200 μg　1日2回　一側鼻腔内に噴霧

● ダナゾール

薬剤名（会社名）	一般名	適応	用法・用量
ボンゾール® 錠（田辺三菱）	ダナゾール	子宮内膜症，乳腺症	200〜400 mg　分2　月経2〜5日目より4〜6週間連続投与

索 引

欧文

A
adenomyotic cyst　47
ARID1A　141

B
BCL2　90

C
CA125　143
CDKN2B–AS1　91
cine-mode-display MRI　75
CT colonography　135

D
DNA メチル化異常　33
DNA メチル化酵素（DNMT）　95

E
epithelial–mesenchymal transition（EMT）　144, 147, 148
E-カドヘリン　144, 146
E-カドヘリン遺伝子（*CDH1*）　95

F
fecundability　124

G
GnRH アゴニスト　7, 8, 69, 168
GnRH アゴニスト（作動薬）　24
GnRH アナログ　75, 120
GnRH アンタゴニスト（拮抗薬）　26

H
HAT　95
HDAC　95
HGF　146, 148

I
ICAM-1　90
IL-1　90
IL-6　91
IL-8　91
in situ estrogen　92

K
K-ras（*KRAS*）　87, 141

L
LAM　54
LAVH　50
LEP 療法　119
LFA-1　90

LM　54
LNG–IUS　69, 173
LNG–IUS の脱出率　174

M
MEA　71
MRI ガイド下集束超音波療法（MRI guided focused ultrasound surgery：MRgFUS）　58, 62
MRI 検査　49
MRI 診断　103
Müller 管遺残　87

N
NF-κB　93
NSAIDs　118
Nurses' Health Study　12

P
p53　140
PCB　93
PR-B　92
PTEN　141

S
S 状結腸子宮内膜症　136
SF-1　94
Slain　146, 147
Slug　146, 147
STUMP　40, 44

T
TAH　50
TCDD　93
TCRE　71
TLH　50
TNFα　91
TVH　50

V
VEGF　91
VHL　141

W
WNT4　91

和文

あ
悪性化のリスク　105
アロマターゼ遺伝子（*CYP19A1*）　94
アロマターゼ阻害薬　27, 92

い
遺伝子異常　31

え
疫学　11
エストロゲン　33
　―依存性　7
　―受容体（ER）　9
　―受容体 β 遺伝（*ESR2*）　94
エストロゲン・プロゲスチン併用療法（偽妊娠療法）　21
円靱帯短縮　114

お
黄体ホルモン抵抗性　93

か
開腹下子宮筋腫核出術　54
解離性平滑筋腫　39, 45
拡散強調画像　49
核分裂像　40
家族集積性　8
過多月経　58, 68, 180
癌化　139
環境ホルモン　93
肝細胞増殖因子（HGF）　144
鑑別診断　38
漢方薬　21, 118

き
稀少部位子宮内膜症　131
基底層　145
機能性副角　86
機能層　145
胸腔内　132
凝固壊死　40
虚血再環流ストレス　34
挙児希望　171
禁忌　78
筋腫核出術　70, 74, 78

け
経口避妊薬　13
外科的治療　168
月経血の逆流　86
月経血の逆流現象　8
月経困難症　4, 7, 18, 19
月経痛　180

187

こ
高エネルギー集束超音波　62
骨盤内臓器の変位　124

さ
再発　166
細胞異型　40
サブタイプ　157
産科合併症　184

し
ジエノゲスト　119, 137, 168
自家移植　85, 86
子宮壊死　59
子宮奇形　175
子宮鏡下子宮内膜焼灼術　71
子宮筋腫　18, 68, 78
子宮筋腫核出前の症状　79
子宮筋層厚　175
子宮腺筋症　18, 149, 157
　—合併不妊　180
　—摘出術　160, 181, 182
　—の診断　150
　—の分類　154
　—病巣切除術　168
子宮全摘術　71, 160, 168
子宮動脈塞栓術　58, 168
子宮内膜アブレーション　71
子宮内膜過形成　15
子宮内膜癌　15
子宮内膜症　18
　—合併不妊患者　126
　—合併不妊患者の治療方針　127
　—性直腸・子宮癒着　161
　—性疼痛　118
　—の診断　98
　—の分類　97
　—病巣除去　107
子宮内膜ポリープ　15
子宮破裂　166, 183, 184
子宮マニピュレーター　108
シクロオキシゲナーゼ 2（*PTGS2*）　95
脂肪平滑筋腫　46
若年性嚢胞性腺筋腫　87
手術療法　18, 120, 160
出血嚢胞　89
消炎鎮痛薬　19

消化器臓器　132
静脈内平滑筋腫症　39, 42

せ
赤色変性　48
仙骨子宮靭帯　107, 110
染色体異常　31
全腹腔鏡下子宮全摘術（total laparoscopic hysterectomy：TLH）　50

そ
塞栓術後症候群　58

た
ダイオキシン　14
体腔上皮化生　87
対症療法　19
タイミング療法　125
ダグラス窩開放　112
ダグラス窩閉塞　109, 110
多剤併用療法　120
ダナゾール　26, 119

ち
腟式単純子宮全摘術（total vaginal hysterectomy：TVH）　50
超音波所見　99
直腸子宮内膜症　136
直腸側方間隙　111
チョコレート嚢胞の発生機序　88
鎮痛薬　20

て
低侵襲性治療　58
帝切時の筋腫核出術　82
低用量経口避妊薬　22, 168
鉄イオン　139
転移性平滑筋腫　39, 42

と
疼痛　4

な
内分泌療法　19
内膜症病変焼却　125

に
妊娠中の筋腫核出術　79
妊孕性　4, 164, 177
妊孕性温存　106
妊孕能温存手術　180

ね
粘膜下筋腫　175

の
嚢胞摘出術　126

は
排尿障害　115
発生部位　39
晩産化　5

ひ
非典型的な子宮筋腫　49
泌尿器臓器　132
びまん性平滑筋腫症　39, 41
ビメンチン　146
病態　144
病理　149

ふ
フィブリン糊　114
封入嚢胞　89
腹腔鏡下　9
　—筋腫核出術（laparoscopic myomectomy：LM）　54
　—手術　166
　—直腸前壁スライシング手術　161
腹腔鏡下卵管形成術　182
腹腔鏡検査　103
腹腔鏡補助下子宮筋腫核出術（laparoscopically assisted myomectomy：LAM）　54
腹腔鏡補助下腟式子宮全摘術（laparoscopically assisted vaginal hysterectomy：LAVH）　50
腹式単純子宮全摘術（total abdominal hysterectomy：TAH）　50
腹壁瘢痕部子宮内膜症　134
富細胞平滑筋腫　41
不妊　4, 18, 124
プロゲスチン製剤　23
プロゲステロン　8, 33
プロゲステロン受容体（PR）　10
プロゲステロン受容体遺伝子（*PGR*）　94

へ
平滑筋肉腫　40, 43

ほ
膀胱子宮内膜症　133
保存的療法　78
ホメオボックス A10 遺伝子（*HOXA10*）　95

ホルモン療法　168
●●ま
マイクロ波子宮内膜アブレーション
　71
マニピュレーター　115
慢性骨盤痛　4
●●み
ミレーナ　173
脈管像　180
●●め
明細胞腺癌　142
●●や
薬物療法　18, 118, 173
●●ゆ
有害事象　176
有病率　11

癒着胎盤　184
癒着剝離　125
●●ら
ライフステージ　2
卵管開口術　182
卵管水腫　180, 182
卵管性不妊　183
卵管癒着　129
卵巣機能不全　59
卵巣チョコレート嚢胞　107, 113,
　125, 139
卵巣吊り上げ　109
●●り
罹患率　11
リプロダクション　2
リプロダクティブヘルス　10

良好胚の凍結保存　76
良性腫瘍　9
臨床症状　3
●●る
累積妊娠率　75
類内膜腺癌　142
●●れ
レボノルゲストレル放出子宮内避妊
システム（levonorgestrel-releasing
intrauterine system：LNG-IUS）　69,
　173
●●ろ
ロイコトリエン受容体拮抗薬（LRA）
　21, 120

189

・本書の複製権・翻訳権・上映権・譲渡権・公衆送信権（送信可能化権を含む）は株式会社診断と治療社が保有します．
・ JCOPY 〈(社)出版者著作権管理機構 委託出版物〉
本書の無断複写は著作権法上での例外を除き禁じられています．複写される場合は，そのつど事前に，(社)出版者著作権管理機構（電話 03-3513-6969，FAX03-3513-6979，e-mail：info@jcopy.or.jp）の許諾を得てください．

子宮筋腫・子宮内膜症・子宮腺筋症 診療マニュアル
―女性3大良性疾患を診る―　　　　　　　ISBN978-4-7878-2048-8

2013年12月20日　初版第1刷発行

編　集　者	百枝幹雄
発　行　者	藤実彰一
発　行　所	株式会社　診断と治療社
	〒100-0014　東京都千代田区永田町 2-14-2　山王グランドビル4階
	TEL：03-3580-2750（編集）　03-3580-2770（営業）
	FAX：03-3580-2776
	E-mail：hen@shindan.co.jp（編集）
	eigyobu@shindan.co.jp（営業）
	URL：http://www.shindan.co.jp/
表紙デザイン	株式会社ジェイアイ
本文イラスト	小牧良次（有限会社イオジン）
印刷・製本	三報社印刷株式会社

©Mikio, MOMOEDA, 2013. Printed in Japan.　　　　　　　　　　　　　　[検印省略]
乱丁・落丁の場合はお取り替えいたします．